图解三棱针法

主　编　路　玫

副主编　冯淑兰　贾春生

　　　　曹大明　杨　路

编　委（按姓氏笔画为序）

王光安（河南中医药大学）

冯淑兰（广州中医药大学）

孙彦辉（河北中医学院）

杜艳军（湖北中医药大学）

杨　路（南方医科大学）

杨宗保（厦门大学）

肖红玲（河北中医学院）

贾春生（河北中医学院）

曹大明（河南中医药大学）

路　玫（河南中医药大学）

廖宗力（湖南中医药大学）

人民卫生出版社

图书在版编目（CIP）数据

图解三棱针法/路玫主编.—北京：人民卫生出版社，2017

ISBN 978-7-117-24950-8

Ⅰ.①图… Ⅱ.①路… Ⅲ.①放血疗法（中医） Ⅳ.①R245.31

中国版本图书馆 CIP 数据核字（2017）第 190835 号

人卫智网	**www.ipmph.com**	医学教育、学术、考试、健康，
		购书智慧智能综合服务平台
人卫官网	**www.pmph.com**	人卫官方资讯发布平台

图解三棱针法

主　　编：路　玫

出版发行：人民卫生出版社（中继线 010-59780011）

地　　址：北京市朝阳区潘家园南里 19 号

邮　　编：100021

E - mail：pmph @ pmph.com

购书热线：010-59787592　010-59787584　010-65264830

印　　刷：北京盛通印刷股份有限公司

经　　销：新华书店

开　　本：710×1000　1/16　印张：28　插页：2

字　　数：448 千字

版　　次：2017 年 9 月第 1 版　2017 年 9 月第 1 版第 1 次印刷

标准书号：ISBN 978-7-117-24950-8/R·24951

定　　价：89.00 元

打击盗版举报电话：010-59787491　E - mail：WQ @ pmph.com

（凡属印装质量问题请与本社市场营销中心联系退换）

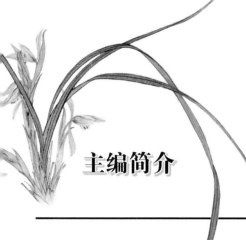

主编简介

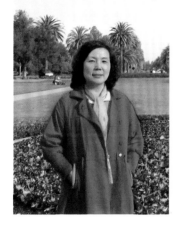

路玫，女，医学博士，国家二级教授（针灸专业），针灸专业博士生导师，河南省教育厅科学技术带头人。曾任河南中医学院针灸推拿学院副院长，现任河南中医药大学国际教育学院院长。

兼任世界针灸学会联合会大学协作工作委员会委员、世界针灸学会联合会中医针灸传承工作委员会常务理事、世界中医药学会联合会教育指导委员会理事、世界中医药学会联合会易医脐针专业委员会副会长、世界中医药学会联合会络病委员会常务理事；中国针灸学会常务理事、中国针灸学会腧穴专业委员会副主任委员、中国针灸学会埋线专业委员会副主任委员、中国针灸学会高等教育专业委员会理事；河南省针灸学会副会长。国家级中文核心期刊《中国针灸》和《针刺研究》杂志编委、国家自然科学基金科研课题评审专家、国家中医药管理局科研课题评审专家、中国针灸学会科研成果评奖专家。

长期坚持门诊医疗和带教，能运用针灸、推拿为主治疗内、外、妇、儿、骨伤、五官等多科疾病，治病效果得到患者的高度评价。多次赴美国、加拿大、意大利、澳大利亚、新西兰、韩国、南非、坦桑尼亚、葡萄牙、法国、马来西亚等国家，以及中国澳门、中国香港等地区进行讲学和学术交流。主持国家自然科学基金重大计划和国家自然科学基金面上项目 3 项；主持和参加省部级、厅局级项目 20 多项；获省部级科技进步二等奖、三等奖 9 项；获省级教学研究成果一等奖、二等奖和校级一等奖、二等奖 5 项；主编和参编学术论著和全国规划教材 23 部；发表学术论文 90 余篇。

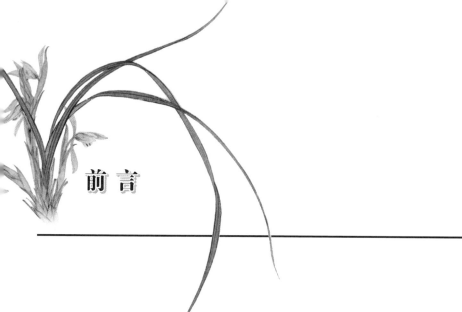

前　言

　　针灸学是祖国传统医学宝库中的一颗璀璨明珠，两千多年前已形成了较为完整的理论体系。针灸疗法种类繁多，三棱针法是其中常用的、独特的方法之一。该疗法又称"刺络疗法""放血疗法"。在人类医学史上，针刺放血是最古老的一种治疗方法，广泛流传于民间。在我国，古人对刺络放血非常重视，并积累了丰富的临床经验。如《灵枢·九针论》谈到九针中锋针（三棱针的雏形）的作用主要就是用于"泻热出血"；《素问·血气形志篇》提出"凡治病必先去其血"的学术思想；《灵枢·九针十二原》还提出了"宛陈则除之"的治疗原则；《灵枢·官针》中更有"络刺""赞刺""豹文刺"等方法的记载，虽针具、方法不尽相同，但都属于放血疗法的范畴。实践证明，三棱针疗法具有开窍、泻热、活血、通络、消肿、止痛等作用，对于急、热、实、瘀、痛证均有很好的治疗效果。"久病入络""久痛入络""久瘀入络"，故三棱针疗法通过刺络放血，对于一些疑难杂病往往可收到起沉疴、消痼疾、取效迅速的功效，目前已成为临床上常用的针灸疗法之一。

　　随着人们健康意识的不断增强，安全有效的针灸疗法被称为"绿色疗法"，在我国已得到广泛的认可和接受，检验医生水平的金标准就是治病的疗效，因而对针灸从业者的技术要求也越来越高。不仅如此，现在世界上应用和研究针灸的国家已达183个，针灸学已成为世界医学的一部分，在世界各国广为传播，来华学习针灸者也越来越多。为满足中医针灸教学和临床医生学习的需要，为促进针灸国际教育和对外交流与推广，我们编写了《图解三棱针法》。书中图文并茂、生动形象的形式，趋简除繁、突出重点的论述，为学习者提供了一部简单、实用、形象、易懂的三棱针疗法学习书籍。

全书分为四章。第一章"三棱针法概论",重点阐述三棱针法发展简史、三棱针法的简介和三棱针治疗作用等,由路玫执笔;第二章"三棱针法的基本操作技术、针刺注意事项及意外情况的处理",重点介绍三棱针点刺法、散刺法、刺络法、挑刺法的操作方法和应用注意事项,以及意外情况的处理方法,由曹大明执笔;第三章"三棱针法常用穴位及部位",主要介绍三棱针法常用的十四经穴和经外奇穴,以及三棱针放血常用的部位,由杨路执笔;第四章"三棱针法的适应证和禁忌证",主要介绍三棱针法的适应证和禁忌证,由王光安执笔;第五章"三棱针法在常见病中的应用",其中内科病症部分由冯淑兰、廖宗力执笔,妇儿科部分由贾春生、杜艳军执笔,五官科由贾春生、肖红玲执笔,外科和皮肤科由贾春生、孙彦辉执笔,躯体疼痛由贾春生、杨宗保执笔。书中插图由冯淑兰、杨路、廖宗力完成。

针灸是一门技巧性很强的医疗技术,医者操作方法的正确与否、熟练程度、技术高低,直接关系到治疗疾病的疗效。因此,学习者在掌握针灸基本理论、基本知识的基础上,熟练掌握其基本技能是非常重要的。我们必须重视教与学的方法,提高教育质量,注重传承发扬,大力普及推广,使针灸学这一古老的学科焕发出新的生命力,为我国乃至世界人民的健康事业做出新的贡献。

编　者

2016 年 11 月 16 日

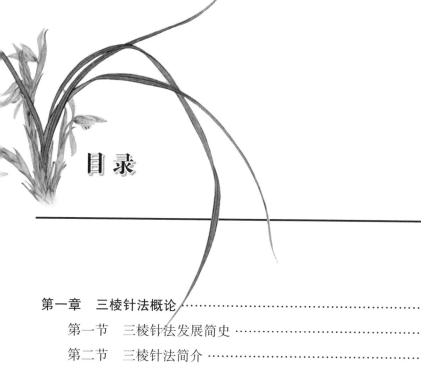

目 录

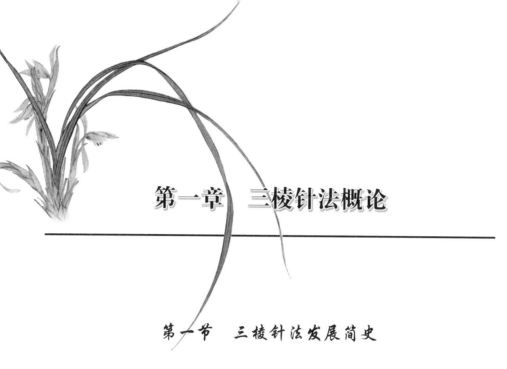

第一章 三棱针法概论

第一节 三棱针法发展简史

三棱针是用于针刺放血的主要工具，三棱针法，又称"放血疗法"。我国最早记载针刺放血治疗疾病的文献，是长沙马王堆汉墓出土的帛书《五十二病方》和《脉法》，而奠定刺血疗法理论和实践基础的则是春秋战国时期的中医经典著作《黄帝内经》。其中有关针刺疗法的条文，几乎半数以上涉及刺血法。在全部162篇中，约有40余篇对针刺放血进行了论述，其内容包括针刺放血的名称、原则、针具、适应证、取穴部位、操作方法和禁忌证等，并探讨了刺血治病的机制。如"宛陈则除之"的刺血原则，以实热病为主的适应证候，以点刺、散刺、挑刺等为主要刺法的操作方法等，迄今仍具有现实意义。之后，历代医书（包括非医学典籍）多有记载，不少著名医家也都掌握了刺血的专门技术。春秋时代名医扁鹊用针砭法治疗虢太子尸厥、汉代名医华佗以刺络治愈红丝疔和曹操的"头风"症，等等。晋代著名医家皇甫谧编撰的《针灸甲乙经》一书中，专辟"奇邪血络"一篇，载述了奇邪留滞络脉以及刺血络时引起的不同变化等，在各科疾病的治疗部分也记载了不少刺血内容。唐代，刺血疗法在临床中多有应用。如侍医张文仲、秦鸣鹤针刺百会及脑户穴出血，使唐高宗的头目眩晕之急症得到迅速缓解。至宋代，刺血之法受到了中医外科医家的重视，成为外治法的一种。宋代著名医家陈自明在其所编著的《外科精要》一书中，记载了针刺放血治疗背疽而获显效的医案。金元时期，医学界百家争鸣，极大地推动了刺血疗法的发展。不少医家在刺血法的理论和实践上有所建树。其中，最有成就和创新的医家首推张子和。在他的代表作《儒门事亲》中，认为针刺放血攻邪治病取效最捷，十分推崇此术。书中记载针灸医案约30则，几乎全是刺血取效的。其学术特点一是针刺数量多，如治湿癣，于癣上各刺百余针，其血出尽；二是出血量多，不少患者针后出血量盈升盈斗，颇为惊人。此外，刘河间继承了《内经》的旨意，倡导刺血以清热，主张刺肘膝以下穴位出血以泻热，如"热无度不可止，刺陷骨穴出血"（《素问病机气宜保命集·卷下》）。独创了"八关大刺法"用以泄热，"大烦热，昼夜不息，刺十指间出血，谓之八关大刺"（《素问病机气宜保命集·卷下》）。罗天益、朱丹溪则提出刺血以活血通经的观点，认为急症卒暴、重病痼疾多因气血瘀阻所致，泻血则可祛瘀活血，通利气机，这也是对《内经》"宛陈则除之"一说的发挥。总之，金元医家在刺血治病方面取得的成就是显著的。明代著名针灸家杨继洲汇集前人的经验和家传针术，编撰针灸巨著《针灸大成》。书中载述了刺血的穴位和用刺血法救治的疾病，如"大风发眉坠落""小儿猢狲劳""中风跌倒""卒暴昏沉"等。杨氏认为"针砭所以通血脉，均气血，蠲邪扶正，故曰捷法最奇者哉"，强调了刺血疗法的重要性。同时代的名医薛立斋，也善用刺血法治疗丹毒。

清代，针灸医学日趋衰落，刺血疗法未能得到很好的发展。但是，在一些凶险重症中，常有医家用刺血法而获效的记载。如《针灸逢源·瘟疫》记载治疗"热入血室，发黄，身如烟熏，目如金色，口燥而热结，砭刺曲池出恶血，或用锋针刺肘中曲泽之大络，使邪毒随恶血出之，极效"，又载刺血法治疗疮走黄一症多取效，"毒气内攻，走黄不住，疮必塌陷，按经寻之，有一芒刺直竖，乃是疔苗，急用针刺出恶血，即在刺处，用艾灸三壮，以宣余毒"。又如当时妇科名家傅青主以针刺眉心出血治疗产后血晕。温病大家叶天士针刺委中出血治咽喉疼痛。尤其是清初医家郭志邃总结了针刺放血急救"痧症"的经验，著有《痧胀玉衡》一书，发展了刺血疗法在急症方面的应用。

在世界其他国家，古代也有大量关于刺血治病的记载。古代埃及及印度曾广为采用此法。西方医学鼻祖，希波克拉底在他的全集中多处载有泻血之法。罗马时代中世纪至 19 世纪初，刺血仍为西方医学的组成部分。我国的针砭医术约于 17 世纪末传入欧洲，法国医师路易·白利渥慈首先试用于临床并取得成功，1812 年出版并在巴黎医学会中提出"论泻血术"论文，1816 年出版《论慢性疾病、泻血术及针术》的著作，在推行刺血术中起到积极的作用。在日本，公元 412 年就有类似刺血治病的文字记载。平安朝时代（公元 794—1192 年），从出云广真的《大同类聚方》和丹波康赖的《医心方》来看，刺血疗法已颇为盛行。我国古代的刺血疗法对古代日本医学有一定影响。日本的一些医家如中神琴溪、恒本针源、八江大元等，皆以我国清代《痧胀玉衡》为蓝本，著书立说，广为传播针砭医术。另如荻野元凯等也颇精于刺血疗法。日本著名医家丹波元简也很重视砭刺之术，所著书中，就记载有我国明代医家应用刺血疗法治疗急性传染病——痧病的内容。日本近代针灸权威玉森贞助，针术独特，造诣颇深，自创一派曰："玉森天心派"，他亦重视针刺放血疗法，尤其是在治疗畸形关节炎方面有独到之处，常施以散针术，使微出血，以达迅速痊愈。我国的刺血疗法对朝鲜和东南亚也有一定影响。如明代朝鲜许浚撰写的《东医宝鉴》一书，就有很多关于刺血疗法的内容。

近 20 年来，刺血疗法获得了前所未有的发展，主要表现在治疗范围不断扩大和机制研究日趋深入。从治疗范围看，刺血疗法尽管是最古老的医疗方法，但据古籍记载，其治疗病种较局限，多用于一些急症的救治，如中风昏迷、卒急疼痛、疔疮毒痛等，而对慢性痼疾治疗的文献资料鲜见。现代，随着针具的改进和刺血疗法本身的发展，治疗的病种显著增加。据 20 世纪 50 年代至 80 年代的临床报道统计，用刺血法治疗的病症有 100 种之多，遍及内、外、骨伤、妇、儿、皮肤、眼、耳鼻、咽喉各科。既包括多种急性病症，如小儿高热惊厥之急危重症，三叉神经痛、坐骨神经痛等急性痛症，急性毛囊炎、淋巴管炎、丹毒等急性炎症性疾病；还包括不少难治性慢性病，诸如骨与关节结核，红斑性肢痛、神经性皮炎及银屑病等。除了治疗疾病外，刺血疗法还用于预防某些疾病，如高血压、高血脂等。值得一提的是，刺血疗法近年来更在美容保健领域中崭露头角，如影响美容的面部皮肤病痤疮、黄褐斑、面部色素斑等，采用点刺放血之法，均有较好的治疗效果。

刺血疗法作用机制的研究，始于 20 世纪 60 年代，而取得重要成果则在近 20 年。①对血液成分的影响：研究表明，刺血疗法对感染性疾病的血象有明显的影响，耳穴刺血后可使急性感染儿童的白细胞总数下降，淋巴细胞升高，中性下降。临床发现，刺血治疗前后的血象变化呈双向调节作用，可使升高的白细胞降低，又可使减低者回升。还发现，针刺放血可使血脂中的 TC、TG、LDL-c 下降，可有效降低血脂，并在预防动脉粥样硬化方面具有优势。另外刺血疗法对血液中的 K^+、Na^+、Ca^{2+} 含量也具有调节作用，如十二井穴刺络放血可缓解脑组织因急性缺血性损伤造成的低氧状态和酸中毒，调整细胞外液的 K^+、Na^+ 稳态失衡，减轻细胞毒性脑水肿的发展；阻止胞外 Ca^{2+} 向胞内迁移。证实刺血的退热、消炎及止痛等功能是有某种客观基础的。②对血管功能的影响：刺血疗法是直接刺破血管出血的一种治疗方法，传统理论一直认为具有行气活血之功。临床研究显示，刺血疗法对脑血管血流动力学指标的改善，包括血管弹性、脑血管阻力、供血情况等效果明显。临床还发现，刺血疗法是通过调节血浆 ET、CGRP 水平，使其相对平衡，从而改善血管舒缩功能的紊乱状态和内皮功能，激发神经-内分泌系统的调节功能而发挥作用。而对血瘀病人的甲皱微循环观察也发现，刺血改善了微循环障碍，缓解了血管痉挛，促进了血液循环，从而改进了组织缺氧状态，这与中医活血化瘀说颇为吻合。③对神经及肌肉的影响：刺血的作用，主要是通过神经-体液的综合调节而达到的。有以刺金津、玉液出血为主观察中风后遗症患者，针刺前后握力的变化结果表明，刺血对神经、肌肉的生理功能有良好的调整作用。肌电图也显示，刺血疗法可使运动系统疾病患者的异常自发肌电减少或消失。④对免疫防御功能的影响：有实验证明，刺血可以提高人体免疫功能，激发体内的防御功能，如龚氏采用耳穴放血疗法治疗湿疹，在治疗前后检测血清中 IL-17 和 IL-23 的表达水平。结果显示，这两种对免疫炎症反应具有很强的促进作用的影响因子，治疗后表达水平均明显降低。⑤对消化功能的影响：刺血对胃肠运动和消化液的分泌有明显的调整作用。实验资料也证实了这一作用，如挑刺四缝穴后，可以使胃蛋白酶的活性增高，原胃酸较高者稍下降，较低者均上升。同时，还可使肠内胰淀粉酶和胰脂肪酶的含量增高。除此之外，刺血疗法对体温调节功能也有影响。总之，从已有的研究工作看，基本上证明了刺血疗法对机体的调节作用是多方面的，而且是一种双向的良性调节。

第二节　三棱针法简介

一、三棱针法定义

三棱针法，现称"放血疗法"，是用三棱针刺破人体一定的部位或穴位，放出适量血液，或挤出少量液体，或挑断皮下纤维组织，以治疗疾病的一种方法。古人称"刺络""络刺""赞刺""豹纹刺"等。

二、三棱针法施术工具及持针方法

1. 三棱针针具　三棱针是由古代九针中的"锋针"发展而来的，现代三棱针用不锈钢制成，针长约6cm，针柄较粗呈圆柱体，针身呈三棱状，尖端三面有刃，针尖锋利。常用规格有大号和小号两种（图1-2-1）。

2. 三棱针持针方法　以右手持针，用拇食两指捏持针柄，中指指腹紧靠针身的侧面，露出针尖2~3mm或根据进针深度的需要而定（图1-2-2）。

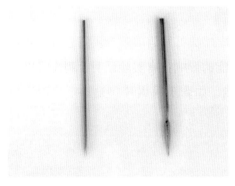

图1-2-1　三棱针

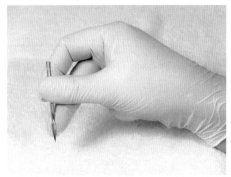

图1-2-2　三棱针持针式

第三节　三棱针法的治疗作用

1. 泻热作用　通过三棱针点刺出血，使热邪随血而出，达到清热、泻热作用。主要用于热度高、病程短的实热证、湿热证。

2. 止痛作用　通过三棱针点刺出血，达到活血化瘀，通经止痛作用。主要用于各种疼痛性疾病。

3. 镇静作用　通过三棱针刺络出血，达到镇静安神作用。主要用于失眠、癫狂痫等。

4. 消肿作用　通过三棱针点刺出血，达到活血化瘀，利水消肿作用。主要用于瘀血所致局部肿胀或水液代谢失调导致的肿胀等。

5. 解毒作用　通过三棱针点刺出血，使热邪随血而出，达到清热凉血解毒作用。主要用于外科疮疡疔肿等。

6. 化瘀消癥　通过三棱针点刺出血，达到化瘀以消癥的作用。主要用于肿瘤、囊肿等癥瘕积聚之证。

7. 急救开窍　通过三棱针点刺出血，达到醒脑开窍的急救作用。主要用于各种原因导致的昏迷、厥证、中风、闭证等。

8. 祛风作用　通过三棱针点刺出血，达到和血以祛风的作用。主要用于皮肤瘙痒、荨麻疹、神经性皮炎等皮肤病。

第二章　三棱针法的基本操作技术、针刺注意事项及意外情况的处理

第一节　三棱针法的基本操作技术

一、施术前准备

（一）体位选择

根据病情选择三棱针施术部位，并依据施术的部位和出血量大小而选择适当的体位。一般来讲，体位的选择应考虑重力因素，以有利于血液流出为原则。

（二）物品备置

施术前准备碘伏、75%酒精棉球、消毒干棉球、火罐、95%酒精、火柴、接血用器皿、卫生纸等。

（三）洁针及消毒

1. 针具消毒　应选择高压蒸汽灭菌法，或用75%酒精浸泡30分钟。现在临床上为了避免因消毒不严引起的交叉感染，宜选择一次性针具，或采用一次性注射针头代替三棱针。

2. 医者消毒　医者双手先用肥皂水清洗干净，再用75%酒精棉球擦拭后戴一次性手套。

3. 施术部位的消毒　施术部位用碘伏或75%酒精消毒。

二、三棱针的不同操作方法

（一）三棱针点刺法

点刺前，可在被刺部位或其周围用推、揉、挤、捋等方法，使局部充血。针刺部位严格消毒后，用一手固定被刺部位，另一手持针，露出针尖2~3mm，点刺后以挤压方法使之出血（图2-1-1）。

点刺穴位法多用于指趾末端、面部、耳部的穴位，如井穴、十宣、印堂、攒竹、耳尖、四缝等穴位。

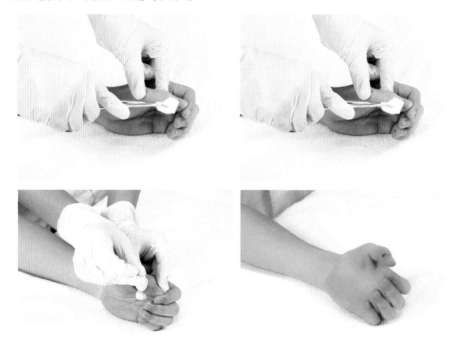

图2-1-1　少商点刺操作图示

（二）三棱针散刺法

局部严格消毒后，根据病变部位大小，用三棱针由病变外缘环形向中心点刺10~20针，可配合拔罐法使用，促使瘀血、肿胀、脓液得以消除（图2-1-2）。

散刺法多用于局部瘀血、血肿、水肿、顽癣等，可配合拔罐法使用。

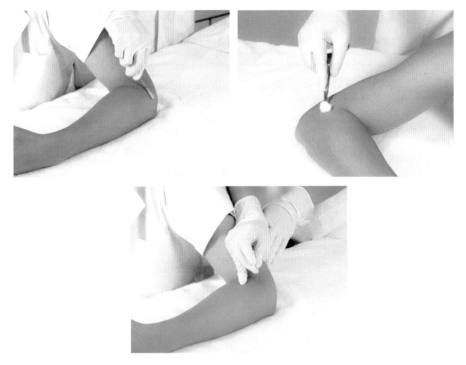

图 2-1-2　曲池散刺操作图示

（三）三棱针刺络法

浅刺：点刺随病显现的浅表小静脉出血的方法。常规消毒后，右手持针，与小静脉呈 45°左右，刺入 1~2mm，以刺穿血管前壁，使血液顺利流出，一次可出血 5~10ml。待出血停止后，采用闪火法加拔火罐，3~5 分钟后起罐。

浅刺法多用于有小静脉随病显现的部位，如额部畸络、颞部畸络、耳背畸络、下肢后面畸络、足背畸络等。

深刺：点刺随病显现的较深、较大静脉，放出一定量血液的方法，又称泻血法。用橡皮管结扎在针刺部位的上端（近心端），使相应的络脉进一步显现。局部严格消毒后，左手拇指按压在被刺部位的下端，右手持三棱针对准静脉向心斜刺，迅速出针，松开橡皮管。针刺深度以针尖刺中血管，让血液自然流出为度。待出血停止后，采用闪火法加拔火罐，3~5 分钟起罐（图 2-1-3）。

深刺法出血量较大，一次治疗可出血几十毫升。此法多用于肘窝、腘窝部的静脉。若出血量不足，可加用拔罐。

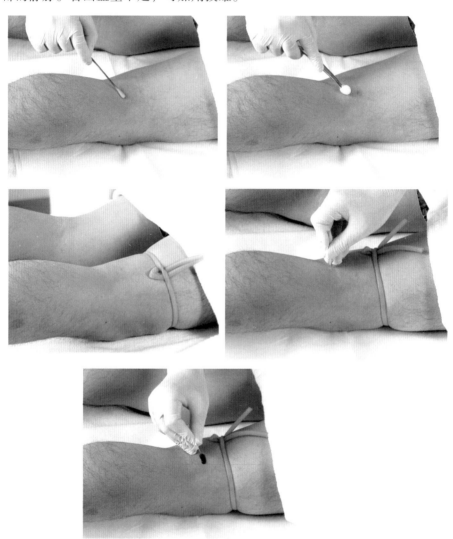

图 2-1-3　腘窝刺络操作图示

刺络放血的出血量根据病情而定，一般来讲，新病、较重、血热、血实之证，出血量宜多一些（30~100ml）；反之，久病体弱、气血亏虚、病情较轻者，出血量宜少一些（数毫升即可）。

正常生理情况下，人体总血量一般在 4000ml 左右，1 次出血量不超过其

1/4，就不会有生命危险，出血量在 200ml 之内机体可代偿。但出血量总计一般应少于 100ml。

三棱针刺络疗法出血量计量：

微量：出血量在 1.0ml 以下（含 1.0ml）。

少量：出血量在 1.1~5.0ml（含 5.0ml）。

中等量：出血量在 5.1~10.0ml（含 10.0ml）。

大量：出血量在 10.0ml 以上。

刺络法出血量较大，1 次治疗的出血量可达十几或几十毫升。

（四）三棱针挑刺法

局部严格消毒后，左手捏起施术部位皮肤，右手持针快速挑破皮肤 0.2~0.3cm，再将针深入皮下组织，挑断皮下白色纤维组织，以挑尽为止，同时可挤出一定量血液或少量液体。亦可通过牵拉摆动加强刺激。然后用无菌敷料覆盖创口，并以胶布固定。

三、针刺后的处理及治疗间隔时间

1. 点刺后，宜用无菌干棉球或棉签擦拭或按压；刺络后，出血量较多时，可用敞口器皿盛接，并以碘伏消毒针孔，用 75% 酒精棉球清洁创口周围的血液；挑刺后，以碘伏消毒创口，然后用无菌敷料覆盖创口，并以胶布固定。所出血液、被污染的棉球及器皿等均须作无害化处理。

2. 三棱针法治疗间隔时间一般为 2~3 天；急性病或出血量少者可以每天治疗 1 次；慢性病或出血量大者可 1 周治疗 1 次。

第二节　针刺注意事项及意外情况的处理

一、针刺注意事项

三棱针临床应用时，应注意以下几个方面：

1. 刺血前要正确选择三棱针适应证。

2. 操作部位应严格消毒，防止感染。

3. 如需刺较深、较大的络脉，则要注意出血量。

4. 出血较多时，患者宜适当休息后方可离开。

5. 皮肤有感染、溃疡、瘢痕者，不要直接针刺患处，可在周围选取刺血部位。

6. 医者操作时要注意自我防护，避免接触患者所出血液，最好戴上一次性手套。

7. 熟悉解剖部位，勿伤及动脉及重要脏器。

8. 注意血压、心率变化，注意防止发生晕针或晕血。

二、针刺中意外情况的处理

施术中要密切观察病人的反应，以便及时处理各种不良先兆，避免发生意外。常见的意外情况有：

1. 误伤动脉　如误伤动脉造成患者出血量过多或出血不止时，不可直接按压针孔止血，应在所刺络脉的上端增加局部按压时间和力度，一般情况下可以达到止血效果。必要时可配合西药止血，亦可适当补充血容量。

2. 发生晕针或晕血　晕针是在针刺过程中患者发生晕厥的现象。患者突然出现头晕目眩，面色苍白，心慌气短，出冷汗，恶心欲吐，精神疲倦，血压下降，脉沉细。严重者会出现四肢厥冷，神志昏迷，二便失禁，唇甲青紫，脉细微欲绝。一旦发生晕针，须及时处理。首先，立即停止三棱针操作，让患者平卧，头部放低，松开衣带，注意保暖。轻者静卧片刻，给予热茶或温开水饮之，糖水亦可，一般可渐渐恢复。重者在行上述处理后，可选取水沟、素髎、内关、合谷、足三里等穴指压或毫针刺之，亦可灸百会、气海、关元等穴，即可恢复。若仍人事不省，呼吸细微、脉细弱者，可考虑配合其他治疗或采用急救措施。个别发生晕血者，参照晕针的处理方法。

3. 发生血肿　若同时刺穿血络前后壁造成皮下血肿，应及时冷敷压迫以止血，出血停止后方可热敷以促进其瘀血消散。一般瘀血可在1~2周内自行吸收。

4. 刺中神经　三棱针操作时，若刺中神经，出现触电样放射感觉，应立即停止针刺操作，在损伤后24小时内采取针灸、按摩等治疗措施，并嘱病人加强功能锻炼。

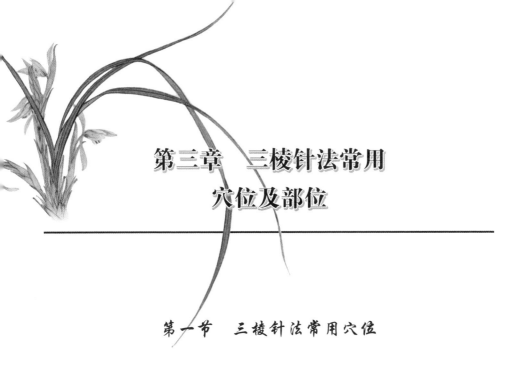

第三章 三棱针法常用穴位及部位

第一节 三棱针法常用穴位

一、手太阴肺经穴

本经腧穴概要（加"◎"符号为特定穴）

- 经穴总数：11个
- 起始穴：中府
- 终止穴：少商
- 五输穴
  - ◎ 井穴：少商
  - ◎ 荥穴：鱼际
  - ◎ 输穴：太渊
  - ◎ 经穴：经渠
  - ◎ 合穴：尺泽
- 原穴
  - ◎ 太渊

- 络穴
  - ◎ 列缺
- 郄穴
  - ◎ 孔最
- 八脉交会穴
  - ◎ 列缺，通于任脉
- 背俞穴
  - ◎ 肺俞
- 募穴
  - ◎ 中府

本经重点穴

中府　尺泽　孔最　鱼际　少商

中府（Zhōngfǔ）　肺之募穴

【定位】正坐或仰卧。在胸前壁外上方，前正中线旁开6寸，平第1肋间隙处（图3-1-1）。

【取法】患者仰卧位或正坐位，施术者先按于锁骨外端（肩峰端）下缘三角形凹陷处取云门；再直向下摸至与第1肋间隙平齐处取中府。

【解剖】皮肤→皮下组织→胸大肌→胸小肌→胸腔。浅层布有锁骨上中间神经、第一肋间神经外侧皮支、头静脉等。深层有胸肩峰动、静脉和胸内、外侧神经。

【主治】①咳嗽，气喘；②胸痛，肩背痛。

【应用】现代常用于治疗气管炎、支气管哮喘、肺炎等。

尺泽（Chǐzé）　合穴

【定位】微屈肘，仰掌。在肘横纹中，肱二头肌腱桡侧凹陷处（图3-1-1）。

【取法】患者仰掌，肘部微弯曲。肘横纹中点有一粗而硬的肌腱（肱二头肌肌腱），在其桡侧缘取尺泽。

【解剖】皮肤→皮下组织→肱桡肌→桡神经→肱肌。浅层布有前臂外侧皮神经，头静脉等。深层有桡神经，桡侧副动、静脉前支，桡侧返动、静脉等。

【主治】①咳嗽，气喘，咯血，咽喉肿痛，胸部胀满；②急性吐泻，中暑，小儿惊风；③肘臂挛痛。

【应用】治疗肺炎、支气管炎、支气管哮喘、肺结核、急性胃肠炎、中暑、肘关节及周围软组织疾患等。

孔最（Kǒngzuì）　郄穴

【定位】伸前臂仰掌。在前臂掌面桡侧，当尺泽与太渊连线上，腕横纹上7寸处（图3-1-1）。

【取法】尺泽与第1腕横纹桡侧连线的中点向上1寸，当桡骨内缘处取孔最。

【解剖】皮肤→皮下组织→肱桡肌→桡侧腕屈肌→指浅层肌与旋前圆肌之间→拇长屈肌。浅层布有前臂外侧皮神经，头静脉等。深层有桡动、静脉，桡神经浅支等结构。

【主治】①咳嗽，气喘，咯血，咽喉肿痛；②痔疮出血；③肘臂挛痛。

【应用】治疗支气管炎、支气管哮喘、肺结核、肺炎、扁桃体炎、肋间神经痛等。

鱼际（Yújì）　荥穴

【定位】侧腕掌心相对，自然半握拳。约当第 1 掌骨中点桡侧，赤白肉际处（图 3-1-1）。

【取法】第 1 掌骨中点之掌侧赤白肉际处取鱼际。

【解剖】皮肤→皮下组织→拇短展肌→拇对掌肌→拇短屈肌。浅层有正中神经掌皮支及桡神经浅支。深层有正中神经肌支和尺神经肌支等结构。

【主治】①咳嗽，咳血，咽喉肿痛，咽干，失音；②外感热病；③小儿疳积。

【应用】现代常用于治疗支气管炎、肺炎、扁桃体炎、咽炎、小儿单纯性消化不良等。

少商（Shàoshāng）　井穴

【定位】伸拇指，在拇指桡侧指甲根角旁 0.1 寸（图 3-1-1）。

【取法】患者侧掌伸拇指。施术者于其拇指桡侧指甲角侧上方（沿角平分线方向）0.1 寸处取少商。

【解剖】皮肤→皮下组织→指甲根。有正中神经的指掌侧固有神经之指背支和拇主要动、静脉与第一掌背动、静脉分支所形成的动、静网。

【主治】①热病，昏迷，中暑，小儿惊风；②咽喉肿痛，鼻衄，咳嗽；③癫狂；④指端麻木。

【应用】现代常用于治疗肺炎、扁桃体炎、中风、昏迷、精神分裂症等。

手太阴肺经常用腧穴总图：

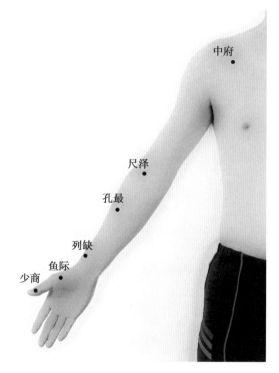

图 3-1-1　手太阴肺经常用腧穴

本经常用穴主治概要

部位	穴名	主治特点
胸部	中府	胸闷，肩背痛
肘部	尺泽	急性吐泻，咽喉肿痛
前臂部	孔最	咳血，鼻衄，热病无汗
腕部	列缺	头痛，项强，口㖞
手部	鱼际	发热，气喘，失音
	少商	咽喉肿痛，昏迷

二、手阳明大肠经穴

本经腧穴概要（加"◎"符号为特定穴）

● 经穴总数：20 个	● 络穴
● 起始穴：商阳	◎ 偏历
● 终止穴：迎香	● 郄穴
● 五输穴	◎ 温溜
◎ 井穴：商阳	● 背俞穴
◎ 荥穴：二间	◎ 大肠俞
◎ 输穴：三间	● 募穴
◎ 经穴：阳溪	◎ 天枢
◎ 合穴：曲池	
● 原穴	
◎ 合谷	

本经重点穴

商阳　合谷　阳溪　手三里　曲池　肩髃　迎香

商阳（Shāngyáng）　井穴

【定位】伸食指，在食指桡侧指甲根角旁 0.1 寸（图 3-1-2）。

【取法】患者伸掌，施术者于其食指桡侧指甲角侧上方（沿角平分线方向）0.1 寸处取商阳。

【解剖】皮肤→皮下组织→指甲根。有正中神经的指掌侧固有神经之指背支和食指桡侧动、静脉与第一掌背动、静脉分支所形成的动、静脉网。

【主治】①热病，昏迷；②咽喉肿痛，齿痛；③食指麻木。

【应用】现代常用于治疗咽炎、急性扁桃体炎、腮腺炎、口腔炎、急性胃肠炎、中风昏迷等。

合谷（Hégǔ）　原穴

【定位】侧腕对掌，微握拳。在手背第 1、2 掌骨间，当第 2 掌骨桡侧的中点处。简便取穴法：以一手的拇指指间关节横纹，放在另一手拇、食指之间的指蹼缘上，当拇指尖下是穴（图 3-1-2）。

【取法】患者伸掌，定出第 2 掌骨的中点，于第 1、第 2 掌骨间取合谷。

【解剖】皮肤→皮下组织→第一骨间背侧肌→拇收肌。浅层布有桡神经浅支、手背静脉网桡侧部和第一掌背动、静脉的分支或属支。深层分布有尺神经深支的分支等。

【主治】①头痛，目赤肿痛，齿痛，鼻衄，耳聋，咽喉肿痛，口眼㖞斜，疟腮；②发热，恶寒，无汗或多汗；③痛经，经闭，滞产；④胃痛，腹痛，便秘，泄泻，痢疾；⑤半身不遂，小儿惊风；⑥瘾疹。

【应用】现代常用于治疗面神经麻痹、三叉神经痛、近视眼、牙龈炎、牙痛、感冒、高血压、皮肤病、月经不调等。

阳溪（Yángxī）　经穴

【定位】侧腕对掌，伸前臂。在腕背横纹桡侧，拇指向上翘起时，当拇短伸肌腱与拇长伸肌腱之间的凹陷中（图 3-1-2）。

【取法】患者坐位，竖掌屈肘用力翘拇指，施术者在腕背横纹桡侧两筋之间取阳溪。

【解剖】皮肤→皮下组织→拇长伸肌腱与拇短伸肌腱之间→桡侧腕长伸肌腱的前方。浅层布有头静脉和桡神经浅支。深层分布桡动、静脉的分支或属支。

【主治】①头痛，耳鸣，耳聋，咽喉肿痛；②手腕疼痛无力。

【应用】现代常用于治疗腱鞘炎、中风半身不遂、腕关节及其周围软组织疾患等。

手三里（Shǒusānlǐ）

【定位】侧腕对掌，伸前臂。在前臂背面桡侧，当阳溪与曲池连线上，曲池下 2 寸处（图 3-1-2）。

【取法】患者坐位，将阳溪与曲池间的连线分为 12 等份，每份为 1 寸，曲池下 2 寸取手三里。

【解剖】皮肤→皮下组织→桡侧腕长伸肌→桡侧腕短伸肌→指伸肌的前方→旋后肌。浅层布有前臂外侧皮神经、前臂后皮神经。深层有桡侧返动、静脉的分支或属支及桡神经深支。

【主治】①腹痛，腹泻；②肘臂疼痛，上肢不遂；③齿痛。

【应用】现代常用于治疗上肢瘫痪、臂神经痛、扭伤、急性胃肠炎、咽喉炎等。

曲池（Qūchí）　合穴

【定位】侧腕，屈肘。在肘横纹外侧端，当尺泽穴与肱骨外上髁连线的中点（图3-1-2）。

【取法】患者取坐位，再屈肘至最大限度，于肘横纹外侧端取曲池。

【解剖】皮肤→皮下组织→桡侧腕长伸肌和桡侧腕短伸肌→肱桡肌。浅层布有头静脉的属支和前臂后皮神经。深层有桡神经，桡侧返动、静脉和桡侧副动、静脉间的吻合支。

【主治】①热病，疟疾；②目肿赤痛，齿痛，咽喉肿痛；③腹痛，吐泻，痢疾；④丹毒，瘾疹，瘰疬；⑤手臂痹痛，上肢不遂；⑥癫狂。

【应用】现代常用于治疗肩肘关节疼痛、上肢瘫痪、高血压、荨麻疹、流行性感冒、扁桃体炎、甲状腺肿大、急性胃肠炎等。

肩髃（Jiānyú）

【定位】在肩峰端下缘，当肩峰与肱骨大结节之间，三角肌上部中央。臂外展或向前平伸时，当肩峰前下方凹陷处（图3-1-2）。

【取法】患者外展肩关节，施术者先找到肩峰，于肩峰前下方凹陷处取肩髃。

【解剖】皮肤→皮下组织→三角肌→三角肌下囊→冈上肌腱。浅层布有锁骨上外侧神经、臂外侧上皮神经。深层有旋肱后动、静脉和腋神经的分支。

【主治】①肩臂疼痛，上肢不遂；②瘾疹。

【应用】现代常用于治疗肩周炎、上肢瘫痪、臂神经痛等。

迎香（Yíngxiāng）

【定位】正坐或仰卧位。在鼻翼外缘中点旁开约 0.5 寸，当鼻唇沟中（图 3-1-2）。

【取法】患者微笑显示鼻唇沟，于沟中平鼻翼外缘中点处取迎香。

【解剖】皮肤→皮下组织→提上唇肌。浅层有上颌神经的眶下神经分支。深层有面动、静脉的分支或属支，面神经颊支。

【主治】①鼻塞，鼻渊，衄衊；②口㖞，面痒，面肿；③胆道蛔虫症。

【应用】现代常用于治疗嗅觉减退、面神经麻痹或痉挛、胆道蛔虫症等。

手阳明大肠经常用腧穴总图：

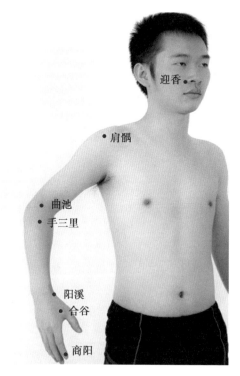

图 3-1-2　手阳明大肠经常用腧穴

本经常用穴主治概要

部位	穴名	主治特点
手部	商阳	咽喉病，昏迷，热病
	合谷	头面五官病，热病，汗证，妇科病
腕部	阳溪	手腕疼痛，头面咽喉病症
前臂部	手三里	腹痛，泄泻
肘部	曲池	大肠腑病，热病，皮肤病，高血压
肩部	肩髃	肩关节病
面部	迎香	鼻病，胆道蛔虫症

三、足阳明胃经穴

本经腧穴概要（加"◎"符号为特定穴）

- 经穴总数：45 个
- 起始穴：承泣
- 终止穴：厉兑
- 五输穴
  - ◎ 井穴：厉兑
  - ◎ 荥穴：内庭
  - ◎ 输穴：陷谷
  - ◎ 经穴：解溪
  - ◎ 合穴：足三里
- 原穴
  - ◎ 冲阳

- 络穴
  - ◎ 丰隆
- 郄穴
  - ◎ 梁丘
- 八脉交会穴
  - ◎ 本经无八脉交会穴
- 背俞穴
  - ◎ 胃俞
- 募穴
  - ◎ 中脘

本经重点穴

四白 地仓 颊车 下关 头维 梁门 天枢 归来 伏兔 梁丘 犊鼻 足三里
上巨虚 下巨虚 丰隆 解溪 内庭 厉兑

四白（Sìbái）

【定位】目正视，瞳孔直下，当眶下孔凹陷中（图3-1-3）。

【取法】患者正坐位，目正视，瞳孔直下当眶下孔凹陷处取四白。

【解剖】皮肤→皮下组织→眼轮匝肌、提上唇肌→眶下孔或上颌骨。浅层布有眶下神经的分支，面神经的颧支。深层在眶下孔内有眶下动、静脉和神经穿出。

【主治】①目赤痛痒，目翳，眼睑瞤动；②三叉神经痛，口眼歪斜，面肌痉挛；③头痛眩晕；④胆道蛔虫症。

【应用】现代常用于治疗眼睑下垂、近视、青光眼、面神经麻痹、面肌痉挛、三叉神经痛等。

地仓（Dìcāng）

【定位】目正视，瞳孔直下，与口角相平，约当口角旁0.4寸处（图3-1-3）

【取法】患者正坐位，目正视，瞳孔直下平口角处取地仓。

【解剖】皮肤→皮下组织→口轮匝肌→降口角肌。布有三叉神经的颊支和眶下支，面动、静脉的分支或属支。

【主治】①口角歪斜，流涎，唇缓不收，齿痛；②眼睑瞤动。

【应用】现代常用于治疗面神经麻痹、三叉神经痛。配颊车、合谷等主治口角歪斜；配颊车、内庭等主治三叉神经痛。

颊车（Jiáchē）

【定位】下颌角前上方1横指凹陷中，咀嚼时咬肌隆起最高点处（图3-1-3）。

【取法】患者正坐位，手按于下颌角，下颌角前上方约1横指（中指）处取颊车。

【解剖】皮肤→皮下组织→咬肌。布有耳大神经的分支，面神经下颌缘支的分支。

【主治】口歪，齿痛，颊肿，口噤不语。

【应用】现代常用于治疗面神经麻痹、三叉神经痛、颞颌关节炎、腮腺炎等。

下关（Xiàguān）

【定位】在耳屏前，下颌骨髁状突之前方，当颧弓与下颌切迹之间凹陷中。合口有孔，张口即闭，以闭口取穴（图3-1-3）。

【取法】患者正坐位，耳前方，当颧弓下缘与下颌切迹所形成的凹陷中取下关。

【解剖】皮肤→皮下组织→腮腺→咬肌与颞骨颧突之间→翼外肌。浅层布有耳颞神经的分支，面神经的颧支，面横动、静脉等。深层有上颌动、静脉，舌神经，下齿槽神经，脑膜中动脉和翼丛等。

【主治】①耳聋，耳鸣，聍耳；②齿痛，口噤，口眼歪斜，三叉神经痛。

【应用】现代常用于治疗颞颌关节炎、牙痛、面神经麻痹、聋哑等。

头维（Tóuwéi）　　足阳明、足少阳经与阳维脉交会穴。

【定位】额角发际直上0.5寸，头正中线旁开4.5寸（图3-1-3）。

【取法】患者正坐位，头部额角发际直上0.5寸，头正中线旁开4.5寸取头维。

【解剖】皮肤→皮下组织→颞肌上缘的帽状腱膜→腱膜疏松结缔组织→颅骨外膜。布有耳颞神经的分支，面神经的颞支，颞浅动、静脉的额支等。

【主治】头痛，目眩，目痛，流泪。

【应用】现代常用于治疗血管神经性头痛、眼轮匝肌痉挛等。

梁门（Liángmén）

【定位】脐中上4寸，前正中线旁开2寸（图3-1-3）。

【取法】患者仰卧位，天枢到胸剑联合水平线的中点取梁门（天枢上4寸）。

【解剖】皮肤→皮下组织→腹直肌鞘前壁→腹直肌。浅层布有第七、八、九胸神经前支的外侧皮支和前皮支；深层有腹壁上动、静脉的分支或属支，第七、八、九胸神经前支的肌支。

【主治】①胃痛，呕吐，食欲不振；②腹胀，大便溏薄。

【应用】现代常用于治疗胃炎、胃或十二指肠溃疡、胃下垂、胃神经官能症。

天枢（Tiānshū）　大肠经的募穴

【定位】脐中旁开 2 寸（图 3-1-3）。

【取法】患者仰卧位，从乳头至胸骨中线的连线中点向下做垂线，脐旁取天枢（脐中旁开 2 寸）。

【解剖】皮肤→皮下组织→腹直肌鞘前壁→腹直肌。浅层布有第九、十、十一胸神经前支的外侧皮支和前皮支，及脐周静脉网。深层有腹壁上、下动、静脉的吻合支，第九、十、十一胸神经前支的肌支。

【主治】①腹胀，肠鸣，绕脐痛，便秘，泄泻，痢疾；②月经不调，痛经。

【应用】现代常用于治疗急慢性胃炎、急慢性肠炎、阑尾炎、肠麻痹、细菌性痢疾、消化不良。

归来（Guīlái）

【定位】脐中下 4 寸，前正中线旁开 2 寸（图 3-1-3）。

【取法】施术者左手无名指按于患者天枢穴，右手无名指按于患者耻骨联合上缘后再向外移至与天枢垂线水平，两手的食指、中指、无名指自然分开将其连线分为 5 等份，每一等份是 1 寸，天枢下 4 寸取归来。

【解剖】皮肤→皮下组织→腹直肌鞘前壁外侧缘→腹直肌外侧缘。浅层布有第十一、十二胸神经前支和第一腰神经前支的前皮支及外侧皮支，腹壁浅动、静脉。深层有第十一、十二胸神经前支的肌支。

【主治】①痛经，经闭，月经不调，白带，阴挺；②茎中痛，疝气。

【应用】现代常用于治疗卵巢炎、子宫内膜炎、子宫脱垂、腹股沟疝等。

伏兔（Fútù）

【定位】在大腿前面，当髂前上棘与髌底外侧端的连线上，髌底上 6 寸

（图 3-1-3）。

【取法】患者仰卧位，施术者用一根软质皮尺量取从股骨大转子高点至腘横纹之间的距离，平均分为 19 等份，每一等份是 1 寸，髌底外侧缘上 6 寸取伏兔。

【解剖】皮肤→皮下组织→股直肌→股中间肌。浅层布有股外侧静脉，股神经前皮支及股外侧皮神经。深层有旋股外侧动、静脉的降支，股神经的肌支。

【主治】①腰痛膝冷，下肢麻痹，脚气；②疝气。

【应用】现代常用于治疗下肢瘫痪、股外侧皮神经炎及膝关节病变等。

梁丘（Liángqiū）　郄穴

【定位】在大腿前面，当髂前上棘与髌底外侧端的连线上，髌底上 2 寸（图 3-1-3）。

【取法】患者仰卧位，用一根软质皮尺量取股骨大转子高点至腘横纹之间的距离，平均分为 19 等份，每一等份是 1 寸，髌底外侧缘上 2 寸取梁丘。

【解剖】皮肤→皮下组织→股直肌腱与股外侧肌之间→股中间肌腱的外侧。浅层布有股神经的前皮支和股外侧皮神经。深层有旋股外侧动、静脉的降支和股神经肌支。

【主治】①膝肿痛，下肢不遂；②胃痛；③乳痈，乳痛；④血尿。

【应用】现代常用于治疗胃痉挛、乳腺炎、膝关节病变等。

犊鼻（Dúbí）

【定位】屈膝，髌骨下缘，髌韧带外侧凹陷中（图 3-1-3）。

【取法】患者屈膝，在髌骨与髌韧带形成的外侧凹陷中取犊鼻。

【解剖】皮肤→皮下组织→髌韧带与髌外侧支持带之间→膝关节囊、翼状皱襞。浅层布有腓肠外侧皮神经，股神经前皮支，隐神经的髌下支和膝关节动、静脉网。深层有膝关节腔。

【主治】①膝痛，下肢痿痹，关节屈伸不利；②脚气。

【应用】现代常用于治疗下肢瘫痪、膝关节病变等。

足三里（Zúsānlǐ）　合穴；胃下合穴

【定位】在小腿前外侧，当犊鼻穴下 3 寸，距胫骨前缘一横指（中指）（图 3-1-3）。

【取法】患者屈膝，犊鼻与解溪连线上，犊鼻下 3 寸处取足三里（用一根软质皮尺量取腘横纹至外踝高点之间的距离，平均分为 16 等份，每一等份是 1 寸）。

【解剖】皮肤→皮下组织→胫骨前肌→小腿骨间膜→胫骨后肌。浅层布有腓肠外侧皮神经。深层有胫前动、静脉的分支或属支。

【主治】①胃痛，呕吐，噎膈，腹胀，泄泻，痢疾，便秘，肠鸣；②中风，下肢麻痹；③水肿；④癫狂；⑤心悸，气短；⑥虚劳羸瘦。

【应用】现代常用于治疗急慢性胃炎、胃或十二指肠溃疡、急慢性胰腺炎、肝炎、消化不良、急慢性肠炎、细菌性痢疾、阑尾炎、休克、神经性头痛、高血压、神经衰弱、精神分裂症、动脉硬化、支气管哮喘、白细胞减少症、下肢瘫痪、坐骨神经痛、膝关节及周围软组织疾患。

上巨虚（Shàngjùxū）　大肠下合穴

【定位】在小腿前外侧，当犊鼻穴下 6 寸，距胫骨前缘一横指（中指）（图 3-1-3）。

【取法】患者屈膝，犊鼻与解溪连线上，犊鼻与解溪连线之中点处取条口，条口向上 2 寸处距胫骨前缘一横指（中指）取上巨虚（犊鼻下 6 寸）。

【解剖】皮肤→皮下组织→胫骨前肌→小腿骨间膜→胫骨后肌。浅层布有腓肠外侧皮神经。深层有胫前动、静脉和腓深神经。如深刺可能刺中胫后动、静脉和胫神经。

【主治】①肠鸣，腹痛，腹泻，便秘，肠痈；②中风瘫痪，下肢痿痹；③脚气。

【应用】现代常用于治疗急性细菌性痢疾、急性肠炎、单纯性阑尾炎等。

下巨虚（Xiàjùxū） 小肠下合穴

【定位】在小腿前外侧，当犊鼻穴下 9 寸，距胫骨前缘一横指（中指）（图 3-1-3）。

【取法】患者屈膝，犊鼻与解溪连线上，犊鼻与解溪连线之中点处取条口，条口向下 1 寸处距胫骨前缘一横指（中指）取下巨虚。

【解剖】皮肤→皮下组织→胫骨前肌→小腿骨间膜→胫骨后肌。浅层布有腓肠外侧皮神经。深层有胫前动、静脉和腓深神经。

【主治】①小腹痛，泄泻，痢疾；②下肢痿痹；③乳痈；④腰脊痛引睾丸。

【应用】现代常用于治疗细菌性痢疾、急慢性肠炎、下肢瘫痪等。

丰隆（Fēnglóng） 络穴

【定位】在小腿前外侧，外踝高点上 8 寸，条口穴外 1 寸，距胫骨前缘二横指（中指）（图 3-1-3）。

【取法】患者屈膝，犊鼻与解溪连线上，犊鼻与解溪连线之中点处取条口，条口外一横指（中指）处取丰隆。

【解剖】皮肤→皮下组织→趾长伸肌→长伸肌→小腿骨间膜→胫骨后肌。浅层布有腓肠外侧皮神经。深层有胫前动、静脉的分支或属支和腓深神经的分支。

【主治】①呕吐，腹胀，便秘；②下肢痿痹；③头痛，眩晕；④痰多咳嗽，哮喘；⑤水肿；⑥癫狂。

【应用】现代常用于治疗耳源性眩晕、高血压、神经衰弱、精神分裂症、支气管炎、腓肠肌痉挛、肥胖症等。

解溪（Jiěxī） 经穴

【定位】在足背与小腿交界处的横纹中央凹陷处，当拇长伸肌腱与趾长伸肌腱之间（图 3-1-3）。

【取法】患者仰卧位，在足背与小腿交界处的踝关节横纹中央凹陷处，当两筋之间取解溪。

【解剖】皮肤→皮下组织→姆长伸肌腱与趾长伸肌腱之间→距骨。浅层布有足背内侧皮神经及足背皮下静脉。深层有腓深神经和胫前动、静脉。

【主治】①腹胀，便秘；②头疼，眩晕，目赤；③下肢痿痹，脚背肿痛；④谵语，癫狂。

【应用】现代常用于治疗足下垂、神经性头痛、胃肠炎、踝关节及其周围软组织疾患等。

内庭（Nèitíng） 荥穴

【定位】足背，第2、3趾间缝纹端（图3-1-3）。

【取法】第2、3趾间，趾蹼缘后方赤白肉际处取内庭。

【解剖】皮肤→皮下组织→第二与第三趾的趾长、短伸肌腱之间→第二、第三跖骨头之间。浅层布有足背内侧皮神经的趾背神经和足背静脉网。深层有趾背动、静脉。

【主治】①胃痛，吐酸，腹胀，泄泻，痢疾，便秘；②齿痛，咽喉肿痛，口歪，鼻衄；③热病；④足背肿痛。

【应用】现代常用于治疗急慢性胃炎、急慢性肠炎、齿龈炎、扁桃体炎、跖趾关节痛等。

厉兑（Lìduì） 井穴

【定位】第2趾外侧，趾甲角旁约0.1寸（图3-1-3）。

【取法】第2趾趾甲角外下方0.1寸处取厉兑。

【解剖】皮肤→皮下组织→甲根。布有足背内侧皮神经的趾背神经和趾背动、静脉网。

【主治】①腹胀；②面肿，鼻衄，齿痛，咽喉肿痛；③热病；④多梦，癫狂。

【应用】现代常用于治疗鼻炎、齿龈炎、精神分裂症、神经衰弱、消化不良等。

足阳明胃经常用腧穴总图：

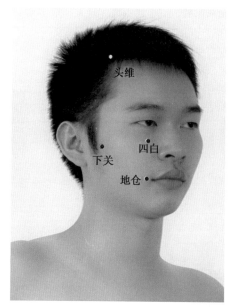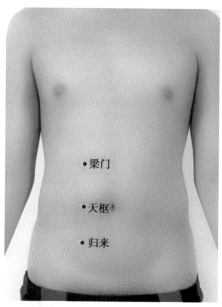

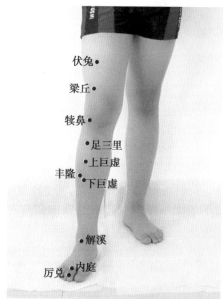

图 3-1-3　足阳明胃经常用腧穴

本经常用穴主治概要

部位	穴名	主治特点
头面部	四白	口眼歪斜，面肌痉挛
	地仓	口喝，流涎，三叉神经痛
	颊车	齿痛颊肿，口喝，牙关不利
	下关	牙关不利，三叉神经痛，耳鸣耳聋
	头维	头痛，目眩
腹部	梁门	胃痛，腹泻
	天枢	腹痛，腹泻，月经不调
	归来	小腹痛，月经不调
大腿部	伏兔	下肢痿痹
	梁丘	急性胃痛，膝肿痛
膝部	犊鼻	膝痛，膝关节屈伸不利
小腿部	足三里	胃痛，呕吐，下肢痿痹，保健要穴
	上巨虚	大肠病证，下肢痿痹
	下巨虚	腹泻，痢疾
	丰隆	头痛，眩晕，咳嗽痰多
足背部	解溪	下肢痿痹，足下垂
	内庭	齿痛，热病，足背肿痛
足趾部	厉兑	热病，癫狂，五官咽喉病症

四、足太阴脾经穴

本经腧穴概要（加"◎"符号为特定穴）

- 经穴总数：21 个
- 起始穴：隐白
- 终止穴：大包
- 五输穴
  - ◎ 井穴：隐白
  - ◎ 荥穴：大都
  - ◎ 输穴：太白
  - ◎ 经穴：商丘
  - ◎ 合穴：阴陵泉
- 原穴
  - ◎ 太白

- 络穴
  - ◎ 公孙
  - ◎ 大包（脾之大络）
- 郄穴
  - ◎ 地机
- 八脉交会穴
  - ◎ 公孙，通于冲脉
- 背俞穴
  - ◎ 脾俞
- 募穴
  - ◎ 章门（属肝经）

本经重点穴

隐白　太白　公孙　三阴交　地机　阴陵泉　血海　大横　大包

隐白（Yīnbái）井穴

【定位】在足大趾末节内侧，距趾甲角 0.1 寸（图 3-1-4）。

【取法】患者仰卧位，施术者于足大趾内侧趾甲根角侧后方（沿角平分线方向）0.1 寸处取隐白。

【解剖】皮肤→皮下组织→甲根。布有足背内侧皮神经的分支，趾背神经和趾背动、静脉。

【主治】①月经过多，崩漏，尿血，便血；②腹胀；③癫狂，梦魇，多梦，惊风。

【应用】现代常用于治疗功能性子宫出血、上消化道出血、急性肠炎、精神分裂症、神经衰弱等病症。

太白（Tàibái）输穴，原穴

【定位】在足内侧缘，当足大趾本节（第1跖趾关节）后下方赤白肉际凹陷处（图3-1-4）。

【取法】患者仰卧，脚略外旋，在第1跖趾关节后下缘赤白肉际凹陷处取太白。

【解剖】皮肤→皮下组织→展肌→短屈肌。浅层布有隐神经，浅静脉网等。深层有足底内侧动、静脉的分支或属支，足底内侧神经的分支。

【主治】①胃痛，腹胀，腹痛，泄泻，痢疾，便秘，纳呆；②体重节痛，脚气。

【应用】太白穴现代常用于治疗急慢性胃炎、急慢性肠炎、神经性呕吐、消化不良等病症。

公孙（Gōngsūn）络穴，八脉交会穴，通冲脉

【定位】在足内侧缘，当第1跖骨基底的前下方，赤白肉际处（图3-1-4）。

【取法】患者仰卧，脚略外旋，沿第1跖骨内侧向后推按至基底部凸起处前下方取公孙。

【解剖】皮肤→皮下组织→展肌→短屈肌→长屈肌腱。浅层布有隐神经的足内缘支，足背静脉弓的属支。深层有足底内侧动、静脉的分支或属支，足底内侧神经的分支。

【主治】①胃痛，呕吐，腹胀，腹痛，泄泻，痢疾；②心痛，胸闷。

【应用】公孙穴现代常用于治疗急慢性胃炎、消化道溃疡、急慢性肠炎、神经性呕吐、消化不良、精神分裂症等病症。

三阴交（Sānyīnjiāo）足太阴、少阴、厥阴经交会穴

【定位】在小腿内侧，当足内踝尖上3寸，胫骨内侧缘后方（图3-1-4）。

【取法】从阴陵泉至内踝尖（高点）划一直线，于内踝尖上3寸（横指同身寸法）胫骨内侧面后缘取三阴交。

【解剖】皮肤→皮下组织→趾长屈肌→胫骨后肌→长屈肌。浅层布有隐

神经的小腿内侧皮支，人隐静脉的属支。深层有胫神经和胫后动、静脉。

【主治】①月经不调，崩漏，带下，阴挺，经闭，难产，产后血晕，恶露不尽，不孕，遗精，阳痿，阴茎痛，疝气，小便不利，遗尿，水肿；②肠鸣腹胀，泄泻，便秘；③失眠，眩晕；④下肢痿痹，脚气。

【应用】现代常用于治疗急慢性肠炎、细菌性痢疾、功能性子宫出血、遗尿、性功能减退、高血压、神经性皮炎、湿疹、神经衰弱、下肢神经痛或瘫痪等病症。

地机（Dìjī）郄穴

【定位】在小腿内侧，当内踝尖与阴陵泉的连线上，阴陵泉下 3 寸（图 3-1-4）。

【取法】阴陵泉下 3 寸（横指同身寸法）取地机。

【解剖】皮肤→皮下组织→腓肠肌→比目鱼肌。浅层布有隐神经的小腿内侧皮支和大隐静脉。深层有胫神经和胫后动、静脉。

【主治】①腹胀，腹痛，泄泻，水肿，小便不利；②月经不调，痛经，遗精；③腰痛，下肢痿痹。

【应用】地机穴现代常用于治疗功能性子宫出血、细菌性痢疾、胃痉挛等病症。

阴陵泉（Yīnlíngquán）合穴

【定位】在小腿内侧，当胫骨内侧髁后下方凹陷处（图 3-1-4）。

【取法】患者仰卧（或端坐），下肢略外展，施术者先摸到膝关节内下方的胫骨内侧髁后缘，直向下滑至与腓肠肌之间凹陷中取阴陵泉。

【解剖】皮肤→皮下组织→半腱肌腱→腓肠肌内侧头。浅层布有隐神经的小腿内侧皮支，大隐静脉和膝降动脉分支。深层有膝下内侧动、静脉。

【主治】①腹胀，水肿，黄疸，泄泻，小便不利或失禁；②阴茎痛，遗精，妇人阴痛，带下；③膝痛。

【应用】阴陵泉穴现代常用于治疗急慢性肠炎、细菌性痢疾、尿潴留、尿失禁、尿路感染、阴道炎、膝关节及周围软组织疾患。

血海（Xuèhǎi）

【定位】屈膝，在大腿内侧，髌底内侧端上 2 寸，当股四头肌内侧头的隆起处（图 3-1-4）。

【取法】患者屈膝，医生以左手掌心按于患者右膝髌骨上缘，二至五指向上伸直，拇指约呈 45°斜置，拇指尖下是穴。对侧取法仿此。

【解剖】皮肤→皮下组织→股内侧肌。浅层布有股神经前皮支，大隐静脉的属支。深层有股动、静脉的肌支和股神经的肌支。

【主治】①月经不调，经闭，崩漏；②湿疹，瘾疹，丹毒。

【应用】血海穴现代常用于治疗功能性子宫出血、贫血、荨麻疹、湿疹、皮肤瘙痒、膝关节疼痛等病症。

大横（Dàhéng）

【定位】仰卧，在腹中部，平脐，距脐中 4 寸（图 3-1-4）。

【取法】患者仰卧，当乳头直下与脐水平交点处取大横。

【解剖】皮肤→皮下组织→腹外斜肌→腹内斜肌→腹横肌，浅层布有第九、十、十一胸神经前支的外侧皮支和胸腹壁静脉属支。深层有第九、十、十一胸神经前支的肌支及伴行的动、静脉。

【主治】泄泻，便秘，腹痛。

【应用】现代常用于治疗急慢性肠炎、细菌性痢疾、习惯性便秘、肠麻痹、肠道寄生虫病等病症。

大包（Dàbāo）脾之大络

【定位】在侧胸部，腋中线上，当第 6 肋间隙处（图 3-1-4）。

【取法】患者侧卧位，上臂外展，于腋中线与第 6 肋间隙交点处取大包。

【解剖】皮肤→皮下组织→前踞肌。浅层布有第六肋间神经外侧皮支和胸腹壁静脉的属支。深层有胸长神经的分支和胸背动、静脉的分支或属支。

【主治】①咳喘，胸胁胀痛；②全身疼痛，四肢无力。

【应用】现代常用于治疗支气管哮喘、肋间神经痛、肢体疼痛等病症。

足太阴脾经常用腧穴总图：

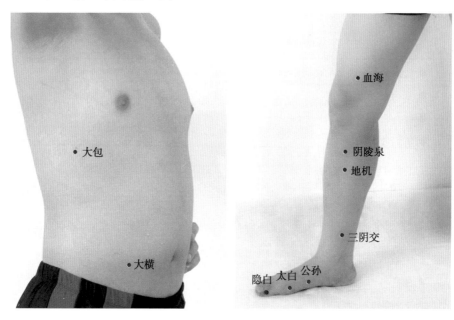

图 3-1-4　足太阴脾经常用腧穴

本经常用穴主治概要

部位	穴名	主治特点
足部	隐白	下焦出血证：崩漏，月经过多，尿血，便血
	太白	腹胀，肠鸣，腹泻，便秘，胃痛
	公孙	胃痛，呕吐，腹痛，腹泻，心烦失眠
小腿部	三阴交	腹胀，肠鸣，腹泻，月经不调，带下，滞产，遗尿，遗精，阳痿，心悸，失眠
	地机	腹痛，泄泻，痛经，月经不调，崩漏，小便不利，水肿
	阴陵泉	腹胀，水肿，小便不利，泄泻，黄疸，膝痛
大腿部	血海	月经不调，痛经，闭经，崩漏，瘾疹，湿疹，丹毒
腹部	大横	腹痛，腹泻，大便秘结
侧胸部	大包	气喘，胁肋痛，全身疼痛，四肢无力

五、手少阴心经穴

本经腧穴概要（加"◎"符号为特定穴）

● 经穴总数：9 个	● 络穴
● 起始穴：极泉	◎ 通里
● 终止穴：少冲	● 郄穴
● 五输穴	◎ 阴郄
◎ 井穴：少冲	● 背俞穴
◎ 荥穴：少府	◎ 心俞
◎ 输穴：神门	● 募穴
◎ 经穴：灵道	◎ 巨阙
◎ 合穴：少海	
● 原穴	
◎ 神门	

本经重点穴

少海 灵道 通里 阴郄 神门 少府 少冲

少海（Shàohǎi）合穴

【定位】屈肘举臂，在肘横纹内侧端与肱骨内上髁连线的中点处（图 3-1-5）。

【取法】患者仰卧位，上臂外展上抬露出腋部，于肘横纹内侧端与肱骨内上髁连线中点处取少海。

【解剖】皮肤→皮下组织→旋前圆肌→肱肌。浅层有前臂内侧皮神经、贵要静脉等分布。深层有正中神经，尺侧返动、静脉和尺侧下副动、静脉的吻合支。

【主治】①心痛；②腋胁痛，肘臂挛痛麻木，手颤；③瘰疬。

【应用】现代常用于治疗癔病、精神分裂症、尺神经麻痹、肋间神经痛等病症。

灵道（Língdào）经穴

【定位】在前臂掌侧，当尺侧腕屈肌腱的桡侧缘，腕横纹上 1.5 寸（图 3-1-5）。

【取法】患者伸臂仰掌，将少海与神门连线等分，再将等分点与神门做 2 次等分，在第 2 次所定的等分点处（腕横纹上 1.5 寸）取灵道。

【解剖】皮肤→皮下组织→尺侧腕屈肌与指浅屈肌之间→指深屈肌→旋前方肌。浅层布有前臂内侧皮神经，贵要静脉属支。深层有尺动、静脉和尺神经。

【主治】①心痛，心悸；②暴喑；③肘臂挛痛，手指麻木。

【应用】灵道穴现代常用于治疗癔病、精神分裂症、尺神经麻痹、腕关节病、急性舌骨肌麻痹或萎缩等病症。

通里（Tōnglǐ）络穴

【定位】仰掌。在前臂掌侧，当尺侧腕屈肌腱的桡侧缘，腕横纹上 1 寸（图 3-1-5）。

【取法】在灵道与神门连线的上 1/3 与下 2/3 交点处取通里。

【解剖】皮肤→皮下组织→尺侧腕屈肌与指浅屈肌之间→指深屈肌→旋前方肌。浅层布有前臂内侧皮神经、贵要静脉属支。深层有尺动、静脉和尺神经分布。

【主治】①暴喑，舌强不语；②心悸，怔忡；③腕臂痛。

【应用】现代常用于治疗心绞痛、心动过缓、中风失语、癔病性失语、精神分裂症等病症。

阴郄（Yīnxì）郄穴

【定位】在前臂掌侧，当尺侧腕屈肌腱的桡侧缘，腕横纹上 0.5 寸（图 3-1-5）。

【取法】在灵道与神门连线的上 2/3 与下 1/3 交点处取阴郄。

【解剖】皮肤→皮下组织→尺侧腕屈肌腱桡侧缘→尺神经。浅层有前臂内侧皮神经、贵要静脉属支等分布。深层有尺动、静脉。

【主治】①心痛，惊悸；②吐血，衄血，骨蒸盗汗；③暴喑。

【应用】阴郄穴现代常用于治疗心绞痛、神经衰弱、鼻出血、胃出血等病症。

神门（Shénmén）输穴；原穴

【定位】在腕部，腕横纹尺侧端，当尺侧腕屈肌腱的桡侧凹陷处（图3-1-5）。

【取法】患者伸臂仰掌，于腕掌侧远端横纹上，豌豆骨上缘桡侧凹陷中取神门。

【解剖】皮肤→皮下组织→尺侧腕屈肌腱桡侧缘。浅层有前臂内侧皮神经，贵要静脉属支和尺神经掌支。深层有尺动、静脉和尺神经。

【主治】①心痛，心烦，惊悸，怔忡，失眠，健忘；②癫狂痫；③胸胁痛。

【应用】神门穴现代常用于治疗心绞痛、无脉症、神经衰弱、癔病、精神分裂症等病症。

少府（Shàofǔ）荥穴

【定位】在手掌面，第4、5掌骨之间，握拳时当小指尖处（图3-1-5）。

【取法】患者握拳，施术者于其小指指尖下第4、5掌骨之间取少府。

【解剖】皮肤→皮下组织→掌腱膜→无名指的浅、深屈肌腱与小指的浅、深屈肌腱之间→第四蚓状肌→第四骨间背侧肌。浅层有尺神经掌支分布。深层布有指掌侧总动、静脉，指掌侧固有神经（尺神经分支）。

【主治】①心悸，胸痛；②小便不利，遗尿，阴痒痛；③小指挛痛，掌中热。

【应用】少府穴常用于治疗心绞痛、心律不齐、癔病、阴道及阴部瘙痒、肋间神经痛、臂神经痛等病症。

少冲（Shàochōng）井穴

【定位】在手小指末节桡侧，距指甲角0.1寸（图3-1-5）。

【取法】患者俯掌伸小指，于小指桡侧指甲根角侧上方（沿角平分线方向）0.1寸处取少冲。

【解剖】皮肤→皮下组织→指甲根。布有尺神经的指掌固有神经指背支和指掌固有动、静脉指背支形成的动、静脉网。

【主治】①昏迷，癫狂；②心痛，心悸；③热病。

【应用】现代常用于治疗中风、休克、小儿惊厥、胸膜炎、肋间神经痛等病症。

手少阴心经常用腧穴总图：

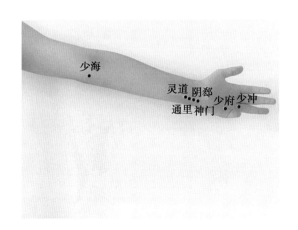

图3-1-5 手少阴心经常用腧穴

本经常用穴主治概要

部位	穴名	主治特点
肘部	少海	心痛，肘臂挛痛，腋胁痛，健忘
前臂部	灵道	心痛，心悸，暴喑，舌强不语，肘臂挛痛
	通里	心悸，怔忡，暴喑，舌强不语，腕臂痛
	阴郄	心痛，心悸，惊恐，吐血，衄血，暴喑失语，骨蒸盗汗

续表

部位	穴名	主治特点
腕部	神门	心痛，心烦，惊悸，怔忡，失眠，健忘，癫狂痫，胸胁痛
手部	少府	心痛 心悸，胸痛 阴痒，阴痛，小指挛痛，掌中热，善惊
	少冲	心痛，心悸，癫狂，热病，昏迷，臂内后廉痛，胸胁痛

六、手太阳小肠经穴

本经腧穴概要（加"◎"符号为特定穴）

- ● 经穴总数：19个
- ● 起始穴：少泽
- ● 终止穴：听宫
- ● 五输穴
  - ◎ 井穴：少泽
  - ◎ 荥穴：前谷
  - ◎ 输穴：后溪
  - ◎ 经穴：阳谷
  - ◎ 合穴：小海
- ● 原穴
  - ◎ 腕骨
- ● 络穴
  - ◎ 支正
- ● 郄穴
  - ◎ 养老
- ● 八脉交会穴
  - ◎ 后溪，通于督脉
- ● 背俞穴
  - ◎ 小肠俞
- ● 募穴
  - ◎ 关元

本经重点穴

少泽 后溪 养老 小海 肩贞 天宗 颧髎 听宫

少泽（Shàozé） 井穴

【定位】俯掌。在手小指尺侧指甲根角旁0.1寸（图3-1-6）。

【取法】患者俯掌，施术者于其手小指尺侧指甲角侧上方（沿角平分线方向）0.1寸处取少泽。

【解剖】皮肤→皮下组织→指甲根。分布有尺神经指掌侧固有神经的指背支，小指尺侧动、静脉指背支形成的动、静脉网。

【主治】①热病，昏迷；②产后乳少，乳痈；③头痛，目痛，咽喉肿痛，耳鸣。

【应用】现代常用于治疗乳汁少、乳腺炎、中风、高热、昏迷等病症。

后溪（Hòuxī） 输穴；八脉交会穴，通于督脉

【定位】微握拳。在手掌尺侧，当第5掌指关节后的远侧掌横纹头赤白肉际处（图3-1-6）。

【取法】患者自然握拳，在手尺侧，第5掌指关节后向外突起的掌横纹头处取后溪。

【解剖】皮肤→皮下组织→小指展肌→小指短屈肌。浅层分布有神经手背支，尺神经掌指和皮下浅静脉等。深层有小指尺掌侧固有动、静脉和指掌侧固有神经。

【主治】①头项强痛，腰背痛，手指及肘臂挛急；②目赤，目翳，耳鸣，耳聋；③热病，疟疾；④癫狂痫。

【应用】现代常用于治疗落枕、头痛项强、急性腰扭伤、疟疾、癫痫、精神分裂症、角膜炎等病症。

养老（Yǎnglǎo） 郄穴

【定位】掌心对胸。在前臂背面尺侧，当尺骨小头近端桡侧凹陷中（图3-1-6）。

【取法】患者掌心向胸，先取尺骨小头，在其近端的桡侧缘取养老。

【解剖】皮肤→皮下组织→尺侧腕伸肌腱。浅层布有前臂内侧皮神经，前臂后皮神经，尺神经手背支和贵要静脉属支。深层有腕背动、静脉网。

【主治】①目视不明；②落枕，肩背肘臂酸痛；③急性腰痛。

【应用】现代常用于治疗急性腰扭伤、视力减退、半身不遂、肩臂部神经痛、落枕、肩周炎、三叉神经痛等病症。

小海（Xiǎohǎi） 合穴

【定位】微屈肘。在肘内侧，当尺骨鹰嘴与肱骨内上髁之间凹陷处（图3-1-6）。

【取法】患者屈肘，在肘内侧，尺骨鹰嘴与肱骨内上髁之间凹陷处取小海。

【解剖】皮肤→皮下组织→尺神经沟内。浅层布有前臂内侧皮神经尺侧支，臂内侧皮神经，贵要静脉属支。深层，在尺神经沟内有尺神经，尺神经的后外侧有尺侧上副动、静脉与尺动、静脉的尺侧返动、静脉后支吻合形成的动、静脉网。

【主治】①肘臂麻木疼痛；②癫痫。

【应用】现代常用于治疗尺神经疼痛麻木、癫痫、肩背痛、齿龈炎、精神分裂症、舞蹈病等。

肩贞（Jiānzhēn）

【定位】正坐，自然垂臂。臂内收，在腋后纹头上1寸（图3-1-6）。

【取法】患者正坐，自然垂臂，在肩关节后下方，可见腋后纹头，纹头上1寸处取肩贞。

【解剖】皮肤→皮下组织→三角肌后份→肱三头肌长头→大圆肌→背阔肌腱。浅层布有第二肋间神经的外侧皮支和臂外侧上皮神经。深层有桡神经等结构。

【主治】①肩臂疼痛，上肢不遂；②瘰疬。

【应用】现代常用于治疗上肢瘫痪、肩关节周围炎、淋巴结炎、耳鸣、耳聋、头痛等病症。

天宗（Tiānzōng）

【定位】正坐，自然垂臂。在肩胛部，当冈下窝中央凹陷处，即肩胛冈下缘与肩胛下角连线的上1/3与下2/3交界处。与第4胸椎相平（图3-1-6）。

【取法】在肩胛部，先定出肩胛冈，在冈下窝中央凹陷中，与第四胸椎相平处取天宗。

【解剖】皮肤→皮下组织→斜方肌→冈下肌。浅层有第四胸神经后支的皮支和伴行的动、静脉。深层布有肩胛上神经的分支和旋肩胛动、静脉的分支或属支。

【主治】①肩胛疼痛；②气喘；③乳痈，乳癖。

【应用】现代常用于治疗肩胛部疼痛、上肢不能举、肩关节周围炎、慢性支气管炎等。

颧髎（Quánliáo）

【定位】正坐或仰卧位。在面部，当目外眦直下，颧骨下缘凹陷处（图3-1-6）。

【取法】患者正坐，或仰卧位。在面部，当目外眦直下，颧骨下缘凹陷处取颧髎。

【解剖】皮肤→皮下组织→颧肌→咬肌→颞肌。浅层布有上颌神经的眶下神经分支，面神经的颧支、颊支，面横动、静脉的分支或属支。深层有三叉神经的下颌神经分支分布。

【主治】口眼㖞斜，眼睑瞤动，面痛，齿痛。

【应用】现代常用于治疗三叉神经痛、面神经麻痹、面肌痉挛、上牙痛等病症。

听宫（Tīnggōng）

【定位】正坐或仰卧位。在面部，耳屏前，下颌骨髁状突的后方，张口时呈凹陷处（图3-1-6）。

【取法】患者正坐，或仰卧位，在耳屏前与下颌骨髁状突的后缘之间的凹陷处取听宫。

【解剖】皮肤→皮下组织→外耳道软骨。布有耳颞神经，颞浅动、静脉耳前支的分支或属支等结构。

【主治】①耳鸣，耳聋，聤耳；②齿痛；③癫狂痫。

【应用】现代常用于治疗聋哑、中耳炎、外耳道炎、下颌关节功能紊乱等。

手太阳小肠经常用腧穴总图：

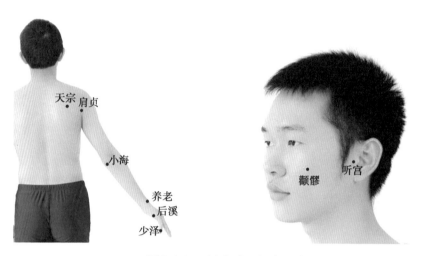

图 3-1-6 手太阳小肠经常用腧穴

本经常用穴主治概要

部位	穴名	主治特点
手部	少泽	中风，热病，乳少
	后溪	癫痫，疟疾
前臂部	养老	眼病
	小海	癫痫
肩背部	肩贞	肩关节病
	天宗	肩背痛
头面部	颧髎	面部痒，痛
	听宫	耳病

44

七、足太阳膀胱经穴

本经腧穴概要（加"◎"符号为特定穴）

- 经穴总数：67 个
- 起始穴：睛明
- 终止穴：至阴
- 五输穴
  - ◎ 井穴：至阴
  - ◎ 荥穴：足通谷
  - ◎ 输穴：束骨
  - ◎ 经穴：昆仑
  - ◎ 合穴：委中
- 原穴
  - ◎ 京骨

- 络穴
  - ◎ 飞扬
- 郄穴
  - ◎ 金门
- 八脉交会穴
  - ◎ 申脉，通于阳跷脉
- 背俞穴
  - ◎ 膀胱俞
- 募穴
  - ◎ 中极
- 下合穴
  - ◎ 委中

本经重点穴

攒竹 天柱 大杼 风门 肺俞 厥阴俞 心俞 膈俞 肝俞 胆俞 脾俞 胃俞
三焦俞 肾俞 大肠俞 小肠俞 膀胱俞 次髎 承扶 委阳 委中 膏肓 志室
秩边 承山 飞扬 昆仑 申脉 束骨 至阴

攒竹（Cuánzhú）

【定位】眉头凹陷中，目内眦直上（图3-1-7）。

【取法】患者正坐闭目，眉毛内侧端处取攒竹。

【解剖】皮肤→皮下组织→眼轮匝肌。浅层布有额神经的滑车上神经，眶上动、静脉的分支或属支。深层有面神经的颞支和颧支。

【主治】①前额头痛，眉棱骨痛；②目视不明，目赤肿痛，流泪，眼睑瞤动，口眼歪斜，眼睑下垂；③呃逆。

【应用】现代常用于治疗急性腰扭伤、近视、泪囊炎、面肌痉挛等。

天柱（Tiānzhù）

【定位】后发际正中旁开 1.3 寸，当斜方肌外缘凹陷中（图 3-1-7）。

【取法】患者低头，在后发际正中旁开 1.3 寸，当项后斜方肌外侧缘取天柱。

【解剖】皮肤→皮下组织→斜方肌→头夹肌的内侧头→半棘肌。浅层有第三颈神经后支的内侧支和皮下静脉。深层有枕大神经。

【主治】①头痛，项强，肩背痛；②热病；③鼻塞；④癫狂痫。

【应用】现代常用于治疗颈椎病、急性腰扭伤、咽喉炎、扁桃体炎等。

大杼（Dàzhù） 八会穴之骨会

【定位】第 1 胸椎棘突下，旁开 1.5 寸（图 3-1-7）。

【取法】患者俯伏位，低头定取第 7 颈椎棘突，从第 7 颈椎棘突依次向下推摸，可触及第 1 胸椎棘突，其下旁开 1.5 寸（后正中线至肩胛骨内缘连线的中点）处取大杼。

【解剖】皮肤→皮下组织→斜方肌→菱形肌→上后锯肌→颈夹肌→竖脊肌。浅层布有第一、二胸神经后支的内侧皮支和伴行的肋间后动、静脉背侧支的内侧皮支。深层有第一、二胸神经后支的肌支和相应的肋间后动、静脉背侧支的分支等结构。

【主治】①项强，肩背痛；②咳嗽，发热。

【应用】现代常用于治疗颈椎病、增生性脊椎炎、风湿性关节炎、支气管炎、支气管哮喘等。

风门（Fēngmén）

【定位】第 2 胸椎棘突下，旁开 1.5 寸（图 3-1-7）。

【取法】患者俯伏位，低头定取第 7 颈椎棘突，从第 7 颈椎棘突依次向下推摸，可触及第 2 胸椎棘突，其下旁开 1.5 寸（后正中线至肩胛骨内缘连线的中点）处取风门。

【解剖】皮肤→皮下组织→斜方肌→菱形肌→上后锯肌→颈夹肌→竖脊

肌。浅层布有第二、三胸神经后支的内侧皮支和伴行的肋间后动、静脉背侧支的内侧皮支。深层有第二、三胸神经后支的肌支和相应的肋间后动、静脉背侧支的分支等。

【主治】①伤风，咳嗽，发热头痛，鼻塞流涕，项强；②胸背痛。

【应用】现代常用于治疗感冒、鼻炎、支气管炎、肺炎、肩背软组织疾患等。

肺俞（Fèishū）　肺的背俞穴

【定位】第3胸椎棘突下，旁开1.5寸（图3-1-7）。

【取法】患者俯伏位，低头定取第7颈椎棘突，从第7颈椎棘突依次向下推摸，可触及第3胸椎棘突，其下旁开1.5寸（后正中线至肩胛骨内缘连线的中点）处取肺俞。

【解剖】皮肤→皮下组织→斜方肌→菱形肌→上后锯肌→竖脊肌。浅层布有第三、四胸神经后支的内侧皮支和伴行的肋间后动、静脉背侧支的内侧皮支。深层有第三、四胸神经后支的肌支和相应的肋间后动、静脉背侧支的分支或属支。

【主治】①鼻塞，咳嗽，气喘；②骨蒸潮热，盗汗，吐血；③胸满，背痛。

【应用】现代常用于治疗肺炎、支气管哮喘、支气管炎等。

厥阴俞（Juéyīnshū）　心包的背俞穴

【定位】第4胸椎棘突下，旁开1.5寸（图3-1-7）。

【取法】患者俯伏位，低头定取第7颈椎棘突，从第7颈椎棘突依次向下推摸，可触及第4胸椎棘突，其下旁开1.5寸（后正中线至肩胛骨内缘连线的中点）处取厥阴俞。

【解剖】皮肤→皮下组织→斜方肌→菱形肌→竖脊肌。浅层布有第四、五胸神经后支的内侧皮支和伴行的肋间后动、静脉背侧支。深层有第四、五胸神经后支的肌支和相应的肋间后动、静脉背侧支的分支或属支。

【主治】①咳嗽；②心痛，胸闷；③呕吐。

【应用】现代常用于治疗心绞痛、心肌炎、风湿性心脏病、神经衰弱、肋间神经痛等。

心俞（Xīnshū）　心的背俞穴

【定位】第5胸椎棘突下，旁开1.5寸（图3-1-7）。

【取法】患者俯伏位，低头定取第7颈椎棘突，从第7颈椎棘突依次向下推摸，可触及第5胸椎棘突，其下旁开1.5寸（后正中线至肩胛骨内缘连线的中点）处取心俞。

【解剖】皮肤→皮下组织→斜方肌→菱形肌下缘→竖脊肌。浅层布有第五、六胸神经后支的内侧皮支及伴行的动、静脉。深层有第五、六胸神经后支的肌支和相应的肋间后动、静脉背侧支的分支或属支。

【主治】①心烦，心痛，惊悸，咳嗽，吐血；②失眠，健忘，癫痫；③盗汗，梦遗。

【应用】现代常用于治疗冠心病、心绞痛、风湿性心脏病、肋间神经痛、精神分裂症、癔病等。

膈俞（Géshū）　八会穴之血会

【定位】第7胸椎棘突下，旁开1.5寸（图3-1-7）。

【取法】先触及患者两肩胛下角，两肩胛下角连线平第胸7椎棘突，其下旁开1.5寸（后正中线至肩胛骨内缘连线的中点）处取膈俞。

【解剖】皮肤→皮下组织→斜方肌→背阔肌→竖脊肌。浅层布有第七、八胸神经后支的内侧皮支和伴行的动、静脉。深层有第七、八胸神经后支的肌支和相应肋间后动、静脉背侧支的分支或属支。

【主治】①胃脘痛，呕吐，呃逆，饮食不下；②气喘，咳嗽，吐血；③潮热，盗汗。

【应用】现代常用于治疗贫血、慢性出血性疾患、功能性子宫出血、神经性呕吐、膈肌痉挛、心动过速等。

肝俞（Gānshū）　肝的背俞穴

【定位】第9胸椎棘突下，旁开1.5寸（图3-1-7）。

【取法】先触及肩胛骨下角，推摸及与其相平的第7胸椎棘突，从第7胸椎棘突依次向下推摸，可触及到第9胸椎棘突，其下旁开1.5寸处取肝俞。

【解剖】皮肤→皮下组织→斜方肌→背阔肌→下后锯肌→竖脊肌。浅层布有第九、十胸神经后支的皮支和伴行的动、静脉。深层有第九、十胸神经后支的肌支和相应的肋间后动、静脉的分支或属支。

【主治】①黄疸，胁痛；②目赤，目眩，目视不明，夜盲；③吐血，鼻衄；④癫狂痫；⑤背痛。

【应用】现代常用于治疗急慢性肝炎、胆囊炎、结膜炎等。

胆俞（Dǎnshū）　胆的背俞穴

【定位】第10胸椎棘突下，旁开1.5寸（图3-1-7）。

【取法】先触及肩胛骨下角，推摸及与其相平的第7胸椎棘突，从第7胸椎棘突依次向下推摸，可触及到第10胸椎棘突，其下旁开1.5寸处取胆俞。

【解剖】皮肤→皮下组织→斜方肌→背阔肌→下后锯肌→竖脊肌。浅层布有第十、十一胸神经后支的皮支和伴行的动、静脉。深层有第十、十一胸神经后支的肌支和相应的肋间后动、静脉的分支或属支。

【主治】①黄疸，口苦，胸胁痛；②肺痨，潮热。

【应用】现代常用于治疗胆囊炎、胆石症、急慢性肝炎、胃炎、消化道溃疡、肋间神经痛等。

脾俞（Píshū）　脾的背俞穴

【定位】第11胸椎棘突下，旁开1.5寸（图3-1-7）。

【取法】先触及肩胛骨下角，推摸及与其相平的第7胸椎棘突，从第7胸椎棘突依次向下推摸，可触及到第11胸椎棘突，其下旁开1.5寸处取脾俞。

【解剖】皮肤→皮下组织→背阔肌→下后锯肌→竖脊肌。浅层布有第十一、十二胸神经后支的皮支和伴行的动、静脉。深层有第十一、十二胸神经后支的肌支和相应的肋间、肋下动、静脉的分支或属支。

【主治】①胃痛，腹痛，腹胀，黄疸，呕吐，泄泻，痢疾，便血，水肿；②背痛。

【应用】现代常用于治疗胃溃疡、胃炎、胃痉挛、神经性呕吐、肠炎等。

胃俞（Wèishū）　胃的背俞穴

【定位】第 12 胸椎棘突下，旁开 1.5 寸（图 3-1-7）。

【取法】先触及肩胛骨下角，推摸及与其相平的第 7 胸椎棘突，从第 7 胸椎棘突依次向下推摸，可触及到第 12 胸椎棘突，其下旁开 1.5 寸处取胃俞。

【解剖】皮肤→皮下组织→胸腰筋膜浅层和背阔肌腱膜→竖脊肌。浅层布有第十二胸神经和第一腰神经后支的皮支和伴行的动、静脉。深层有第十二胸神经和第一腰神经后支的肌支和相应的动、静脉的分支或属支。

【主治】①胃脘痛，呕吐，腹胀，肠鸣，完谷不化；②胸胁痛。

【应用】现代常用于治疗胃溃疡、胃炎、胰腺炎、肠炎等。

三焦俞（Sānjiāoshū）　三焦的背俞穴

【定位】第 1 腰椎棘突下，旁开 1.5 寸（图 3-1-7）。

【取法】患者俯卧位，在腰部先定两髂嵴最高点，其连线中点为第 4 腰椎棘突，在其上依次可推摸到第 1 腰椎棘突，其下旁开 1.5 寸处取三焦俞。

【解剖】皮肤→皮下组织→背阔肌腱膜和胸腰筋膜浅层→竖脊肌。浅层布有第一、第二腰神经后支的皮支及伴行的动、静脉。深层有第一、第二腰神经后支的肌支及相应腰动、静脉背侧支分支或属支。

【主治】①肠鸣，腹胀，呕吐，泄泻，痢疾；②小便不利，水肿；③腰背强痛。

【应用】现代常用于治疗肾炎、尿潴留、胃炎、胃痉挛等。

肾俞（Shènshū） 肾的背俞穴

【定位】第 2 腰椎棘突下，旁开 1.5 寸（图 3-1-7）。

【取法】患者俯卧位，在腰部先定两髂嵴最高点，其连线中点为第 4 腰椎棘突，在其上依次可推摸到第 2 腰椎棘突，其下旁开 1.5 寸处取肾俞。

【解剖】皮肤→皮下组织→背阔肌腱膜和胸腰筋膜浅层→竖脊肌。浅层布有第二、第三腰神经后支的皮支及伴行动、静脉。深层有第二、第三腰神经后支的肌支和相应腰动、静脉背侧支分支或属支。

【主治】①遗尿，水肿，小便不利；②月经不调，带下，遗精，阳痿，早泄，不孕，不育；③头晕，耳鸣，耳聋；④腰痛。

【应用】现代常用于治疗肾炎、肾绞痛、性功能障碍、月经不调、腰部软组织损伤等。

大肠俞（Dàchángshū） 大肠的背俞穴

【定位】第 4 腰椎棘突下，后正中线旁开 1.5 寸（图 3-1-7）。

【取法】患者俯卧位，在腰部先定两髂嵴最高点，其连线中点为第 4 腰椎棘突，其下旁开 1.5 寸处取大肠俞。

【解剖】皮肤→皮下组织→背阔肌腱膜和胸腰筋膜浅层→竖脊肌。浅层有第四、第五腰神经后支的皮支及伴行动、静脉。深层有第四、第五腰神经后支的肌支和有关动、静脉的分支或属支。

【主治】①腹胀，肠鸣，泄泻，便秘；②腰痛。

【应用】现代常用于治疗肠炎、痢疾、痔疮、阑尾炎、坐骨神经痛等。

小肠俞（Xiǎochángshū） 小肠的背俞穴

【定位】第 1 骶椎棘突下，后正中线旁开 1.5 寸，约平第 1 骶后孔（图 3-1-7）。

【取法】患者俯卧位，先在髂嵴最高点向下方骶角两侧循摸到髂后上棘，髂后上棘与背正中线之间为第 1 骶后孔，其凹陷处旁开 1.5 寸取小肠俞。

51

【解剖】皮肤→皮下组织→臀大肌内侧缘→竖脊肌肌腱。浅层布有臀中皮神经。深层布有臀下神经的属支和相应脊神经后支的肌支。

【主治】①腹痛，痔疾；②泄泻，痢疾；③遗尿，血尿；④遗精，疝气；带下；⑤腰骶痛。

【应用】现代常用于治疗肠炎、痢疾、盆腔炎、骶髂关节炎等。

膀胱俞（Pángguāngshū） 膀胱的背俞穴

【定位】第2骶椎棘突下，后正中线旁开1.5寸，约平第2骶后孔（图3-1-7）。

【取法】患者俯卧位，在髂后上棘内下方第2骶后孔的凹陷处旁开1.5寸取小肠俞。

【解剖】皮肤→皮下组织→臀大肌→竖脊肌肌腱。浅层布有臀中皮神经。深层有臀下神经的属支和相应脊神经后支的肌支。

【主治】①小便不利，遗尿；②泄泻，便秘；③腰脊强痛。

【应用】现代常用于治疗坐骨神经痛、膀胱炎、痢疾等。

次髎（Cìliáo）

【定位】第2骶后孔中，约当髂后上棘与后正中线的中点（图3-1-7）。

【取法】在髂后上棘内下方第2骶后孔的凹陷处取次髎。

【解剖】皮肤→皮下组织→竖脊肌→第二骶后孔。浅层布有臀中皮神经。深层有第二骶神经和骶外侧动、静脉的后支。

【主治】①小便不利；②月经不调，痛经，带下；③遗精，疝气；④腰骶痛，下肢痿痹。

【应用】现代常用于治疗腰骶神经痛、腰骶关节炎、子宫内膜炎、盆腔炎、性功能障碍、泌尿系感染等。

承扶（Chéngfú）

【定位】臀横纹中央（图3-1-7）。

【取法】患者俯卧位，臀横纹正中取承扶。

【解剖】皮肤→皮下组织→臀大肌→股二头肌长头及半腱肌。浅层布有股后皮神经及臀下皮神经的分支。深层有股后皮神经本干，坐骨神经及并行动、静脉。

【主治】①腰、骶、臀、股部疼痛；②痔疾。

【应用】现代常用于治疗坐骨神经痛、腰骶神经根炎、下肢瘫痪、痔疮等。

委阳（Wěiyáng） 三焦下合穴

【定位】腘横纹外端，股二头肌腱内缘（图3-1-7）。

【取法】微屈膝，腘横纹外侧端，股二头肌腱内侧取委阳。

【解剖】皮肤→皮下组织→股二头肌→腓肠肌外侧头→腘肌起始腱和腘肌。浅层有股后皮神经。深层有腓总神经和腓肠外侧皮神经。

【主治】①腹满；②小便不利；③腰脊强痛，下肢挛痛。

【应用】现代常用于治疗腰肌劳损、腓肠肌痉挛、泌尿系感染等。

委中（Wěizhōng）   合穴；膀胱下合穴

【定位】腘横纹中央（图3-1-7）。

【取法】在腘横纹中点，当腘窝中央处取委中。

【解剖】皮肤→皮下组织→腓肠肌内、外侧头。浅层布有股后皮神经和小隐静脉。深层有胫神经，腘动、静脉和腓肠动脉等。

【主治】①腰痛，下肢痿痹；②小便不利，遗尿；③腹痛，吐泻；④丹毒；⑤中风半身不遂。

【应用】现代常用于治疗急性胃肠炎、中暑、腰背痛、急性腰扭伤等。

膏肓（Gāohuāng）

【定位】第4胸椎棘突下，旁开3寸（图3-1-7）。

【取法】患者俯伏位，低头定取第7颈椎棘突，从第7颈椎棘突依次向下推摸，可触及第4胸椎棘突，其下旁开3寸处取膏肓。

【解剖】皮肤→皮下组织→斜方肌→菱形肌→竖脊肌。浅层布有第四、五胸神经后支的皮支和伴行的动、静脉。深层有肩胛背神经，肩胛背动、静脉，第四、五胸神经后支的肌支和相应的肋间后动、静脉背侧支的分支或属支。

【主治】①咳嗽，气喘，吐血，盗汗，肺痨；②肩胛痛；③遗精；④健忘；⑤完谷不化。

【应用】现代常用于治疗支气管炎、支气管哮喘、乳腺炎、各种慢性虚损性疾病等。

志室（Zhìshì）

【定位】第2腰椎棘突下，旁开3寸（图3-1-7）。

【取法】患者俯卧位，在腰部先定两髂嵴最高点，其连线中点为第4腰椎棘突，在其上依次可推摸到第2腰椎棘突，其下旁开3寸处取志室。

【解剖】皮肤→皮下组织→背阔肌腱膜→竖脊肌→腰方肌。浅层布有第一、第二腰神经后支的外侧皮支和伴行的动、静脉。深层有第一、第二腰神经后支的肌支和相应的腰背动、静脉背侧支的分支或属支。

【主治】①小便不利，水肿；②遗精，阳痿，阴痛；③腰脊强痛。

【应用】现代常用于治疗膀胱炎、尿道炎、性功能障碍、肾炎等。

秩边（Zhìbiān）

【定位】平第4骶后孔，骶正中嵴旁开3寸（图3-1-7）。

【取法】由第3骶后孔向内下循摸及第4骶后孔，旁开3寸处取秩边。

【解剖】皮肤→皮下组织→臀大肌→臀中肌→臀小肌。浅层布有臀中皮神经和臀下皮神经。深层有臀上、下动脉，臀上、下静脉，臀上、下神经。

【主治】①小便不利；②阴痛；③便秘，痔疾；④腰骶痛，下肢痿痹。

【应用】现代常用于治疗中风偏瘫、坐骨神经痛、急性腰扭伤、梨状肌综合征等。

承山（Chéngshān）

【定位】腓肠肌两肌腹之间凹陷的顶端（图3-1-7）。

【取法】在小腿后面正中，当伸直小腿或足跟上提时于腓肠肌肌腹下出现的尖角凹陷处取承山。

【解剖】皮肤→皮下组织→腓肠肌→比目鱼肌。浅层布有小隐静脉和腓肠内侧皮神经。深层有胫神经和胫后动、静脉。

【主治】①痔疾，便秘；②腰腿拘急、疼痛，脚气；③疝气。

【应用】现代常用于治疗坐骨神经痛、腓肠肌痉挛、痔疮、脱肛等。

飞扬（Fēiyáng）　络穴

【定位】昆仑穴直上7寸，承山穴外下方1寸处（图3-1-7）。

【取法】委中与昆仑水平连线之中点再往外下方1寸处，直对昆仑穴取飞扬。

【解剖】皮肤→皮下组织→小腿三头肌→拇长屈肌。浅层布有腓肠外侧皮神经。深层有胫神经和胫后动、静脉。

【主治】①头痛，目眩，衄血；②腰腿疼痛；③痔疾。

【应用】现代常用于治疗风湿性关节炎、肾炎、膀胱炎、痔疮、下肢瘫痪等。

昆仑（Kūnlún）　经穴

【定位】外踝高点与跟腱之间凹陷中（图3-1-7）。

【取法】在跟腱与外踝高点连线的中点处取昆仑。

【解剖】皮肤→皮下组织→跟腱前方的疏松结缔组织中。浅层布有腓肠神经和小隐静脉。深层有腓动、静脉的分支和属支。

【主治】①头痛，项强，目眩，鼻衄；②腰骶疼痛，脚跟肿痛；③小儿惊风，癫痫；④难产。

【应用】现代常用于治疗坐骨神经痛、踝关节炎、神经性头痛等。

申脉（Shēnmài）　八脉交会穴；通于阳跷脉

【定位】外踝直下方凹陷中（图 3-1-7）。

【取法】当外踝正下方凹陷中取申脉。

【解剖】皮肤→皮下组织→腓骨长肌腱→腓骨短肌腱→距跟外侧韧带。布有小隐静脉、腓肠神经的分支和外踝前动、静脉。

【主治】①头痛，眩晕，目赤痛；②癫狂痫，失眠；③项强，腰腿酸痛，足内翻。

【应用】现代常用于治疗踝关节扭伤、内耳眩晕、癫痫、精神分裂症等。

束骨（Shùgǔ）　输穴

【定位】第 5 跖趾关节的后方，赤白肉际处（图 3-1-7）。

【取法】当第 5 跖趾关节后下方，赤白肉际处取束骨。

【解剖】皮肤→皮下组织→小趾展肌→小趾对跖肌腱→小趾短屈肌。浅层布有足背外侧皮神经，足背静脉弓的属支。深层有趾足底固有神经和趾底固有动、静脉。

【主治】①头痛，目翳；②癫痫；③项强，腰腿痛。

【应用】现代常用于治疗高血压、神经性头痛、腓肠肌痉挛等。

至阴（Zhìyīn）　井穴

【定位】足小趾外侧，趾甲角旁约 0.1 寸（图 3-1-7）。

【取法】当足小趾外侧趾甲角旁（沿角平分线方向）0.1 寸处取至阴。

【解剖】皮肤→皮下组织→甲根。布有足背外侧皮神经的趾背神经和趾背动、静脉网。

【主治】①头痛，目痛，鼻塞，鼻衄；②胎位不正，胞衣不下，难产。

【应用】现代常用于治疗胎位不正、神经性头痛等。

足太阳膀胱经常用腧穴总图：

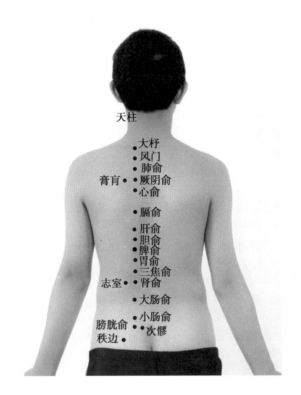

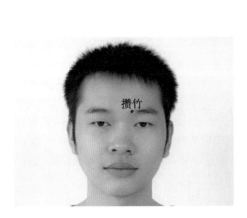

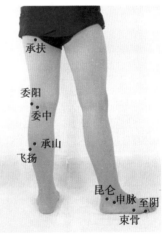

图 3-1-7　足太阳膀胱经常用腧穴

本经常用穴主治概要

部位	穴名	主治特点
头项部	攒竹	头痛、目赤肿痛
	天柱	头痛、项强、鼻塞
胸背部	大杼	咳嗽、发热、项强、肩背痛
	风门	伤风、咳嗽、项强、胸背痛
	肺俞	咳嗽、气喘、吐血、骨蒸、鼻塞
	厥阴俞	咳嗽、心痛
	膏肓	咳嗽，气喘，肺痨，健忘，遗精
	心俞	咳嗽、吐血、心痛、心悸、健忘、癫痫
	膈俞	咳嗽、吐血、呕吐
	肝俞	胁痛、吐血、目眩、背痛
	胆俞	胁痛、黄疸、癫狂痫
	脾俞	腹胀、泄泻、痢疾、黄疸
	胃俞	胃脘痛、呕吐、肠鸣
腰臀部	三焦俞	肠鸣、腹胀、呕吐、腰背强痛
	肾俞	遗尿、遗精、阳痿、月经不调、腰腿痛、水肿
	志室	遗精、小便不利，腰脊强痛
	大肠俞	腹胀、泄泻、便秘、腰痛
	小肠俞	腹痛、泄泻、遗尿
	膀胱俞	遗尿、腰脊强痛
	秩边	小便不利、痔疾、腰骶痛
	次髎	月经不调、带下、小便不利、遗精、腰痛、
大腿部	承扶	腰骶臀股部疼痛
腘窝部	委阳	腹满，小便不利、腿足挛痛
	委中	小便不利，遗尿，腰痛，下肢痿痹，腹痛，吐泻
小腿部	承山	痔疾、便秘、腰腿拘急疼痛
	飞扬	头痛、目眩、腰腿疼痛
踝部	昆仑	头痛，项强，目眩，腰痛，难产、癫痫

部位	穴名	主治特点
足部	申脉	目赤、失眠、头痛、眩晕、腰腿酸痛、癫狂痫
	束骨	头痛、项强、目眩、腰腿痛、癫狂
	至阴	头痛、目痛、鼻塞、鼻衄、胎位不正，难产

八、足少阴肾经穴

本经腧穴概要（加"◎"符号为特定穴）

- ● 经穴总数：27 个
- ● 起始穴：涌泉
- ● 终止穴：俞府
- ● 五输穴：
  - ◎ 井穴：涌泉
  - ◎ 荥穴：然谷
  - ◎ 输穴：太溪
  - ◎ 经穴：复溜
  - ◎ 合穴：阴谷
- ● 原穴
  - ◎ 太溪

- ● 络穴
  - ◎ 大钟
- ● 郄穴
  - ◎ 水泉
- ● 八脉交会穴
  - ◎ 照海，通于阴跷脉
- ● 背俞穴
  - ◎ 肾俞
- ● 募穴
  - ◎ 京门

本经重点穴

涌泉 然谷 太溪 大钟 照海 复溜 阴谷 肓俞

涌泉（Yǒngquán） 井穴

【定位】在足底部，约当第 2、3 趾趾缝纹头端与足跟连线的前 1/3 与后 2/3 交点上。卷足时足前部凹陷处（图 3-1-8）。

【取法】患者仰卧位，在足底部，约当 2、3 趾趾缝纹端与足跟连线的前 1/3 与后 2/3 交点凹陷处取涌泉。

【解剖】皮肤→皮下组织→足底腱膜（跖腱膜）→第二趾足底总神经→

第二蚓状肌。浅层布有足底内侧神经的分支。深层有第二趾足底总神经和第二趾足底总动、静脉。

【主治】①头痛，头昏，目眩，咽喉肿痛，失音；②小儿惊风，癫狂，昏厥，失眠；③小便不利，便秘；④足心热。

【应用】现代常用于治疗休克、高血压、失眠、癔病、癫痫、小儿惊风、神经性头痛、遗尿、尿潴留等。

然谷（Rángǔ）　荥穴

【定位】足舟骨粗隆下方赤白肉际处（图3-1-8）。

【取法】患者仰卧位，在足内踝前下方可触及舟骨粗隆的隆起，其下方赤白肉际处取然谷。

【解剖】皮肤→皮下组织→踇展肌→趾长屈肌腱。浅层布有隐神经的小腿内侧皮支。足底内侧神经皮支和足背静脉网的属支。深层有足底内侧神经和足底内侧动、静脉。

【主治】①月经不调，带下，阴挺，阴痒，遗精；②消渴；③泄泻；④咳血，咽喉肿痛；⑤小便不利，小儿脐风，口噤。

【应用】现代常用于治疗咽喉炎、膀胱炎、尿道炎、月经不调等。

太溪（Tàixī）　输穴；原穴

【定位】内踝高点与跟腱之间凹陷中（图3-1-8）。

【取法】当内踝高点与跟腱之间的凹陷处取太溪。

【解剖】皮肤→皮下组织→胫骨后肌腱、趾长屈肌腱与跟腱、跖肌腱之间→踇长屈肌。浅层布有隐神经的小腿内侧皮支，大隐静脉的属支。深层有胫神经和胫后动、静脉。

【主治】①小便频数；②月经不调，遗精，阳痿；③耳鸣、耳聋；④腰痛；⑤咳血，气喘，咽喉肿痛；⑥便秘，消渴，失眠，齿痛。

【应用】现代常用于治疗肾炎、膀胱炎、月经不调、遗精、遗尿、牙龈炎、踝关节扭伤等。

大钟（Dàzhōng）　络穴

【定位】在足内侧内踝后下方，当跟腱附着部的内侧前方凹陷中（图3-1-8）。

【取法】太溪下0.5寸稍许，当跟腱附着部内侧前缘处取大钟。

【解剖】皮肤→皮下组织→跖肌腱和跟腱的前方→跟骨。浅层布有隐神经的小腿内侧皮支大隐静脉的属支。深层有胫后动脉的内踝支和跟支构成的动脉网。

【主治】①癃闭，遗尿，便秘；②咳血，气喘；③痴呆；④腰脊强痛，足跟痛。

【应用】现代常用于治疗尿潴留、神经衰弱、哮喘等。

照海（Zhàohǎi）　八脉交会穴（通于阴跷脉）

【定位】内踝下缘凹陷中（图3-1-8）。

【取法】直对内踝高点，内踝下缘凹陷处取照海。

【解剖】皮肤→皮下组织→胫骨后肌腱。浅层布有隐神经的小腿内侧皮支、大隐静脉的属支。深层有跗内侧动、静脉的分支或属支。

【主治】①月经不调，痛经，带下，阴挺；②小便频数，癃闭，便秘；③咽喉干痛；④失眠，癫痫。

【应用】现代常用于治疗尿道炎、肾炎、神经衰弱、癫痫、月经不调、功能性子宫出血等。

复溜（Fùliū）经穴

【定位】太溪穴上2寸（图3-1-8）。

【取法】当太溪上2寸，跟腱前缘取复溜。

【解剖】皮肤→皮下组织→跖肌腱和跟腱前方→踇长屈肌。浅层布有隐神经的小腿内侧皮支、大隐静脉的属支。深层有胫神经和胫后动、静脉。

【主治】①腹胀，泄泻，肠鸣，水肿；②盗汗，热病汗不出；③腰脊强痛，腿肿，下肢痿痹。

【应用】现代常用于治疗肾炎、睾丸炎、尿路感染等。

阴谷 （Yīngǔ） 合穴

【定位】屈膝，腘窝内侧，当半腱肌腱与半膜肌腱之间（图3-1-8）。

【取法】患者屈膝，在腘横纹内侧端，可触摸到半腱肌腱与半膜肌腱，两肌腱之间取阴谷。

【解剖】皮肤→皮下组织→半膜肌腱与半腱肌腱之间→腓肠肌内侧头。浅层布有股后皮神经和皮下静脉。深层有膝上内侧动、静脉的分支或属支。

【主治】①阳痿，疝气，崩漏；②小便不利；③膝腘酸痛。

【应用】现代常用于治疗泌尿系感染、阳痿、膝关节炎等。

肓俞 （Huāngshū）

【定位】脐旁0.5寸（图3-1-8）。

【取法】患者仰卧位，当脐中旁开0.5寸取肓俞。

【解剖】皮肤→皮下组织→腹直肌鞘前壁→腹直肌。浅层布有脐周皮下静脉网，第九、十、十一胸神经前支的前皮支及伴行的动、静脉。深层有腹壁上、下动、静脉吻合形成的动、静脉网，第九、十、十一胸神经前支的肌支和相应的肋间动、静脉。

【主治】①腹痛，腹胀，呕吐，便秘，泄泻；②月经不调，疝气。

【应用】现代常用于治疗肠炎、便秘等。

足少阴肾经常用腧穴总图：

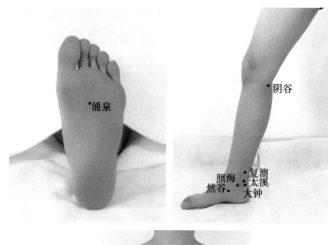

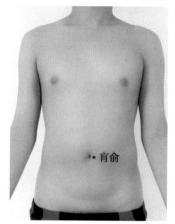

图 3-1-8　足少阴肾经常用腧穴

本经常用穴主治概要

部位	穴名	主治特点
足底部	涌泉	巅顶痛，眩晕，癫狂，便秘，咽喉肿痛，足心热
足部	然谷	月经不调，消渴，咽喉肿痛
	太溪	月经不调，遗精，消渴，腰痛，内踝扭伤
	大钟	癃闭，便秘，咳血，痴呆，足跟痛
	照海	痫证，痛经，带下，咽喉干痛
小腿部	复溜	热病无汗或汗出不止，水肿，下肢痿痹
腘窝部	阴谷	阳痿，癫狂，膝股痛
腹部	肓俞	腹痛，腹胀，呕吐，泄泻，便秘，疝气，腰脊痛

九、手厥阴心包经穴

本经腧穴概要（加"◎"符号为特定穴）

● 经穴总数：9 个	● 络穴
● 起始穴：天池	◎ 内关
● 终止穴：中冲	● 郄穴
● 五输穴	◎ 郄门
◎ 井穴：中冲	● 八脉交会穴
◎ 荥穴：劳宫	◎ 内关，通于阴维脉
◎ 输穴：大陵	● 背俞穴
◎ 经穴：间使	◎ 厥阴俞
◎ 合穴：曲泽	● 募穴
● 原穴	◎ 膻中
◎ 大陵	

本经重点穴

天池　曲泽　郄门　间使　内关　大陵　劳宫　中冲

天池（Tiānchí）

【定位】正坐或仰卧位。在胸部，乳头外侧 1 寸，当第 4 肋间隙中（图 3-1-9）。

【取法】患者仰靠坐位或仰卧位，于乳头外侧旁开 1 寸，平第 4 肋间隙处取天池。

【解剖】皮肤→皮下组织→胸大肌→胸小肌。浅层分布着第四肋间神经外侧皮支，胸腹壁静脉的属支（女性除有上述结构外，皮下组织内还有乳腺等组织）。深层有胸内、外侧神经，胸外侧动、静脉的分支或属支。

【主治】①咳嗽，气喘，胸胁疼痛；②乳痈。

【应用】现代常用于治疗乳腺炎、心绞痛等。

曲泽（Qǔzé）　合穴

【定位】正坐或仰卧位，微屈肘。在肘横纹中，当肱二头肌腱尺侧缘（图 3-1-9）。

【取法】患者仰掌，肘部微弯曲，于肘横纹上，肱二头肌腱的尺侧缘取曲泽。

【解剖】皮肤→皮下组织→正中神经→肱肌。浅层有肘正中静脉、前臂内侧皮神经等结构。深层有肱动、静脉，尺侧返动、静脉的掌侧支与尺侧下副动、静脉前支构成的动、静脉网，正中神经的本干。

【主治】①心痛，心悸；②胃痛，呕吐，泄泻；③热病，中暑，瘾疹；④肘臂挛痛。

【应用】现代常用于治疗急性胃肠炎、中暑等。

郄门（Xìmén）　郄穴

【定位】正坐或仰卧位，仰掌。在前臂掌侧，当曲泽与大陵的连线上，腕横纹上 5 寸（图 3-1-9）。

【取法】将曲泽与大陵的连线等分，再将等分点与大陵连线分成 6 份，于连线的上 1/6 与下 5/6 交点处（腕横纹上 5 寸）取郄门。

【解剖】皮肤→皮下组织→桡侧腕屈肌腱与掌长肌腱之间→指浅屈肌→指深屈肌→前臂骨间膜。浅层分布有前臂外侧皮神经，前臂内侧皮神经分支和前臂正中静脉。深层有正中神经。正中神经伴行动、静脉，骨间前动脉、神经等结构。

【主治】①心悸，心烦，心痛；②呕血，咯血，衄血；③癫痫。

【应用】现代常用于治疗风湿性心脏病、心肌炎、癔病、消化道出血等。

间使（Jiānshǐ）　经穴

【定位】正坐或仰卧位，仰掌。腕横纹上 3 寸，掌长肌腱与桡侧腕屈肌腱之间（图 3-1-9）。

【取法】将曲泽与大陵的连线等分，在等分点与大陵连线的中点处（腕横纹上 3 寸）取间使。

【解剖】皮肤→皮下组织→桡侧腕屈肌腱与掌长肌腱之间→指浅屈肌→指深屈肌→旋前方肌→前臂骨间膜。浅层分布有前臂内、外侧皮神经分支和前臂正中静脉。深层分布有正中神经。正中神经伴行动、静脉，骨间前动脉、神经等结构。

【主治】①心痛，心悸；②胃痛，呕吐；③热病，疟疾；④癫狂痫。

【应用】现代常用于治疗心绞痛、心肌炎、癫痫、癔病、疟疾等。

内关（Nèiguān）　络穴；八脉交会穴之一，通阴维脉

【定位】正坐或仰卧位，仰掌。腕横纹上 2 寸，掌长肌腱与桡侧腕屈肌腱之间（图 3-1-9）。

【取法】在间使与大陵连线的上 1/3 与下 2/3 交点处（腕横纹上 2 寸）取内关。

【解剖】皮肤→皮下组织→桡侧腕屈肌腱与掌长肌腱之间→指浅屈肌→指深屈肌→旋前方肌。浅层分布着前臂内侧皮神经，前臂外侧皮神经的分支和前臂正中静脉。深层在指浅屈肌、拇长屈肌和指深屈肌三者之间有正中神经伴行动、静脉。在前臂骨间膜的前方有骨间前动、静脉和骨间前神经。

【主治】①心悸，心痛，胸胁痛；②胃痛，呕吐，呃逆；③中风，眩晕；④失眠，癫狂痫，郁证；⑤热病，疟疾；⑥上肢痹痛。

【应用】现代常用于治疗心绞痛、心肌炎、心律不齐、胃炎、癔病等。

大陵（Dàlíng）　输穴；原穴

【定位】正坐或仰卧位，仰掌。在腕横纹中点，当掌长肌腱与桡侧腕屈肌腱之间（图 3-1-9）。

【取法】患者伸臂仰掌，于腕部腕掌横纹中点处取大陵。

【解剖】皮肤→皮下组织→掌长肌腱与桡侧腕屈肌腱之间→拇长屈肌腱与指浅屈肌腱→指深屈肌腱→桡腕关节前方。浅层分布有前臂内、外侧皮神经，正中神经掌支，腕掌侧静脉网。深层，在掌长肌与桡侧腕屈肌之间的深面可能刺中正中神经。

【主治】①心悸，心痛；②胃痛，呕吐；③癫狂痫；④疮疡；⑤腕臂痛，腕下垂。

【应用】现代常用于治疗心肌炎、神经衰弱、腕关节及周围软组织疾患等。

劳宫（Láogōng） 荥穴

【定位】正坐或仰卧位，仰掌。在掌心，当第2、3掌骨之间，握拳时中指尖处是穴（图3-1-9）。

【取法】患者仰掌，手部第2、3掌骨之间偏于第3掌骨，握拳屈指时中指尖处取劳宫。

【解剖】皮肤→皮下组织→掌腱膜→分别在桡侧两根指浅、深屈肌腱之间→第二蚓状肌桡侧→第一骨间掌侧肌和第二骨间背侧肌。浅层分布有正中神经的掌支和手掌侧静脉网。深层有指掌侧总动脉，正中神经的指掌侧固有神经。

【主治】①中风昏迷，中暑；②心烦，心痛；③癫狂痫；④口疮，口臭。

【应用】现代常用于治疗昏迷、中暑、癔病、口腔炎等。

中冲（Zhōngchōng） 井穴

【定位】正坐或仰卧位。在手中指尖端中央（图3-1-9）。

【取法】微握拳，距中指中央指甲游离缘0.1寸处取中冲。

【解剖】皮肤→皮下组织。分布有正中神经的指掌侧固有神经末梢，指掌侧动、静脉的动、静脉网。皮下组织内富含纤维束，纤维束外连皮肤，内连远节指骨骨膜。

【主治】①中风昏迷，中暑，昏厥，小儿惊风；②热病；③心痛，舌下肿痛。

【应用】现代常用于治疗昏迷、中暑、心绞痛等。

手厥阴心包经常用腧穴总图：

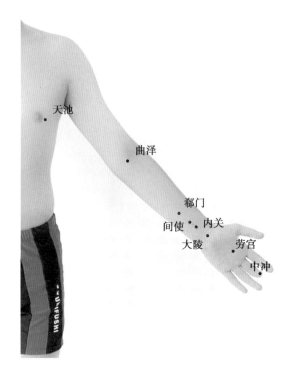

图 3-1-9 手厥阴心包经常用腧穴

本经常用穴主治概要

部位	穴名	主治特点
胸部	天池	胸闷，瘰疬
肘部	曲泽	心痛，胃痛，呕吐，热病
前臂部	郄门	心痛，心悸，呕血
	间使	心痛，呕吐，癫狂痫，疟疾
	内关	心痛，心悸，胸闷，呕吐，癫痫，热病
腕部	大陵	心痛，呕吐，癫狂，疮疡
手部	劳宫	心痛，癫狂痫，口疮
	中冲	心痛，昏迷，热病

十、手少阳三焦经穴

本经腧穴概要（加"◎"符号为特定穴）

● 经穴总数：23 个	● 络穴
● 起始穴：关冲	◎ 外关
● 终止穴：丝竹空	● 郄穴
● 五输穴	◎ 会宗
◎ 井穴：关冲	● 八脉交会穴
◎ 荥穴：液门	◎ 外关，通于阳维脉
◎ 输穴：中渚	● 背俞穴
◎ 经穴：支沟	◎ 三焦俞
◎ 合穴：天井	● 募穴
● 原穴	◎ 石门
◎ 阳池	

本经重点穴

关冲　中渚　外关　支沟　肩髎　翳风　耳门　丝竹空

关冲（Guānchōng）　井穴

【定位】正坐或仰卧位，俯掌。在无名指尺侧指甲根角旁 0.1 寸（图 3-1-10）。

【取法】患者正坐，俯掌，在无名指尺侧指甲根角侧上方（沿角平分线方向）0.1 寸取关冲。

【解剖】皮肤→皮下组织→指甲根。皮下组织内有尺神经指掌侧固有神经指背支的分支，指掌侧固有动、静脉指背支的动、静脉网。

【主治】①热病，中暑，昏厥；②头痛，目赤，耳鸣，耳聋，咽喉肿痛。

【应用】现代常用于治疗热病、中暑、耳聋、头痛等。

中渚（Zhōngzhǔ）　输穴

【定位】正坐或仰卧位，俯掌。在手背部，第 4、5 掌骨小头后缘之间凹陷处，当液门穴后 1 寸（图 3-1-10）。

【取法】微握拳，在手背部的第 4、5 掌指关节之间的后方凹陷处取中渚。

【解剖】皮肤→皮下组织→第四骨肌背侧肌。浅层布有尺神经的指背神经，手背静脉网的尺侧部。深层有第四掌背动脉等结构。

【主治】①头痛，目赤，耳聋，耳鸣，咽喉肿痛；②热病；③肩背肘臂痛，手指屈伸不利。

【应用】现代常用于治疗头痛、神经性耳聋、梅尼埃综合征、眶上神经痛、肩周围炎、急慢性腰痛等。

外关（Wàiguān）　　络穴；八脉交会穴（通于阳维脉）

【定位】正坐或仰卧位，俯掌。在前臂背侧，当阳池与肘尖的连线上，腕背横纹上 2 寸，尺骨与桡骨之间（图 3-1-10）。

【取法】将指伸肌腱的尺侧缘凹陷处（腕背横纹）的阳池与肘尖（尺骨鹰嘴）的连线上取中点，再将该中点到腕背横纹之间分为 3 等份，每 1 份为 2 寸。于下 1/3 与上 2/3 的尺骨与桡骨之间取外关。

【解剖】皮肤→皮下组织→小指伸肌和指伸肌→拇长伸肌和食指伸肌。浅层布有前臂后皮神经，头静脉和贵要静脉的属支。深层有骨间后动、静脉和骨间后神经。

【主治】①热病；②头痛，目赤肿痛，耳鸣，耳聋；③胸胁痛；④上肢痿痹不遂；⑤瘰疬。

【应用】临床常用于治疗偏头痛、高热、神经性耳聋、肋间神经痛、落枕、急性腰扭伤等。

支沟（Zhīgōu）　　经穴

【定位】正坐或仰卧位，俯掌。在前臂背侧，当阳池与肘尖的连线上，腕背横纹上 3 寸，尺骨与桡骨之间（图 3-1-10）。

【取法】取阳池与肘尖连线的中点，从该点到腕背横纹连线中点的尺骨与桡骨之间取支沟。

【解剖】皮肤→皮下组织→小指伸肌→拇长伸肌→前臂骨间膜。浅层分布有前臂后皮神经，头静脉和贵要静脉的属支。深层有骨间后动、静脉和骨间后神经。

【主治】①便秘；②胁肋痛；③耳聋，耳鸣，暴喑；④热病。

【应用】临床常用于治疗习惯性便秘、肋间神经痛、急性腰扭伤等。

肩髎（Jiānliáo）

【定位】正坐或侧卧、俯卧位。在肩部，肩峰后下方，上臂外展时，当肩髃穴后寸许凹陷中（图3-1-10）。

【取法】患者上臂外展，先找到肩峰，于肩峰后下方的凹陷中（或肩髃穴后约1寸，手阳明经）取肩髎。

【解剖】皮肤→皮下组织→肱三头肌→小圆肌→大圆肌→背阔肌腱。浅层分布着锁骨上外侧神经。深层有腋神经和旋肱后动、静脉。

【主治】肩臂痛，上肢不遂。

【应用】现代常用于治疗肩关节周围炎、中风偏瘫等。

翳风（Yìfēng）

【定位】正坐，侧伏或侧卧位。在耳垂后方，当乳突前下方与下颌角之间的凹陷处（图3-1-10）。

【取法】患者正坐，头微侧转，耳垂的后方，当乳突和下颌角之间凹陷处取翳风。

【解剖】皮肤→皮下组织→腮腺。浅层分布有耳大神经和颈外静脉的属支。深层有颈外动脉的分支、耳后动脉、面神经等。

【主治】①耳鸣，耳聋，聤耳；②口眼㖞斜，牙关紧闭，齿痛，痄腮；③瘰疬。

【应用】现代常用于治疗面神经麻痹、腮腺炎、神经性耳聋、三叉神经痛等。

耳门（ěrmén）

【定位】正坐，侧伏或侧卧位。在面部，当耳屏上切迹前，下颌骨髁状突后缘，张口有凹陷处（图 3-1-10）。

【取法】患者侧坐，在耳前屏上切迹的前方，下颌骨髁突后缘凹陷处取耳门。

【解剖】皮肤→皮下组织→腮腺。分布着耳颞神经，颞浅动、静脉耳前支，面神经颞支。

【主治】①耳鸣，耳聋，聤耳；②齿痛。

【应用】现代常用于治疗中耳炎、下颌关节炎等。

丝竹空（Sīzhúkōng）

【定位】正坐或仰卧位。在面部，当眉梢的凹陷处（图 3-1-10）。

【取法】患者正坐，当眉梢外侧的凹陷处取丝竹空。

【解剖】皮肤→皮下组织→眼轮匝肌。分布有眶上神经，颧面神经、面神经颞支和颧支，颞浅动、静脉的额支。

【主治】①目赤肿痛，目眩，眼睑𥇕动；②头痛，齿痛；③癫痫。

【应用】现代常用于治疗面神经麻痹、面肌痉挛、结膜炎等。

手少阳三焦经常用腧穴总图：

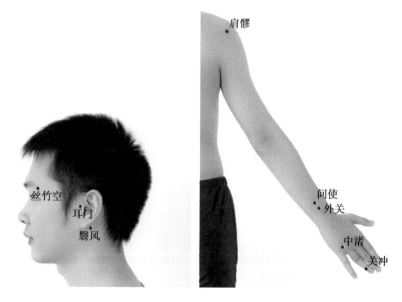

图 3-1-10　手少阳三焦经常用腧穴

本经常用穴主治概要

部位	穴名	主治特点
手部	关冲	热病，昏厥，五官病
	中渚	五官病，热病，肘臂肩背痛，手指屈伸不利
前臂部	外关	上肢痿痹，头面五官病，胸胁痛
	支沟	热病，便秘，耳聋耳鸣
肩背部	肩髎	颈肩臂强痛
头面部	翳风	耳聋，耳鸣，聤耳，牙关紧闭
	耳门	耳聋，耳鸣，聤耳
	丝竹空	头痛，眼病，癫狂病

十一、足少阳胆经穴

本经腧穴概要（加"◎"符号为特定穴）

- 经穴总数：44 个
- 起始穴：瞳子髎
- 终止穴：足临泣
- 五输穴
  - ◎ 井穴：足窍阴
  - ◎ 荥穴：侠溪
  - ◎ 输穴：足临泣
  - ◎ 经穴：阳辅
  - ◎ 合穴：阳陵泉
- 原穴
  - ◎ 丘墟
- 络穴
  - ◎ 光明
- 本经郄穴
  - ◎ 外丘

- 阳维脉郄穴
  - ◎ 阳交（属足少阳经）
- 八脉交会穴
  - ◎ 足临泣，通于带脉
- 背俞穴
  - ◎ 胆俞
- 募穴
  - ◎ 日月（胆募）
- 八会穴
  - ◎ 悬钟（髓会）
  - ◎ 阳陵泉（筋会）
- 下合穴
  - ◎ 阳陵泉（胆腑下合穴）

本经重点穴

瞳子髎 听会 率谷 阳白 头临泣 风池 肩井 日月 环跳 风市 阳陵泉
光明 悬钟 丘墟 足临泣 侠溪 足窍阴

瞳子髎（Tóngzǐliáo）

【定位】目外眦旁，眶骨外缘凹陷中（图3-1-11）。

【取法】患者侧卧或侧伏坐位，在目外眦外侧，眶骨外侧缘凹陷中取瞳子髎。

【解剖】皮肤→皮下组织→眼轮匝肌→颞筋膜→颞肌。浅层布有颧神经的颧面支与颧颞支。深层有颞深前、后神经和颞深前、后动脉的分支。

【主治】①头痛；②目赤肿痛，迎风流泪，怕光羞明，远视不明，目翳，青盲。

【应用】现代常用于治疗角膜炎、近视、视神经萎缩、三叉神经痛、面神经麻痹等。

听会（Tīnghuì）

【定位】耳屏间切迹前，下颌骨髁状突的后缘，张口凹陷处（图3-1-11）。

【取法】屏间切迹前可触及一骨头，即为下颌骨髁状突，当屏间切迹与下颌骨髁状突之间凹陷中取听会，张口有凹陷处。

【解剖】皮肤→皮下组织→腮腺囊→腮腺。浅层布有耳颞神经和耳大神经。深层有颞浅动、静脉和面神经丛等。

【主治】①耳鸣，耳聋；②齿痛，口歪；③下颌脱臼，面痛，头痛。

【应用】现代常用于治疗神经性耳鸣（耳聋）、中耳炎、面神经麻痹、三叉神经痛等。

率谷（Shuàigǔ）

【定位】耳尖直上，入发际1.5寸（图3-1-11）。

【取法】在耳尖直上（角孙），入发际1.5寸处取率谷，咀嚼时，以手按之有肌肉鼓动。

【解剖】皮肤→皮下组织→耳上肌→颞筋膜→颞肌。布有耳神经和枕大神经会合支及颞浅动、静脉顶支。

【主治】①偏头痛，眩晕；②小儿惊风；③呕吐。

【应用】现代常用于治疗血管（神经）性头痛、神经性耳鸣（耳聋）、结膜炎等。

阳白（Yángbái）

【定位】目正视，瞳孔直上，眉上 1 寸（图 3-1-11）。

【取法】患者两目平视，直对瞳孔，由前向后在头部作一平行于正中线的直线，即为正中线旁开 2.25 寸的胆经侧线。在瞳孔直上方，眉毛上 1 寸处取阳白（前发际至眉间作 3 寸折量）。

【解剖】皮肤→皮下组织→枕额肌额腹。布有眶上神经外侧支和眶上动、静脉外侧支。

【主治】①头痛；②目痛，目眩，视物模糊，眼睑瞤动。

【应用】现代常用于治疗血管（神经）性头痛、眼睑下垂、面神经麻痹等。

头临泣（Tóulínqì）

【定位】阳白穴直上，入前发际 0.5 寸（图 3-1-11）。

【取法】阳白直上，自前发际向上量取 0.5 寸，正当神庭至头维弧形连线的中点取头临泣。

【解剖】皮肤→皮下组织→帽状腱膜→腱膜下疏松结缔组织。布有眶上神经和眶上动、静脉。

【主治】①头痛，目眩，目赤肿痛，流泪，鼻塞，鼻渊；②小儿惊风；③热病。

【应用】现代常用于治疗血管（神经）性头痛、角膜白斑、鼻炎等。

风池（Fēngchí）

【定位】在项部，当枕骨之下，与风府相平，胸锁乳突肌与斜方肌上端之间的凹陷中（图 3-1-11）。

【取法】患者俯卧或坐位，头稍前倾。在后项部，胸锁乳突肌与斜方肌之间形成一凹沟，在此凹沟的上端，或沿项后斜方肌外缘向上推至推不动处，与风府（督脉）相平处取风池。

【解剖】皮肤→皮下组织→斜方肌和胸锁乳突肌之间→头夹肌→头半棘肌→头后大直肌与头上斜肌之间。浅层布有枕小神经和枕动、静脉的分支或属支。深层有枕大神经。

【主治】①头痛，目眩，目赤肿痛，鼻渊，鼻衄，耳鸣，口眼歪斜，颈项强痛；②感冒，发热，疟疾；③中风，癫痫，热病，瘿气。

【应用】现代常用于治疗高血压、脑动脉硬化、神经衰弱、癫痫、感冒、视神经萎缩、鼻炎、颈椎病等。

肩井（Jiānjǐng）

【定位】大椎穴与肩峰端连线的中点（图3-1-11）。

【取法】嘱患者低头，先定第7颈椎棘突，再定肩峰最外侧点，两点连线的中点取肩井。

【解剖】皮肤→皮下组织→斜方肌→肩胛提肌。浅层布有锁骨上神经及颈浅动、静脉的分支或属支。深层有颈横动、静脉的分支或属支和肩胛背神经的分支。

【主治】①头痛项强，肩背疼痛，上肢不遂；②难产，乳痈，乳汁不下；③瘰疬；④中风。

【应用】现代常用于治疗肩颈部软组织疾患、乳腺炎等。

日月（Rìyuè）　胆的募穴

【定位】乳头直下，第7肋间隙，前正中线旁开4寸（图3-1-11）。

【取法】患者侧卧或仰卧位。展臂，在乳头（第4肋间隙）直下，向下寻摸3个肋间，即为第7肋间，此处取日月，女性在锁骨中线与第7肋间隙交点处。

【解剖】皮肤→皮下组织→腹外斜肌→肋间外肌。浅层布有第六、七、八肋间神经外侧皮支和伴行的动、静脉。深层有第七肋间神经和第七肋间后动、静脉。

【主治】①呕吐，呃逆，吞酸；②黄疸，胁肋胀满疼痛。

【应用】现代常用于治疗胆囊炎、肝炎、肋间神经痛等。

环跳（Huántiào）

【定位】股骨大转子高点与骶管裂孔连线的外 1/3 与内 2/3 交界处（图 3-1-11）。

【取法】患者侧卧，伸下腿，上腿屈髋屈膝，可凸显股骨大转子，在髂前上棘与股骨大转子最高点与骶管裂孔连线的中、外 1/3 交点处取环跳。

【解剖】皮肤→皮下组织→臀大肌→坐骨神经→股方肌。浅层布有臀上皮神经。深层有坐骨神经，臀下神经，股后皮神经和臀下动、静脉等。

【主治】①下肢痿痹，腰痛，半身不遂，膝踝肿痛不能转侧；②遍身风疹。

【应用】现代常用于治疗坐骨神经痛、下肢瘫痪、腰骶、髋关节及周围软组织疾患等。

风市（Fēngshì）

【定位】大腿外侧正中，腘横纹水平线上 7 寸（图 3-1-11）。

【取法】患者伸髋，身体保持一直线，垂手，掌心贴于大腿外侧中线上，中指尖所至之处，在髂胫束后缘取风市。

【解剖】皮肤→皮下组织→髂胫束→股外侧肌→股中间肌。浅层布有股外侧皮神经。深层有旋股外侧动脉降支的肌支和股神经的肌支。

【主治】①下肢痿痹，麻木，中风半身不遂；②通身瘙痒；③脚气。

【应用】现代常用于治疗下肢瘫痪、股外侧皮神经炎、荨麻疹等。

阳陵泉（Yánglíngquán）　　合穴；八会穴之筋会；胆下合穴

【定位】腓骨小头前下方凹陷中（图 3-1-11）。

【取法】在小腿外侧近膝部，腓骨头前下方凹陷中取阳陵泉。

【解剖】皮肤→皮下组织→腓骨长肌→趾长伸肌。浅层布有腓肠外侧皮神经。深层有胫前返动、静脉，膝下外侧动、静脉的分支或属支和腓总神经分支。

【主治】①胁痛，口苦，黄疸，呕吐；②下肢痿痹，半身不遂，膝肿痛，脚气；③小儿惊风，破伤风。

【应用】现代常用于治疗胆囊炎、胆石症、肝炎、坐骨神经痛、下肢瘫痪、膝关节病变、肩关节周围炎、肋间神经痛、小儿舞蹈病等。

光明（Guāngmíng）络穴

【定位】外踝高点上5寸，腓骨前缘（图3-1-11）。

【取法】当外踝尖直上5寸，腓骨前缘处取光明。

【解剖】皮肤→皮下组织→腓骨短肌→前肌间隔→趾长伸肌→踇长伸肌→小腿骨间膜→胫骨后肌。浅层布有腓浅神经和腓肠外侧皮神经。深层有腓深神经和胫前动、静脉。

【主治】①目痛，夜盲，近视，目花；②下肢痿痹；③乳房胀痛。

【应用】现代常用于治疗视神经萎缩、白内障、近视、乳腺炎、产后缺乳等。

悬钟（Xuánzhōng）　八会穴之髓会

【定位】外踝高点上3寸，腓骨前缘（图3-1-11）。

【取法】外踝尖上3寸（横指同身寸），当腓骨前缘处取悬钟。

【解剖】皮肤→皮下组织→趾长伸肌→小腿骨间膜。浅层布有腓肠外侧皮神经。深层有腓深神经的分支。如穿透小腿骨间膜可刺中腓动、静脉。

【主治】①咽喉肿痛，项强，胸胁胀痛；②半身不遂，下肢痿痹，膝腿痛，脚气；③痔疾。

【应用】现代常用于治疗坐骨神经痛、脑血管病、高脂血症、高血压、颈椎病、小儿舞蹈病等。

丘墟（Qiūxū）　原穴

【定位】外踝前下方，趾长伸肌腱外侧凹陷中（图3-1-11）。

【取法】患者仰卧位，外踝前下方，足用力背伸时，可显现趾长伸肌腱，在此肌腱的外侧凹陷中取丘墟。

【解剖】皮肤→皮下组织→趾短伸肌→距跟外侧韧带→跗骨窦。布有足背浅静脉，足背外侧皮神经，足背中间皮神经，外踝前动、静脉。

【主治】①颈项痛，胸胁胀痛，下肢痿痹，足内翻，足下垂；②疟疾；③目疾。

【应用】现代常用于治疗踝关节及周围软组织疾病、胆囊炎等。

足临泣（Zúlínqì） 输穴；八脉交会穴，通于带脉

【定位】第4、5跖骨结合部前方，小趾伸肌腱外侧凹陷中（图3-1-11）。

【取法】施术者用手指沿患者足背第4、5跖骨之间向上（踝部）推，至第4、5跖骨底结合部的前方，第5趾长伸肌腱（小趾背伸时显现）的外侧凹陷处取足临泣。

【解剖】皮肤→皮下组织→第四骨间背侧肌和第三骨间足底肌（第四与第五跖骨之间）。布有足背静脉网，足背中间皮神经，第四跖背动、静脉和足底外侧神经的分支等。

【主治】①头痛，目外眦痛，目赤肿痛，胁肋疼痛，足跗疼痛；②月经不调，乳房痛；③遗尿；④瘰疬；⑤疟疾。

【应用】现代常用于治疗神经（血管）性头痛，眶上神经痛、电光性眼炎、乳腺炎、肋间神经痛等。

侠溪（Xiáxī） 荥穴

【定位】足背，第4、5趾间缝纹端，赤白肉际处（图3-1-11）。

【取法】足趾分开，第4、5足趾间趾蹼缘后方赤白肉际处取侠溪。

【解剖】皮肤→皮下组织→第四趾的趾长、短伸肌腱与第五趾的趾长、短伸肌腱之间→第四与第五趾的近节趾骨底之间。布有足背中间皮神经的趾背神经和趾背动、静脉。

【主治】①头痛，耳聋，耳鸣，目外眦痛，目眩，咽喉肿痛；②胁肋疼痛，乳痛；③热病。

【应用】现代常用于治疗神经性头痛、结膜炎、神经性耳鸣、乳腺炎等。

足窍阴（Zúqiàoyīn） 井穴

【定位】第4趾外侧，趾甲角旁约0.1寸（图3-1-11）。

【取法】在第4趾外侧趾甲根角外后方0.1寸取足窍阴。

【解剖】皮肤→皮下组织→甲根。布有足背中间皮神经的趾背神经，趾

背动、静脉和趾底固有动、静脉构成的动、静脉网。

【主治】①偏头痛，目赤肿痛，耳聋，胁痛，咽喉肿痛；②热病；③失眠；④咳逆；⑤月经不调。

【应用】现代常用于治疗神经性头痛、结膜炎、中耳炎、扁桃体炎、神经衰弱、肋间神经痛等。

足少阳胆经常用腧穴总图：

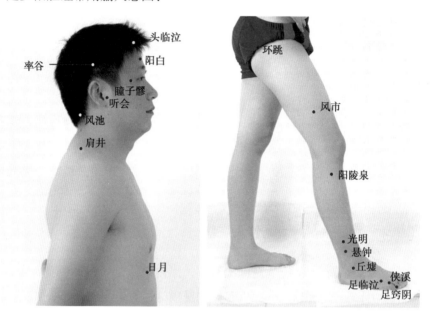

图 3-1-11　足少阳胆经常用腧穴

本经常用穴主治概要

部位	穴名	主治特点
眼部	瞳子髎	头痛，目疾
耳部	听会	耳疾，齿痛，口㖞
侧头部	率谷	偏头痛，眩晕，小儿急慢性惊风
前额部	阳白	头痛，目眩，目痛，眼睑瞤动
	头临泣	头痛，目眩，目痛，流泪，鼻塞
后项部	风池	风证，头痛，目疾，鼻渊，鼻衄，耳鸣，耳聋，颈项强痛
肩部	肩井	头项强痛，肩背疼痛，上肢不遂，难产，乳痈，乳汁不下

部位	穴名	主治特点
胸部	日月	呕吐，吞酸，胁肋疼痛，呃逆，黄疸
臀部	环跳	腰胯疼痛，半身不遂，下肢痿痹
小腿部	阳陵泉	胁痛，口苦，呕吐，黄疸，小儿惊风，半身不遂，下肢痿痹
	光明	目痛，夜盲，近视，下肢痿痹，乳房胀痛
	悬钟	胸胁胀痛，下肢痿痹，半身不遂
外踝部	丘墟	目赤肿痛，颈项痛，胸胁胀痛，下肢痿痹，足跗肿痛
足部	足临泣	偏头痛，目赤肿痛，胁肋疼痛，月经不调，足跗肿痛
	侠溪	头痛，目眩，耳鸣，耳聋，目赤肿痛，热病，胁肋疼痛
	足窍阴	头痛，目赤肿痛，耳聋，咽喉肿痛，热病

十二、足厥阴肝经穴

本经腧穴概要（加"◎"符号为特定穴）

- 经穴总数：14 个
- 起始穴：大敦
- 终止穴：期门
- 五输穴
  - ◎ 井穴：大敦
  - ◎ 荥穴：行间
  - ◎ 输穴：太冲
  - ◎ 经穴：中封
  - ◎ 合穴：曲泉
- 原穴
  - ◎ 太冲
- 八会穴
  - ◎ 脏会 章门

- 络穴
  - ◎ 蠡沟
- 郄穴
  - ◎ 中都
- 八脉交会穴
  - ◎ 无八脉交会穴
- 背俞穴
  - ◎ 肝俞
- 募穴
  - ◎ 期门

本经重点穴

大敦 行间 太冲 曲泉 章门 期门

大敦（Dàdūn） 井穴

【定位】足大趾外侧，距趾甲角旁 0.1 寸（图 3-1-12）。

【取法】患者仰卧位，于足大趾外侧趾甲根角外后方（沿角平分线方向）0.1 寸取大敦。

【解剖】皮肤→皮下组织→甲根。布有腓深神经的背外侧神经和趾背动、静脉。

【主治】①疝气，少腹痛，崩漏，遗尿，阴挺，阴缩，阴中痛，血崩，血尿，外阴肿；②癫痫，善寐。

【应用】现代常用于治疗闭经、功能性子宫出血、疝气、小儿遗尿、睾丸炎等。

行间（Xíngjiān） 荥穴

【定位】在足背侧，第 1、2 趾蹼缘的后方赤白肉际处（图 3-1-12）。

【取法】患者仰卧位，足背第 1、2 趾间趾蹼缘后方赤白肉际处取行间。

【解剖】皮肤→皮下组织→踇趾近节趾骨基底部与第二跖骨头之间。布有腓深神经的趾背神经和趾背动、静脉。

【主治】①头痛，目眩，目赤肿痛；②疝气，痛经，崩漏，月经不调，尿闭，小便不利，遗尿；③胁痛，足背痛；④癫痫，失眠；⑤胸胁满痛。

【应用】现代常用于治疗高血压、青光眼、结膜炎、睾丸炎、功能性子宫出血、肋间神经痛等。

太冲（Tàichōng） 输穴；原穴

【定位】足背，第 1、2 跖骨结合部之前凹陷处（图 3-1-12）。

【取法】患者仰卧位，足背第 1、2 跖骨间的后方，靠近该两骨交接点的凹陷处取太冲。

【解剖】皮肤→皮下组织→踇长伸肌腱与趾长伸肌腱之间→踇短伸肌腱的外侧→第一骨间背侧肌。浅层布有足背静脉网，足背内侧皮神经等。深层有腓深神经和第一趾背动、静脉。

【主治】①头痛，眩晕，目赤肿痛，咽喉肿痛；②月经不调，癃闭，遗尿，疝气，崩漏；③中风，癫痫，小儿惊风，失眠；④胁胀，足背痛，下肢痿痹。

【应用】现代常用于治疗脑血管病、高血压、青光眼、面神经麻痹、癫痫、肋间神经痛、月经不调、下肢瘫痪等。

曲泉（Qūquán）　合穴

【定位】屈膝，当膝内侧横纹头上方，半腱肌、半膜肌止端前缘凹陷中（图 3-1-12）。

【取法】患者仰卧、屈膝，将手指从股骨内侧近膝部开始往膝关节滑动，滑动至股骨内侧髁时指下有突起感，在该突起的近端划横线，在半腱肌、半膜肌接近止端的前缘划竖线，该横线与竖线相交的凹陷处取曲泉。

【解剖】皮肤→皮下组织→缝匠肌后缘→股薄肌腱后缘→半膜肌腱→腓肠肌内侧头。浅层布有隐神经，大隐静脉。深层有膝上内侧动、静脉的分支或属支。

【主治】①月经不调，痛经，阴挺，小便不利，遗精，阴痒；②膝痛。

【应用】现代常用于治疗前列腺炎、膀胱炎、肾炎、阴道炎、子宫内膜炎等。

章门（Zhāngmén）　　脾的募穴；八会穴之脏会

【定位】在侧腹部，第 11 肋游离端的下缘（图 3-1-12）。

【取法】患者仰卧位，沿肋弓向外侧推，于侧腹部肋弓下缘、乳中线与腋中线之间触到第 11 肋游离端，该游离端的下方取章门。

【解剖】皮肤→皮下组织→腹外斜肌→腹内斜肌→腹横肌。浅层布有第十及第十一胸神经前支的外侧皮支，胸腹壁浅静脉的属支。深层有第十及第十一胸神经和肋间后动、静脉的分支或属支。

【主治】①腹胀，泄泻，腹部痞块；②胁痛，黄疸。

【应用】现代常用于治疗肝炎、胃炎、肠炎等。

期门（Qīmén）　　肝的募穴

【定位】乳头直下，第6肋间隙，前正中线旁开4寸（图3-1-12）。

【取法】患者仰卧位，于乳头直下（女性在锁骨中线上）第6肋间隙取期门。

【解剖】皮肤→皮下组织→胸大肌下缘→腹外斜肌→肋间外肌→肋间内肌。浅层布有第六肋间神经的外侧皮支，胸腹壁静脉的属支。深层有第六肋间神经和第六肋间后动、静脉的分支或属支。

【主治】①胸胁痛，腹胀，胸满；②呕吐，反酸，呃逆，腹胀，泄泻；③乳痈。

【应用】现代常用于治疗胆囊炎、胆石炎、肝炎、肋间神经痛等。

足厥阴肝经常用腧穴总图：

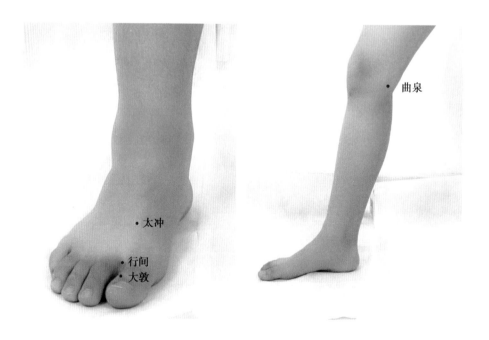

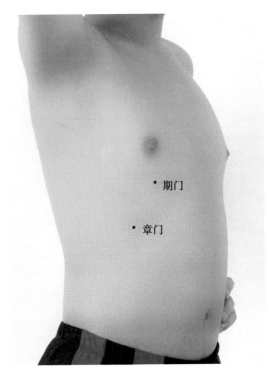

图 3-1-12　足厥阴肝经常用腧穴

本经常用穴主治概要

部位	穴名	主治特点
足部	大敦	疝气，崩漏
	行间	中风，眩晕，月经病
	太冲	中风，眩晕，月经病，小儿惊风，胁痛
膝部	曲泉	月经不调，阴痒，膝髌肿痛
胁部	章门	腹痛，胁痛
	期门	胁痛，吞酸

十三、任脉经穴

本经腧穴概要（加"◎"符号为特定穴）

● 经穴总数：24 个	● 募穴
● 起始穴：会阴	◎ 中极（膀胱募穴）
● 终止穴：承浆	◎ 关元（小肠募穴）
● 络穴	◎ 石门（三焦募穴）
◎ 鸠尾	◎ 中脘（胃募穴）
● 八会穴	◎ 巨阙（心募穴）
◎ 膻中（气会）	◎ 膻中（心包募穴）

本经重点穴
中极　关元　气海　下脘　建里　中脘　上脘　膻中　天突　廉泉　承浆

中极（Zhōngjí）　膀胱募穴

【定位】在下腹部，前正中线上，当脐中下 4 寸（图 3-1-13）。

【取法】患者仰卧位，露出阴毛边际，神阙至曲骨分为 5 等份，每 1 等份为 1 寸，脐中下 4 寸取中极。

【解剖】皮肤→皮下组织→腹白线→腹横筋膜→腹膜外脂肪→壁腹膜。浅层主要布有髂腹下神经的前皮支和腹壁浅动、静脉的分支或属支。深层有髂腹下神经的分支。

【主治】①遗尿，癃闭，小便不利；②遗精，阳痿，疝气，不育；③月经不调，痛经，崩漏，带下，产后恶露不尽，不孕。

【应用】现代常用于治疗痛经、月经病、子宫内膜炎、盆腔炎、膀胱炎、男子性功能障碍、尿潴留、前列腺炎等。

关元（Guānyuán）　小肠募穴

【定位】在下腹部，前正中线上，当脐中下 3 寸（图 3-1-13）。

【取法】患者仰卧位，露出阴毛边际，神阙至曲骨分为 5 等份，每 1 等份为 1 寸，脐中下 3 寸取关元。

【解剖】皮肤→皮下组织→腹白线→腹横筋膜→腹膜外脂肪→壁腹膜。浅层主要布有十二胸神经前支的前皮支和腹壁浅动、静脉的分支或属支。深层主要有第十二胸神经前支的分支。

【主治】①中风脱证，虚劳羸瘦，元气虚损；②腹痛，泄泻，痢疾，脱肛；③遗尿，癃闭，小便不利；④遗精，阳痿；⑤月经不调，痛经，经闭，带下，不孕，阴挺，恶露不尽。

【应用】现代常用于治疗男子性功能障碍、尿潴留、肾炎、膀胱炎、前列腺炎、功能性子宫出血、阴道炎、遗尿、低血压、神经衰弱、肠炎等。

气海（Qìhǎi）

【定位】在下腹部，前正中线上，当脐中下 1.5 寸（图 3-1-13）。

【取法】患者仰卧位，先找到关元，神阙（肚脐）与关元中点取气海。

【解剖】皮肤→皮下组织→腹白线→腹横筋膜→腹膜外脂肪→壁腹膜。浅层主要布有十一胸神经前支的前皮支和脐周静脉网。深层主要有第十一胸神经前支的分支。

【主治】①中风脱证，脏气虚惫，羸瘦无力；②腹痛，泄泻，便秘；③遗尿，癃闭，小便不利；④遗精，阳痿；⑤月经不调，痛经，经闭，崩漏，带下，产后恶露不尽。

【应用】现代常用于治疗肠炎、细菌性痢疾、男子性功能障碍、功能性子宫出血、支气管哮喘、神经衰弱等。

下脘（Xiàwǎn）

【定位】在上腹部，前正中线上，当脐中上 2 寸处（图 3-1-13）。

【取法】患者仰卧位，于胸剑结合部至神阙分为 8 等份，每一等分为 1 寸，自神阙向上 2 等分处取下脘。

【解剖】皮肤→皮下组织→腹白线→腹横筋膜→腹膜外脂肪→壁腹膜。

浅层主要布有第九胸神经前支的前皮支和腹壁浅静脉的属支。深层有第九胸神经前支的分支。

【主治】①胃痛，呕吐，腹胀，泄泻；②痞块。

【应用】现代常用于治疗胃炎、胃溃疡、肠炎、痢疾等。

建里（Jiànlǐ）

【定位】在上腹部，前正中线上，当脐中上 3 寸处（图 3-1-13）。

【取法】患者仰卧位，于胸剑结合部至神阙分为 8 等份，每一等分为 1 寸，自神阙向上 3 等分处取下脘。

【解剖】皮肤→皮下组织→腹白线→腹横筋膜→腹膜外脂肪→壁腹膜。浅层主要布有第八胸神经前支的前皮支和腹壁浅静脉的属支。深层主要有第八胸神经前支的分支。

【主治】①胃痛，呕吐，呃逆，食欲不振，腹胀；②水肿。

【应用】现代常用于治疗胃炎、胃痉挛、胃溃疡等。

中脘（Zhōngwǎn）　　胃之募穴；八会穴之腑会

【定位】在上腹部，前正中线上，当脐中上 4 寸处（图 3-1-13）。

【取法】患者仰卧位，于胸剑结合部至神阙分为 2 等份，中点即中脘。

【解剖】皮肤→皮下组织→腹白线→腹横筋膜→腹膜外脂肪→壁腹膜。浅层主要布有第八胸神经前支的前皮支和腹壁浅静脉的属支。深层主要有第八胸神经前支的分支。

【主治】①胃痛，呕吐，吞酸，呃逆，食谷不化，腹胀，泄泻；②黄疸；③失眠，癫狂。

【应用】现代常用于治疗胃炎、胃痉挛、胃下垂、食物中毒、癫痫、精神病、神经衰弱等。

上脘（Shàngwǎn）

【定位】在上腹部，前正中线上，当脐中上 5 寸处（图 3-1-13）。

【取法】患者仰卧位，于胸剑结合部至神阙分为 8 等份，每一等分为 1寸，自神阙向上 5 等分处取上脘。

【解剖】皮肤→皮下组织→腹白线→腹横筋膜→腹膜外脂肪→壁腹膜。浅层主要布有第七胸神经前支的前皮支和腹壁浅静脉的属支。深层主要有第七胸神经前支的分支。

【主治】①胃痛，呕吐，呃逆，腹胀；②癫痫。

【应用】现代常用于治疗胃炎、胃痉挛、胃溃疡、胃下垂等。

膻中（Dànzhōng）　心包募穴；八会穴之气会

【定位】在胸部，当前正中线上，平第 4 肋间隙；或两乳头连线与前正中线的交点处（图 3-1-13）。

【取法】患者仰卧位，两乳头连线与前正中线交点处，与第四肋间隙相平处取膻中。

【解剖】皮肤→皮下组织→胸骨体。主要布有第四肋间神经前皮支和胸廓内动、静脉的穿支。

【主治】①咳嗽，气喘，胸痛，胸闷；②心悸，心痛；③噎膈，呃逆；④产妇乳少，乳痈，乳癖。

【应用】现代常用于治疗支气管哮喘、支气管炎、心绞痛、冠心病、胸膜炎、肋间神经痛、乳腺炎等。

天突（Tiāntū）

【定位】仰靠坐位。在颈部，当前正中线上，胸骨上窝正中（图 3-1-13）。

【取法】患者仰卧位，于两锁骨中间、胸骨上窝中央凹陷处取天突。

【解剖】皮肤→皮下组织→左、右胸锁乳突肌腱（两胸骨头）之间→胸骨柄颈静脉切迹上方→左、右胸骨甲状肌→气管前间隙。浅层布有锁骨上内侧神经，皮下组织内有颈阔肌和颈静脉弓。深层有头臂干、左颈总动脉、主动脉弓和头臂静脉等重要结构。

【主治】①咳嗽，气喘，胸痛；②咽喉肿痛，暴喑；③瘿气，梅核气；

④噎膈，呃逆。

【应用】现代常用于治疗支气管哮喘、支气管炎、咽喉炎、甲状腺肿大、食管炎、瘿病等。

廉泉 (liánquán)

【定位】仰靠坐位，在颈部，当前正中线上，结喉上方，舌骨上缘凹陷处（图 3-1-13）。

【取法】患者仰卧位，颈部上方取喉结，喉结上舌骨上缘凹陷取廉泉。

【解剖】皮肤→皮下组织→（含颈阔肌）→左、右二腹肌前腹之间→下颌骨肌→颏舌骨肌→颏舌肌。浅层布有面神经颈支和颈横神经上支的分支。深层有舌动、静脉的分支或属支，舌下神经的分支和下颌舌骨肌神经等。

【主治】中风失语，暴喑，吞咽困难，舌下肿痛，舌缓流涎，喉痹。

【应用】现代常用于治疗口腔炎、舌炎、延髓麻痹、失语等。

承浆 (Chéngjiāng)

【定位】仰靠坐位。在面部，当颏唇沟的正中凹陷处（图 3-1-13）。

【取法】患者仰卧位，面部颏唇沟中央凹陷取承浆。

【解剖】皮肤→皮下组织→口轮匝肌→降下唇肌→颏肌。布有下牙槽神经的终支颏神经和颏动、静脉。

【主治】①口㖞，齿龈肿痛，流涎，暴喑；②癫痫。

【应用】现代常用于治疗面神经麻痹、齿龈炎、口腔炎、舌炎、癔病性失语、癫痫等。

任脉常用腧穴总图：

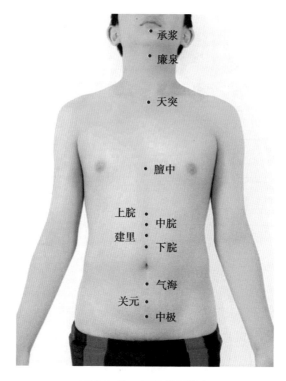

图 3-1-13 任脉常用腧穴

主治概要

部位	穴名	主治特点
腹部	中极	阳痿，月经不调，带下，疝气，癃闭，遗尿
	关元	阳痿，遗精，腹痛，泄泻
	气海	泄泻，遗尿，痛经，带下，中风脱证
	下脘	腹痛，腹胀，食谷不化，消瘦
	建里	胃痛，腹胀，肠鸣，呕吐，水肿
	中脘	胃痛，呕吐，食谷不化，咳喘痰多，失眠
	上脘	胃痛，呕吐，腹胀，食谷不化，吐血，癫痫
胸部	膻中	胸闷，胸痛，心悸，咳嗽，乳汁少，乳痈，呕逆
	天突	咳嗽，哮喘，梅核气，噎膈
	廉泉	舌强不语，吞咽困难，咽喉肿痛
	承浆	口歪，唇紧，流涎，癫痫

十四、督脉经穴

本经腧穴概要（加"◎"符号为特定穴）

● 经穴总数：29 个	● 络穴
● 起始穴：长强	◎ 长强
● 终止穴：龈交	

本经重点穴

腰阳关　命门　至阳　身柱　大椎　哑门　风府　百会　上星　印堂　素髎　水沟

腰阳关（Yāoyángguān）

【定位】俯卧位。在腰部，当后正中线上，第 4 腰椎棘突下凹陷中，约与髂嵴相平（图 3-1-14）。

【取法】患者俯卧位，两髂嵴最高点连线与脊柱交点约为第 4 腰椎棘突，下缘凹陷取腰阳关。

【解剖】皮肤→皮下组织→棘上韧带→棘间韧带→弓间韧带。浅层主要布有第四腰神经后支的内侧支和伴行的动、静脉。深层有棘突间的椎外（后）静脉丛，第四腰神经后支的分支和第四腰动、静脉的背侧支的分支或属支。

【主治】①腰骶疼痛，下肢痿痹；②遗精，阳痿；③月经不调，带下。

【应用】现代常用于治疗腰骶部病变、坐骨神经痛、盆腔炎等。

命门（Mìngmén）

【定位】在腰部，当后正中线上，第 2 腰椎棘突下凹陷中（图 3-1-14）。

【取法】患者俯卧位，两髂嵴最高点连线与脊柱交点约为第 4 腰椎棘突，向上依次推摸至第 2 腰椎棘突下缘凹陷处取命门。

【解剖】皮肤→皮下组织→棘上韧带→棘间韧带→弓间韧带。浅层主要布有第二腰神经后支的内侧支和伴行的动、静脉。深层有棘突间的椎外

（后）静脉丛，第二腰神经后支的分支和第二腰动、静脉的背侧支的分支或属支。

【主治】①虚损腰痛，遗尿，尿频；②遗精，阳痿，精冷不育；③月经不调，痛经，经闭，带下，不孕；④泄泻。

【应用】现代常用于治疗性功能障碍、前列腺炎、月经不调、慢性肠炎、腰部疾患等。

至阳（Zhìyáng）

【定位】在背部，当后正中线上，第 7 胸椎棘突下凹陷中（图 3-1-14）。

【取法】患者俯卧位或正坐位，上肢自然下垂，肩胛骨下角连线约平第 7 胸椎棘突，下缘凹陷取至阳。

【解剖】皮肤→皮下组织→棘上韧带→棘间韧带。浅层主要布有第七胸神经后支的内侧皮支和伴行的动、静脉。深层有棘突间的椎外（后）静脉丛，第七胸神经后支的分支和第七肋间后动、静脉背侧支的分支或属支。

【主治】①黄疸，胸胁胀痛；②咳嗽，气喘；③脊强背痛；④疟疾。

【应用】现代常用于治疗胃痉挛、胆绞痛、胆囊炎、膈肌痉挛、肋间神经痛等。

身柱（Shēnzhù）

【定位】在背部，当后正中线上，第 3 胸椎棘突下凹陷中（图 3-1-14）。

【取法】患者俯卧位或正坐位，低头，自第 7 颈椎棘突向下依次触及第 3 胸椎棘突下凹陷取身柱。

【解剖】皮肤→皮下组织→棘上韧带→棘间韧带。浅层主要布有第三胸神经后支的内侧皮支和伴行的动、静脉。深层有棘突间的椎外（后）静脉丛，第三胸神经后支的分支和第三肋间后动、静脉背侧支的分支或属支。

【主治】①咳嗽，气喘；②脊背强痛；③癫痫；④疔疮。

【应用】现代常用于治疗支气管炎、支气管哮喘、肺炎、癫痫等。

大椎 （Dàzhuī）

【定位】在后正中线上，第 7 颈椎棘突下凹陷中（图 3-1-14）。

【取法】患者低头，于颈部下方隆起最高处（与肩峰相平）定取第 7 颈椎棘突（若棘突突起不明显，可活动颈部，不动的骨节为第 1 胸椎），第 7 颈椎棘突下凹陷处取大椎。

【解剖】皮肤→皮下组织→棘上韧带→棘间韧带。浅层主要布有第八颈神经后支的内侧支和棘突间皮下静脉丛。深层有棘突间的椎外（后）静脉丛和第八颈神经后支的分支。

【主治】①热病，疟疾；②咳嗽，气喘，骨蒸潮热；③头项强痛；④癫狂痫，小儿惊风；⑤风疹。

【应用】现代常用于治疗感冒、疟疾、颈椎病、痤疮、小儿舞蹈病等。

哑门 （Yǎmén）

【定位】在项部，当后发际正中直上 0.5 寸，第 1 颈椎下（图 3-1-14）。

【取法】患者正坐位，头稍仰，使项部斜方肌松弛，先找到风府；风府下 0.5 寸即后发际正中直上 0.5 寸取哑门。

【解剖】皮肤→皮下组织→左、右斜方肌之间→项韧带（左、右头夹肌之间）→左、右头半棘肌之间。浅层有第三枕神经和皮下静脉。深层有第二、第三颈神经后支的分支。椎外（后）静脉丛和枕动、静脉的分支或属支。

【主治】①暴喑，舌缓不语；②头痛，颈项强痛；③癫狂痫。

【应用】现代常用于治疗语言不利、失语、脑血管病、延髓麻痹、癫痫、精神分裂症等。

风府 （Fēngfǔ）

【定位】在项部，当后发际正中直上 1 寸，枕外隆凸直下，两侧斜方肌之间凹陷中（图 3-1-14）。

【取法】患者正坐位，头稍仰，使项部斜方肌松弛，先从项后发际正中上推至枕骨而止，即枕骨隆突直下，两侧斜方肌之间凹陷处取风府。

【解剖】皮肤→皮下组织→左、右斜方肌肌腱之间→项韧带（左、右头半棘肌之间）→左、右头后大、小直肌之间。浅层布有枕大神经和第三枕神经的分支及枕动、静脉的分支或属支。深层有枕下神经的分支。

【主治】①中风，癫痫；②头痛，颈项强痛，眩晕；③目痛，鼻衄，咽喉肿痛。

【应用】现代常用于治疗脑血管病、延髓麻痹、癫痫、精神分裂症等。

百会（Bǎihuì）

【定位】在头部，当后发际正中直上 7 寸处。简易取穴法：两耳尖连线与头部正中线之交点处（图 3-1-14）。

【取法】患者正坐位，头稍前倾，前发际正中至后发际正中连线中点前 1 寸，即前发际正中直上 5 寸取百会。

【解剖】皮肤→皮下组织→帽状腱膜→腱膜下疏松组织。布有枕大神经、额神经的分支和左、右颞浅动脉与左、右颞浅静脉及枕动、静脉吻合网。

【主治】①中风失语，昏厥，失眠，癫狂痫；②头痛，眩晕，耳鸣；③脱肛，阴挺，久泄，久痢。

【应用】现代常用于治疗高血压、梅尼埃综合征、老年性痴呆、脑血管病、癫痫、精神分裂症、血管（神经）性头痛、神经衰弱、内脏下垂等。

上星（Shàngxīng）

【定位】在头部，当前发际正中直上 1 寸（图 3-1-14）。

【取法】患者正坐位，头稍前倾，前发际正中直上 1 寸取上星。

【解剖】皮肤→皮下组织→帽状腱膜→腱膜下疏松组织。布有额神经的分支和额动、静脉的分支或属支。

【主治】①头痛，眩晕；②目痛，鼻渊，鼻衄；③癫狂。

【应用】现代常用于治疗鼻炎、鼻窦炎、神经衰弱等。

印堂（Yìntáng）

【定位】在额部，两眉头的中间（图 3-1-14）。

【取法】患者正坐，两眉毛内侧端中间凹陷即左右攒竹连线中点取印堂。

【解剖】皮肤→皮下组织→降眉间肌。布有额神经的分支滑车上神经，眼动脉的分支额动脉及伴行的静脉。

【主治】头痛，头晕；鼻渊，鼻衄，目赤肿痛，颜面疔疮。

【应用】现代常用于治疗感冒、神经性头痛、急性结膜炎、鼻炎、面神经麻痹、三叉神经痛、高血压、神经衰弱等。

素髎（Sùliáo）

【定位】在面部，当鼻尖正中（图 3-1-14）。

【取法】患者正坐，鼻尖的正中取素髎。

【解剖】皮肤→皮下组织→鼻中隔软骨和鼻外侧软骨。布有筛前神经鼻外支及面动、静脉鼻背支。

【主治】①昏迷，新生儿窒息；②鼻渊，鼻衄，酒渣鼻。

【应用】现代常用于治疗新生儿窒息、休克、鼻炎等。

水沟（Shuǐgōu）

【定位】在面部，当人中沟的上 1/3 和下 2/3 交界处（图 3-1-14）。

【取法】患者正坐，人中沟的上 1/3 与中 1/3 交点处取水沟。

【解剖】皮肤→皮下组织→口轮匝肌。布有眶下神经的分支和上唇动、静脉。

【主治】①晕厥，昏迷，中风，中暑；②癫狂痫，小儿惊风；③口㖞，面肿，牙关紧闭；④闪挫腰痛。

【应用】现代常用于治疗休克、癔病、精神分裂症、晕车（船）、面神经麻痹、面神经痉挛、急性腰扭伤等。

督脉常用腧穴总图：

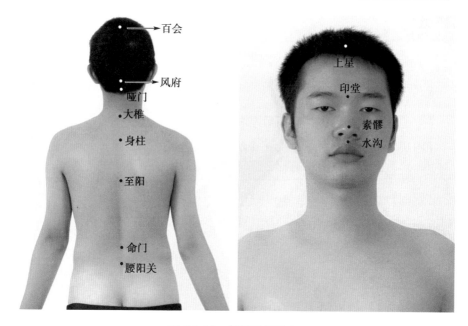

图 3-1-14　督脉常用腧穴

本经常用穴主治概要

部位	穴名	主治特点
背腰部	腰阳关	腰骶痛，下肢痿痹，月经不调，阳痿
	命门	腰痛，下肢痿痹，遗精，阳痿，早泄
	至阳	黄疸，胸胁胀痛，身热，咳嗽，脊背强痛
	身柱	咳嗽，气喘，身热，脊背强痛
	大椎	高烧不退，疟疾，感冒
头面部	哑门	聋哑，癫狂，项强
	风府	头痛，眩晕，项强，中风不语
	百会	头痛，癫狂，脱肛，阴挺，久泻，失眠，健忘
	上星	鼻渊，目痛，头痛，热病，疟疾
	印堂	头痛，头晕；鼻渊，鼻衄，目赤肿痛，颜面疔疮
	素髎	鼻塞，鼻渊，目痛，惊厥，昏迷
	水沟	昏迷，中风，癫狂，抽搐，闪挫腰痛，消渴，遍身水肿

十五、经外奇穴

四神聪（Sìshéncōng）

【定位】在头顶部，百会前后左右各 1 寸，共 4 穴（图 3-1-15）。

【取法】患者正坐位，于头正中线前发际至后发际中点取后神聪，再向前 1 寸取百会（督脉），百会前后左右各 1 寸取四神聪。

【解剖】皮肤→皮下组织→帽状腱膜→腱膜下疏松结缔组织。布有枕动、静脉，颞浅动、静脉顶支和眶上动、静脉的吻合网，有枕大神经、耳颞神经及眶上神经的分支。

【主治】头痛，眩晕，半身不遂，癫痫，失眠，健忘。

【应用】现代常用于治疗神经性头痛、脑血管病、高血压、神经衰弱、精神病、小儿多动症、血管性痴呆、大脑发育不全等。

鱼腰（Yúyāo）

【定位】在额部，瞳孔直上，眉毛中（图 3-1-15）。

【取法】患者正坐位，眉毛中点取鱼腰。

【解剖】皮肤→皮下组织→眼轮匝肌→枕额肌额腹。布有眶上神经外侧支，面神经的分支和眶上动、静脉的外侧支。

【主治】目赤肿痛，目翳，眼睑下垂，眼睑瞤动，口眼㖞斜。

【应用】现代常用于治疗屈光不正、急性结膜炎、眶上神经痛、面神经麻痹等。

太阳（Tàiyáng）

【定位】在颞部，当眉梢与目外眦之间，向后约一横指的凹陷处（图 3-1-15）。

【取法】眉梢（丝竹空）与外眼角（瞳子髎）连线中点向后约一横指，目眶骨外侧凹陷中取太阳。

【解剖】皮肤→皮下组织→眼轮匝肌→颞筋膜→颞肌。布有颧神经的分支颧面神经，面神经的颞支和颧支，下颌神经的颊神经和颞浅动、静脉的分支或属支。

【主治】偏、正头痛，目赤肿痛，目眩，目涩，口眼㖞斜。

【应用】现代常用于急性结膜炎、眼睑炎、视神经萎缩、睑腺炎、神经血管性头痛、面神经麻痹、三叉神经痛、高血压等，并可用于多种眼科手术的针刺麻醉。

耳尖（ěrjiān）

【定位】在耳廓的上方，当折耳向前，耳廓上方的尖端处（图3-1-15）。

【取法】折耳向前，耳廓上方的尖端处取耳尖。

【解剖】皮肤→皮下组织→耳廓软骨。布有颞浅动、静脉的耳前支，耳后动、静脉的耳后支，耳颞神经耳前支、枕小神经耳后支和面神经耳支等。

【主治】目赤肿痛，目翳，睑腺炎，喉痹，偏头痛。

【应用】现代常用于治疗高血压、沙眼、急性结膜炎、角膜炎、扁桃体炎、咽炎等。

上迎香（Shàngyíngxiāng）

【定位】在面部，当鼻翼软骨与鼻甲的交界处，近鼻唇沟上端处（图3-1-15）。

【取法】近鼻翼沟上端，鼻翼软骨与鼻甲的交界处取上迎香。

【解剖】皮肤→皮下组织→提上唇鼻翼肌。布有眶下神经，滑车神经的分支，面神经的颊支和内眦动、静脉。

【主治】鼻渊，鼻衄，鼻痔；头痛，迎风流泪。

【应用】现代常用于治疗鼻炎、鼻窦炎、过敏性鼻炎、结膜炎、泪囊炎等。

内迎香（Nèiyíngxiāng）

【定位】在鼻孔内，当鼻翼软骨与鼻甲交界的黏膜处（图3-1-15）。

【取法】在鼻孔内，鼻翼软骨与鼻甲交界的黏膜处取内迎香，与上迎香内外相对。

【解剖】鼻黏膜→黏膜下疏松组织。布有面动、静脉的鼻背支和筛前神经的鼻外支。

【主治】目赤肿痛，鼻疾，喉痹，热病，中暑。

【应用】现代常用于治疗结膜炎、鼻炎、鼻窦炎、中暑等。

聚泉（Jùquán）

【定位】在口腔内，张口伸舌，当舌背正中缝的中点处（图3-1-15）。

【取法】患者张口伸舌，舌背正中缝的中点取聚泉。

【解剖】舌黏膜→黏膜下疏松结缔组织→舌肌。布有下颌神经的舌神经，舌下神经和鼓索的神经纤维及舌动、静脉的动、静脉网。

【主治】舌强，舌缓，食不知味，消渴，哮喘，咳嗽。

【应用】现代常用于治疗舌肌麻痹、味觉减退、支气管哮喘、语言障碍等。

海泉（Hǎiquán）

【定位】在口腔内，张口，舌转卷向后方，当舌下系带中点处（图3-1-15）。

【取法】舌体向上卷曲，舌下系带中点取海泉。

【解剖】黏膜→黏膜下组织→舌肌。布有下颌神经的舌神经，舌下神经和面神经鼓索的神经纤维及舌动脉的分支舌深动脉，舌静脉的属支舌深静脉。

【主治】重舌肿胀，舌缓不收，喉闭，呕吐，呃逆，腹泻，消渴。

【应用】现代常用于治疗扁桃体炎、口腔溃疡、舌炎、咽炎等。

金津（Jīnjīn）、玉液（Yùyè）

【定位】在口腔内，张口，舌转卷向后方，在舌下系带两旁之静脉上；左金津，右玉液（图3-1-15）。

【取法】患者张口，舌体向上卷曲，舌下系带两侧静脉处取金津（左侧）、玉液（右侧）。

【解剖】黏膜→黏膜下组织→颏舌肌。布有下颌神经的颌神经，舌下神经和面神经鼓索的神经纤维及舌动脉的分支舌深动脉，舌静脉的属支舌深静脉。

【主治】舌强，舌肿，口疮，喉闭失语；消渴，呕吐，泄泻。

【应用】现代常用于治疗急性扁桃体炎、口腔溃疡、舌炎、咽炎、语言障碍等。

翳明（Yìmíng）

【定位】在项部，当翳风穴后 1 寸（图 3-1-15）。

【取法】患者正坐侧转头，下颌角与乳突骨中间先定翳风（手少阳经），翳风后 1 寸取翳明。

【解剖】皮肤→皮下组织→胸锁乳突肌→头夹肌。浅层布有耳大神经的分支。深层有颈深动、静脉。

【主治】目疾：近视，远视，雀目，青盲；头痛，眩晕，耳鸣，失眠。

【应用】现代常用于治疗视神经萎缩、近视、远视、夜盲、青光眼、早期白内障；神经性头痛、眩晕、精神病、腮腺炎等。

颈百劳（Jǐngbǎiláo）

【定位】在项部，大椎穴直上 2 寸，后正中线旁开 1 寸（图 3-1-17）。

【取法】患者低头，项后隆起最高且能随头旋转而转动者即为第 7 颈椎棘突，该棘突下凹陷处为大椎（督脉），再沿后正中线向上推至枕骨下缘，两斜方肌之间凹陷处定风府，大椎与风府中点即大椎直上 2 寸旁开 1 寸处取颈百劳。

【解剖】皮肤→皮下组织→斜方肌→上后锯肌→头颈夹肌→头半棘肌→多裂肌。浅层布有第四、第五颈神经后支的皮支。深层有第四、第五颈神经后支的分支。

【主治】颈项强痛；咳嗽，气喘，骨蒸潮热，盗汗，自汗；瘰疬。

【应用】现代常用于治疗支气管哮喘、慢性支气管炎、肺结核、百日咳、落枕、颈项部扭挫伤、神经衰弱等。

子宫（Zǐgōng）

【定位】在下腹部，脐中下 4 寸，中极旁开 3 寸（图 3-1-16）。

【取法】患者仰卧位，施术者左手无名指按于脐，右手无名指按于耻骨联合上缘，两手的食指、中指、无名指自然分开将其连线分为 5 等份，每一等份是 1 寸。在上 4/5 与下 1/5 处（右手中指尖下）定中极（任脉），旁开于前正中线至乳头的内 3/4 与外 1/4 交点的垂线处取子宫（中极旁开 3 寸）。

【解剖】皮肤→皮下组织→腹外斜肌腱膜→腹内斜肌→腹横肌→腹横筋膜。浅层主要布有髂腹下神经的外侧皮支和腹壁浅静脉。深层主要有髂腹下神经的分支和腹壁下动、静脉的分支或属支。

【主治】阴挺，痛经，崩漏，月经不调，不孕；疝气，腰痛。

【应用】现代常用于治疗子宫脱垂、不孕症、子宫内膜炎、附件炎、盆腔炎、肾盂肾炎、膀胱炎等。

定喘（Dìngchuǎn）

【定位】在背部，第 7 颈椎棘突下旁开 0.5 寸（图 3-1-17）。

【取法】患者俯伏位，低头，可见颈背交界处有一高突的椎骨棘突，并能随颈部左右摆动而转动者即是第七颈椎棘突，其下凹陷中定大椎（督脉），大椎旁开 0.5 寸取定喘。

【解剖】皮肤→皮下组织→斜方肌→菱形肌→上后锯肌→颈夹肌→竖脊肌。浅层主要布有第八颈神经后支的内侧皮支。深层有颈横动、静脉的分支或属支，以及第八颈神经，第一胸神经后支的肌支。

【主治】咳嗽，气喘；落枕，肩背痛，上肢疼痛；荨麻疹。

【应用】现代常用于治疗支气管哮喘、支气管炎、肺结核、百日咳、颈项部扭挫伤等。

夹脊（Jiájǐ）

【定位】在背腰部，第 1 胸椎至第 5 腰椎棘突下两侧，后正中线旁开 0.5 寸，一侧 17 个穴位（图 3-1-17）。

【取法】患者俯卧位，自大椎向下依次标记第 1 胸椎棘突下至第 5 腰椎棘突下，各棘突下旁开 0.5 寸为夹脊，一侧 17 个穴位。

【解剖】因各穴位置不同，其肌肉、血管、神经也各不相同。一般的层次结构是，皮肤→皮下组织→浅肌层（斜方肌、背阔肌、菱形肌、上后锯肌、下后锯肌）→深层肌（竖脊肌、横突棘肌）。浅层内分别布有第一胸神经至第五腰神经的内侧皮支和伴行的动、静脉。深层布有第一胸神经至第五腰神经后支的肌支，肋间后动、静脉或腰动、静脉背侧支的分支或属支。

【主治】①胸 1~5 夹脊：心肺、胸部及上肢疾病；②胸 6~12 夹脊：胃肠、脾、肝、胆疾病；③腰 1~5 夹脊：下肢疼痛，腰、骶、小腹部疾病。

【应用】现代常用于治疗相应内脏的病变，研究认为夹脊穴能调节自主神经的功能，故用夹脊穴治疗与自主神经功能相关的一些疾病，如血管性头痛、肢端感觉异常症、自主神经功能混乱症、脑血管病、红斑性肢痛症、高血压等。

胃脘下俞 （Wèiwǎnxiàshū）

【定位】在背部，当第 8 胸椎棘突下，旁开 1.5 寸（图 3-1-17）。

【取法】患者俯卧位，先定第 7 胸椎棘突（两臂自然下垂，两肩胛骨下角的水平连线的中点），再向下一个棘突，即第 8 胸椎棘突，第 8 胸椎棘突下旁开 1.5 寸（后正中线与肩胛骨内侧缘垂线的中点骨度为 1.5 寸）取胃脘下俞。

【解剖】皮肤→皮下组织→斜方肌→背阔肌→竖脊肌。浅层主要布有第八胸神经后支的皮支和伴行的动、静脉。深层有第八胸神经后支的肌支和第八肋间后动、静脉背侧的分支或属支。

【主治】消渴，胰腺炎；胃痛，腹痛，胸胁疼痛；咳嗽，咽喉干痛。

【应用】现代常用于治疗糖尿病、胃炎、胰腺炎等。

腰眼 （Yāoyǎn）

【定位】在腰部，第 4 腰椎棘突下旁开 3.5 寸（图 3-1-17）。

【取法】患者俯卧位，先标记第 4 腰椎棘突（两髂嵴最高点连线的中点），第 4 腰椎棘突旁开约 3.5 寸的凹陷中取腰眼。

【解剖】皮肤→皮下组织→胸腰筋膜浅层和背阔肌腱膜→髂肋肌→胸腰筋膜深层→腰方肌。浅层主要布有臀上皮神经和第四腰神经后支的皮支。深层主要布有第四腰神经后支的肌支和第四腰动、静脉的分支或属支。

【主治】腰痛，尿频，消渴，妇科疾患。

【应用】现代常用于治疗腰肌纤维炎、腰肌劳损、子宫内膜炎等。

十七椎（Shíqīzhuī）

【定位】在腰部，当后正中线上，第5腰椎棘突下（图3-1-17）。

【取法】患者俯卧位，先标记第4腰椎棘突（两髂嵴最高点连线的中点），然后向下触及第5腰椎棘突下取十七椎。

【解剖】皮肤→皮下组织→棘上韧带→棘间韧带。浅层主要布有第五腰神经后支的皮支和伴行的动、静脉。深层主要有第五腰神经后支的分支和棘突间的椎外（后）静脉。

【主治】腰骶痛，痛经，崩漏，遗尿，腿痛。

【应用】现代常用于治疗腰骶部病变、下肢瘫痪、功能性子宫出血、小儿遗尿等。

二白（Èrbái）

【定位】在前臂掌侧，腕横纹上4寸，桡侧腕屈肌腱的两侧，一侧两穴（图3-1-18）。

【取法】患者正坐位，掌心向上，将腕横纹至肘横纹等分为3等份，于上2/3与下1/3交点处（腕横纹上4寸），桡侧腕屈肌腱的两侧取二白。

【解剖】皮肤→皮下组织→掌长肌腱与桡侧腕屈肌之间→指浅屈肌→正中神经→拇长屈肌→前臂骨间膜。浅层布有前臂外侧皮神经和前臂正中静脉的属支。深层布有正中神经、正中动脉。

【主治】前臂痛，胸胁痛，痔疮，脱肛。

【应用】现代常用于治疗痔疮、脱肛等肛肠病。

腰痛点（Yāotòngdiǎn）

【定位】在手背，当第2、3掌骨及第4、5掌骨之间，当腕背横纹与掌指关节中点处，一侧两穴（图3-1-18）。

【取法】患者伸指伏掌，在手背，第2、3掌骨间及第4、5掌骨间，腕背侧远端横纹与掌指关节的中点处取腰痛点，一手两穴。

【解剖】一穴：皮肤→皮下组织→指伸肌腱和桡侧腕短伸肌腱。另一穴：皮肤→皮下组织→小指伸肌腱与第四指伸肌腱之间。此二穴处布有手背静脉网和掌背动脉，有桡神经的浅支和尺神经的手背支。

【主治】急性腰扭伤，手背红肿疼痛；头痛，小儿急慢性惊风。

【应用】现代常用于治疗急性腰扭伤、掌指疾患。

外劳宫（落枕）（Wàiláogōng）

【定位】在手背，第 2、3 掌骨之间，掌指关节后 0.5 寸（图 3-1-18）。

【取法】患者微握拳，在第 2、3 掌骨之间，掌指关节后 0.5 寸凹陷中取外劳宫，与掌侧的劳宫穴前后相对。

【解剖】皮肤→皮下组织→第二骨间背侧肌→第一骨间掌侧肌。布有桡神经浅支的指背神经，手背静脉网和掌背动脉。

【主治】落枕，手背肿痛，手指麻木，五指屈伸不利。

【应用】现代常用于治疗颈椎综合征、落枕、掌指疾患。

八邪（Bāxié）

【定位】在手背，第 1 至第 5 指间，指蹼缘后方赤白肉际处（图 3-1-18）。

【取法】在手背侧，第 1 至第 5 指间，指蹼缘后方赤白肉际处取八邪，左右共 8 穴。

【解剖】皮肤→皮下组织→骨间背侧肌→骨间掌侧肌→蚓状肌。浅层布有掌背动、静脉或指背动、静脉和指背神经。深层有指掌侧总动、静脉或指掌侧固有动、静脉和指掌侧固有神经。

【主治】手背肿痛，手指麻木；头痛，咽痛，齿痛，烦热；毒蛇咬伤。

【应用】现代常用于治疗手指关节疾病、手指麻木，毒蛇咬伤等。

四缝（Sìfèng）

【定位】第 2 至第 5 指掌侧，近端指关节的中央（图 3-1-18）。

【取法】仰掌伸指，在第 2 至第 5 指掌侧，近端指关节横纹的中央取四缝。

【解剖】皮肤→皮下组织→指深屈肌腱。各穴的血管：指掌侧固有动、静脉的分支或属支和指皮下静脉。各穴的神经：食指和中指的四缝穴有正中神经的指掌侧固有神经分布，无名指的四缝穴，桡侧的一支来自正中神经的指掌侧固有神经，尺侧的一支来自尺神经的指掌侧固有神经，小指四缝穴由来自尺神经的指掌侧固有神经分布。

【主治】疳积，小儿腹泻，肠虫症，百日咳。

【应用】现代常用于治疗小儿营养不良、小儿厌食症、佝偻病、肠道蛔虫症、百日咳、哮喘等。

十宣（Shíxuān）

【定位】在十指指尖端，距指甲游离缘 0.1 寸（图 3-1-18）。

【取法】仰掌，十指微屈，在手十指尖端，距指甲游离缘 0.1 寸取十宣，左右共 10 穴。

【解剖】皮肤→皮下组织。各穴的神经支配，拇指到中指的十宣穴由正中神经分布；无名指的十宣穴由桡侧的正中神经和尺侧的尺神经双重分布；小指的十宣穴由尺神经分布。

【主治】昏迷，晕厥，中暑，小儿惊厥；热病；手指麻木。

【应用】现代常用于治疗休克、昏迷、高热、中暑、癫痫、癔病、小儿惊厥、手指麻木等，多用于急性病症的抢救。

鹤顶（Hèdǐng）

【定位】在膝上部，髌底的中点上方凹陷处（图 3-1-19）。

【取法】患者端坐屈膝，施术者在髌底上缘中点的凹陷处取鹤顶。

【解剖】皮肤→皮下组织→股四头肌腱。浅层布有股神经前皮支和大隐静脉的属支。深层有膝关节的动、静脉网。

【主治】膝关节疼痛，腿足无力，鹤膝风，脚气。

【应用】现代常用于治疗膝关节及周围软组织疾患、下肢瘫痪等。

百虫窝（Bǎichóngwō）

【定位】在大腿内侧，髌底内侧上 3 寸（图 3-1-19）。

【取法】患者端坐屈膝，施术者先摸按到膝关节上方的髌底内侧角，从髌底内侧角向上量取 3 寸（横指同身寸）即血海（足太阴经），上 1 寸取百虫窝。

【解剖】皮肤→皮下组织→股内侧肌。浅层布有股神经的前皮支，大隐静脉的属支。深层有股动、静脉的肌支和股神经的分支。

【主治】皮肤瘙痒，风疹块，下部生疮，蛔虫病。

【应用】现代常用于治疗荨麻疹、风疹、湿疹、蛔虫病等。

膝眼（Xīyǎn）

【定位】在髌韧带两侧凹陷中，在内侧的称内膝眼，外侧的称外膝眼（图 3-1-19）。

【取法】患者端坐屈膝，在髌韧带内侧凹陷处取内膝眼，外侧为外膝眼（即犊鼻，足阳明经），内、外膝眼合称膝眼穴。

【解剖】皮肤→皮下组织→髌韧带与髌内侧支持带之间→膝关节囊、翼状皱襞。浅层布有隐神经的髌下支和股神经的前皮支。深层有膝关节的动、静脉网。

【主治】膝痛，腿痛，脚气。

【应用】现代常用于治疗膝关节及周围软组织疾患、下肢瘫痪等。

胆囊（Dǎnnáng）

【定位】在小腿外侧上部，腓骨小头前下方凹陷处（阳陵泉）直下 2 寸（图 3-1-19）。

【取法】患者端坐屈膝，腓骨小头直下 2 寸处（用横指同身寸，上 2/3 与下 1/3 交点处）取胆囊穴。

【解剖】皮肤→皮下组织→腓骨长肌。浅层布有腓肠外侧皮神经。深层有腓浅神经，腓深神经和胫前动、静脉。

【主治】胁痛；急、慢性胆囊炎，胆石症，胆道蛔虫症，胆绞痛；下肢痿痹。

【应用】现代常用于治疗急、慢性胆囊炎、胆石症等胆道疾患。

阑尾（Lánwěi）

【定位】犊鼻穴下 5 寸，胫骨前缘旁开一横指（图 3-1-19）。

【取法】将犊鼻至外踝尖分为 4 等份，上 1/4 与下 3/4 交点再向下 1 寸，胫骨前嵴外一横指（中指）处取阑尾穴（犊鼻下 5 寸）。

【解剖】皮肤→皮下组织→胫骨前肌→小腿骨间膜→胫骨后肌。浅层布有腓肠外侧皮神经和浅静脉。深层有腓深神经和胫前动、静脉。

【主治】急、慢性阑尾炎，胃脘疼痛，纳呆，下肢痿痹。

【应用】现代常用于治疗急、慢性阑尾炎，急、慢性肠炎，消化不良。

八风（Bāfēng）

【定位】在足背第 1 至第 5 趾间，趾蹼缘后方赤白肉际处（图 3-1-19）。

【取法】在足背侧，第 1 至第 5 趾间，趾蹼缘后方赤白肉际处取八风，一侧 4 穴，左右共 8 穴。

【解剖】姆趾与第二趾之间的八风穴，层次解剖同行间穴（足厥阴肝经）。第二趾与第三趾之间的八风穴，层次解剖同内庭穴（足阳明胃经）。第四趾与小趾之间的八风穴，层次解剖同侠溪穴（足少阳胆经）。第三趾与第四趾之间八风穴的层次解剖是：皮肤→皮下组织→第三与第四趾的趾长、短伸肌腱之间→第三、四跖骨头之间。浅层布有足背中间皮神经的趾背神经和足背浅静脉网。深层有跖背动脉的分支趾背动脉，跖背静脉的属支趾背静脉。

【主治】足跗肿痛，足趾青紫症；头痛，牙痛；毒蛇咬伤。

【应用】现代常用于治疗毒蛇咬伤，足趾运动、感觉障碍等。

气端（Qìduān）

【定位】足十趾尖端，距趾甲游离缘 0.1 寸（图 3-1-19）。

【取法】于十趾尖端中央，距趾甲游离缘 0.1 寸处取气端，左右共 10 穴。

【解剖】皮肤→皮下组织。神经支配是：姆趾和第二趾由来自腓浅神经的趾背神经、腓深神经的趾背神经和胫神经的趾足底固有神经支配；第三、第四趾由来自腓浅神经的趾背神经和胫神经的趾足底固有神经支配；小趾由来自腓肠神经的趾背神经、腓浅神经的趾背神经和胫神经的趾足底固有神经支配。血管供应是来源于足底内、外动脉的趾底固有动脉和足背动脉的趾背动脉。

【主治】中风急救；足趾麻木，脚痛红肿疼痛。

【应用】现代常用于治疗周围神经病变、中风急救等。

头部常用奇穴分布图：

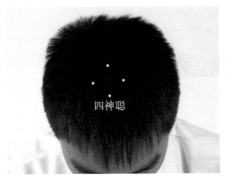
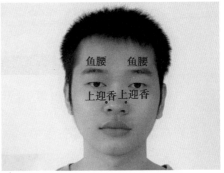

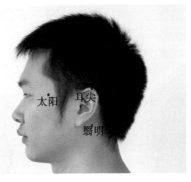

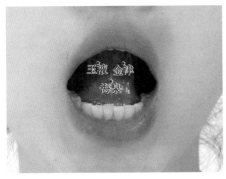
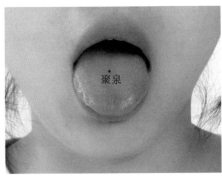

图 3-1-15　头部常用奇穴

胸腹部常用奇穴分布图:

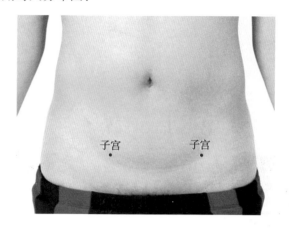

图 3-1-16 子宫穴

腰背部常用奇穴分布图:

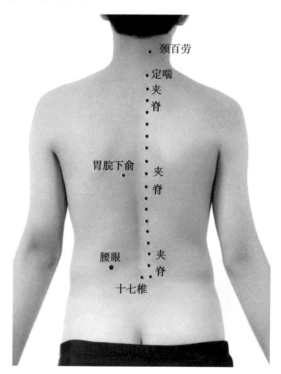

图 3-1-17 腰背部常用奇穴

上肢常用奇穴分布图：

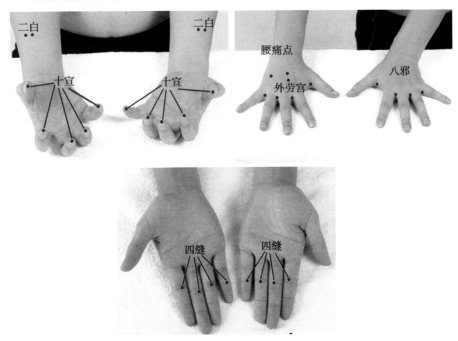

图 3-1-18 上肢常用奇穴

下肢常用奇穴分布图：

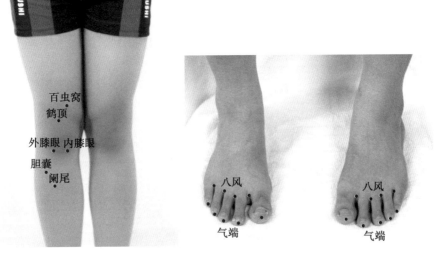

图 3-1-19 下肢常用奇穴

常用经外奇穴主治概要

部位	穴名	主治特点
头颈部	四神聪	头痛，眩晕，半身不遂，癫痫，失眠，健忘
	鱼腰	目赤肿痛，目翳，眼睑下垂，眼睑瞤动，口眼㖞斜
	太阳	偏正头痛，目赤肿痛，目眩，目涩，口眼㖞斜
	耳尖	目赤肿痛，目翳，睑腺炎，喉痹，偏头痛
	上迎香	鼻渊，鼻衄，鼻痔；头痛，迎风流泪
	内迎香	目赤肿痛，鼻疾，喉痹，热病，中暑
	聚泉	舌强，舌缓，食不知味，消渴，哮喘，咳嗽
	海泉	重舌肿胀，舌缓不收，喉闭，呕吐，呃逆，腹泻，消渴
	金津、玉液	舌强，舌肿，口疮，喉闭失语；消渴，呕吐，泄泻
	翳明	目疾，头痛，眩晕，耳鸣，失眠
	颈百劳	颈项强痛，咳嗽，气喘，骨蒸潮热，盗汗，自汗，瘰疬
胸腹部	子宫	阴挺，痛经，崩漏，月经不调，不孕，疝气，腰痛
腰背部	定喘	咳嗽，气喘，落枕，肩背痛，上肢疼痛，荨麻疹
	夹脊	胸1~5夹脊：心肺、胸部及上肢疾病；胸6~12夹脊：胃肠、脾、肝、胆疾病；腰1~5夹脊：下肢疼痛，腰、骶、小腹部疾病
	胃脘下俞	消渴，胰腺炎，胃痛，腹痛，胸胁疼痛，咳嗽，咽喉干痛
	腰眼	腰痛，尿频，消渴，妇科疾患
	十七椎	腰骶痛，痛经，崩漏，遗尿，腿痛
上肢部	二白	前臂痛，胸胁痛，痔疮，脱肛
	腰痛点	急性腰扭伤，手背红肿疼痛，头痛，小儿急慢性惊风
	外劳宫	落枕，手背肿痛，手指麻木，五指屈伸不利
	八邪	手背肿痛，手指麻木，头咽齿痛，烦热，毒蛇咬伤
	四缝	疳积，小儿腹泻，肠虫症，百日咳
	十宣	昏迷，晕厥，中暑，小儿惊厥，热病，手指麻木
下肢部	鹤顶	膝关节疼痛，腿足无力，鹤膝风，脚气
	百虫窝	皮肤瘙痒，风疹块，下部生疮，蛔虫病
	膝眼	膝痛，腿痛，脚气

续表

部位	穴名	主治特点
下肢部	胆囊	胁痛，胆囊炎，胆石症，胆道蛔虫症，胆绞痛，下肢痿痹
	阑尾	阑尾炎，胃脘疼痛，纳呆，下肢痿痹
	八风	足跗肿痛，足趾青紫症，头痛，牙痛，毒蛇咬伤
	气端	中风急救，足趾麻木，脚痛红肿疼痛

第二节　三棱针法常用部位

放血部位的选择是放血疗法实现其功效的重要因素，常用的放血部位包括血络、穴位以及病变局部放血。

1. 血络放血　这是临床普遍采用的放血部位。《灵枢·五邪》载有"取耳间青脉"治疗"邪在肝"的病证，就是血络放血的应用，主要是选取病灶附近、耳后、胸、背、肘、头、腘窝部有青紫、怒张、充血现象或皮肤表面的畸络为主，用三棱针点刺或割刺放血。这里的血络多指随疾病发生、发展而显现的静脉。

2. 穴位放血　腧穴是三棱针放血的另一重要部位，具体的腧穴的选择，可在辨证论治理论指导下，以经络学说为依据，采取局部取穴、循经取穴及辨证取穴相结合的原则，取末梢血管分布比较丰富的穴位进行放血。

（1）局部取穴放血：选取病灶的局部腧穴放血。如《灵枢·厥病》篇说："厥头痛，头脉痛……视头动脉反盛者，刺尽去血。"由于腧穴能治疗其所在部位和邻近部位的病证，因此，多用指趾末端、面部、耳部的腧穴，如印堂、攒竹、耳尖等以治疗体表部位明显和较局限的症状。

（2）循经取穴放血：病在何经，即取何经穴位放血。如《素问·刺热篇》："肺热病者……身热，热争则喘咳，刺手太阴、阳明出血如豆大，立已。"即肺热引起的各种病证，如喘咳（实证）可用循经刺血。目前临床治疗热郁于肺而致各种实热如急性扁桃体炎、咽喉炎，刺少商、鱼际均能取得较好的效果。

另外某经有病，亦可取与该经相表里的经脉穴位放血。如《灵枢·五邪》篇说："邪在肾……腹胀腰痛，大便难，肩背颈项痛……取之涌泉、昆仑，视有血者尽取之。"这里邪虽在肾，但肾与膀胱相表里，其症可通过经脉传变，既有肾经症状，又有膀胱经症状，故取肾经的涌泉穴和膀胱经的昆仑穴放血。

（3）辨证取穴放血：这是根据中医理论和腧穴功能主治而提出的放血法，它与局部取穴、循经取穴放血有所不同，前二者都是以病痛部位为依据，但对于发热等全身证候，并不能完全概括，就应用辨证取穴放血法，多选取井穴、十宣、四缝等腧穴。

3. 病变局部放血　病变局部多是络脉瘀血部位，在瘀结处即可放血。《内经》中即有记载，如《灵枢·寿夭刚柔篇》："久痹不去身者，视其血络，尽出其血。"《素问·缪刺论》："因视其皮部有血络者尽取之。"病痛局部放血多用三棱针点刺，或用皮肤针重重叩刺病灶部位。临床对顽麻疼痛、扭仆跌打损伤等症，如见络脉怒张或血瘀均可在这些部位放血。如血管性头痛，可见两侧颞部经脉怒张，可点刺太阳穴络脉出血而收到镇痛作用。

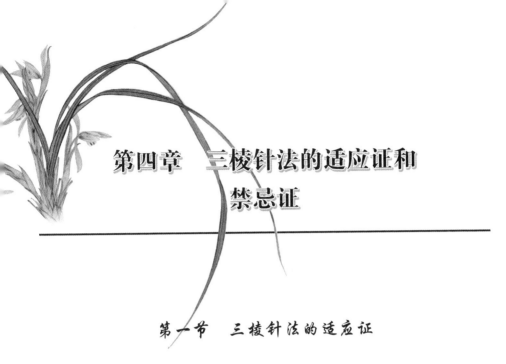

第四章　三棱针法的适应证和禁忌证

第一节　三棱针法的适应证

　　三棱针法临床广泛应用于实证、热证、痛证、瘀证、痹证的治疗。其中，点刺法多用于中风急性期、高热、惊厥、气厥、痰厥、中暑、休克、咽喉肿痛、目赤肿痛、麦粒肿、急性腰扭伤、小儿疳积等证。散刺法多用于丹毒、痈疮、疖肿、疔疮、顽癣、外伤性瘀血疼痛、褥疮实证等。刺络法适应证较为广泛，除治疗局部病症外，还常用于治疗内科疾病以及全身性疾病，如感冒恶寒发热、头痛、面瘫、癫狂痫、中风后遗症、高血压病、心脏病、咳喘等呼吸系统疾病、急性吐泻等消化系统疾病、荨麻疹等多种皮肤病、颈肩腰腿等关节和软组织疾病、癥瘕积聚、囊肿、肿瘤等。此外，对于有些病人体质羸弱，整体偏虚，但局部有气血瘀阻或湿邪停滞等实证征象的患者，酌情应用三棱针疗法亦可获得良效。如肝硬化腹水患者在背俞穴和腹部刺络可取得较好疗效。推其机制当是"祛瘀以生新""化瘀以祛湿"，故从这一点来讲，三棱针法亦有补虚之功，正如金代医家张子和所言："先论攻其邪，邪去而元气自复"，即是此意。

第二节　三棱针法的禁忌证

　　1. 体质过度虚弱，严重贫血者禁刺。

2. 过度饥饿、疲劳、精神高度紧张者禁刺，宜进食、休息、解除思想顾虑后再施治。

3. 孕妇、产妇、习惯性流产者禁刺；月经期间最好不刺，但如病情需要仍可刺（如痛经）。

4. 动脉禁刺，粗大静脉禁刺或慎刺。

5. 危重、烈性传染病和严重心、肝、肾功能损害者禁刺。

6. 凝血机制障碍者（如血小板减少、血友病）或有出血倾向者禁用刺络放血。

7. 血管瘤部位、不明原因的肿块部位禁刺。

8. 重要脏器附近忌深刺。

9. 凡见整体气血不足、阴阳亏虚而无实症者禁刺。

10. 大出血患者禁刺。

11. 疮疡溃口或者有创面的部位，局部禁刺。

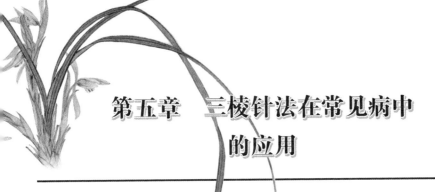

第五章　三棱针法在常见病中的应用

第一节　内科病症

感　冒

【概述】

感冒，又称"伤风"，是一种常见的外感性疾病，一年四季均可发病，以冬春季节常见。感冒多因病毒或细菌感染上呼吸道所引起。临床症状先有鼻塞、流涕、咽痛、打喷嚏、怕冷，继而出现头痛、发热、咳嗽、全身酸痛等。

【病因病机】

1. 六淫病邪之风寒暑湿燥火均可为感冒的病因，因风为六气之首，"百病之长"，风为感冒的主因。六淫侵袭有当令之时气和非时之气。由于气候突变，温差增大，感受当令之气，如春季受风，夏季受热，秋季受燥，冬季受寒等病邪而感冒；再就是气候反常，春应温而反寒，夏应热而反凉，秋应凉而反热，冬应寒而反温，人感"非时之气"而病感冒。

六淫之气可单独致感冒，但常常是互相兼夹为病，以风邪为首，冬季夹寒，春季夹热，夏季夹暑湿，秋季夹燥，梅雨季节夹湿邪等。由于临床上以冬、春两季发病率较高，故而以夹寒、夹热为多见而成风寒、风热之证。

2. 时行病毒之时行者，指与岁时有关，每2~3年一小流行，每10年左右一大流行的邪气；病毒者指一种为害甚烈的异气，或称疫疠之气，具有较强传染性的邪气。《诸病源候论·时气病诸候》："因岁时不和，温凉失节，人感乖戾之气而生病者，多相染易"，即指时行病毒之邪。人感时行病毒而病感冒则为时行感冒。

六淫病邪或时行病毒能够侵袭人体引起感冒，除因邪气特别盛外，总是与人体的正气失调有关。或是由于正气素虚，或是素有肺系疾病，不能调节肺卫而感受外邪。即使体质素健，若因生活起居不慎，如疲劳、饥饿而机体功能状态下降，或因汗出衣裹冷湿，或餐凉露宿，冒风沐雨，或气候变化时未及时加减衣服等，正气失调，腠理不密，邪气得以乘虚而入。

【辨证分型】

1. 风寒感冒　恶寒重，发热轻，无汗，头痛，肢节酸疼，鼻塞声重，时流清涕，喉痒，咳嗽，痰吐稀薄色白，舌苔薄白，脉浮或浮紧。

2. 风热感冒　发热，微恶风寒，或有汗，鼻塞喷嚏，流稠涕，头痛，咽喉疼痛，咳嗽痰稠，舌苔薄黄，脉浮数。

3. 暑湿感冒　发生于夏季，面垢，身热汗出，但汗出不畅，身热不扬，身重倦怠，头昏重痛，或有鼻塞流涕，咳嗽痰黄，胸闷欲呕，小便短赤，舌苔黄腻，脉濡数。

4. 体虚感冒　年老或体质素虚，或病后，产后体弱，气虚阴亏，卫外不固，容易反复感冒，或感冒后缠绵不愈，其证治与常人感冒不同。

【治疗方法】

1. 常用腧穴

主穴：大椎、风池。

风热感冒：加少商；暑湿感冒：加曲池。

2. 操作方法（图 5-1-1～图 5-1-4）

选针：高压蒸汽消毒后针具。

消毒：先用碘酊，再用75%酒精进行穴位消毒；医者的手进行消毒。

针刺：大椎、少商用点刺法，风池、曲池用刺络法。

拔罐：出血停止后，加拔火罐，一般采用闪火法，3～5分钟起罐。

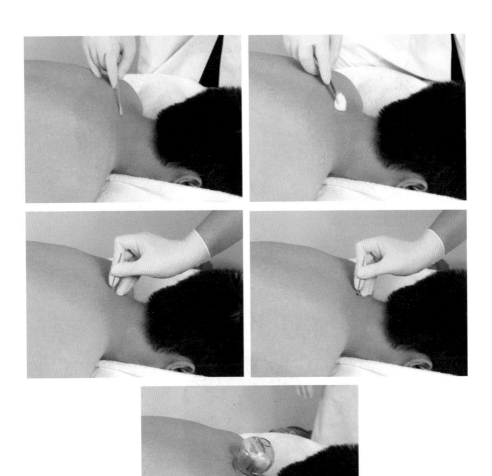

图 5-1-1　大椎操作的分步图示

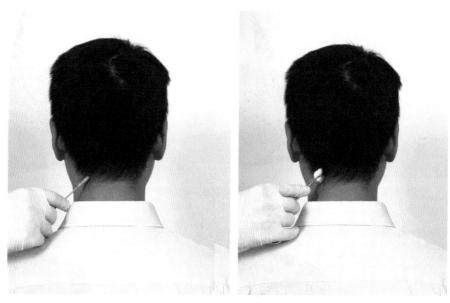

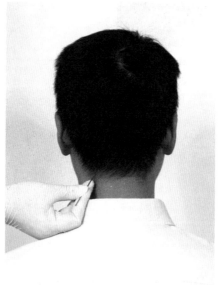

图 5-1-2 风池操作的分步图示

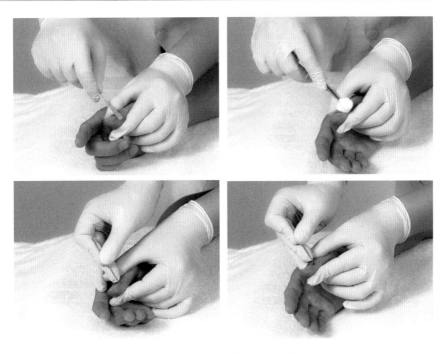

图 5-1-3　少商操作的分步图示

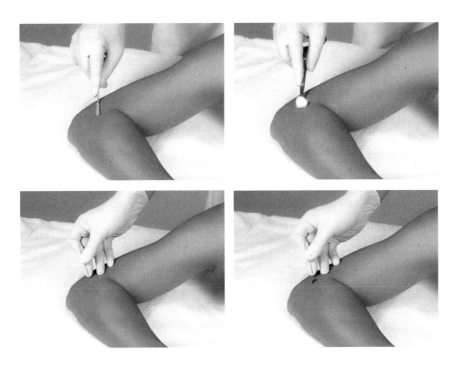

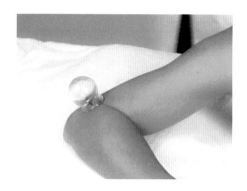

图 5-1-4　曲池操作的分步图示

【注意事项】

1. 患病期间少食油腻食物，多饮水，宜清淡饮食；加强身体锻炼；避免过度劳累。

2. 体虚感冒不宜用三棱针治疗。

3. 严格消毒，以免感染。

4. 熟悉解剖部位，避开动脉血管。

5. 皮肤有感染、溃疡、瘢痕者，不要直接针刺患处，可在周围选取刺血部位。

咳　　嗽

【概述】

咳嗽是由六淫外邪侵袭肺系，或脏腑功能失调，内伤及肺，肺气不清，失于宣降所致，临床以咳嗽、咯痰为主要临床表现。它是人体的一种保护性反射动作。呼吸道内的病理性分泌物和从外界进入呼吸道内的异物，可借咳嗽反射的动作而排出体外。可是如为频繁的刺激性咳嗽而致影响工作与休息，则失去其保护性意义。

【病因病机】

咳嗽为呼吸系统疾病的主要症状，根据其发病原因，可分为外感咳嗽和内伤咳嗽两类。

1. 外感咳嗽　外感咳嗽是由外邪侵袭而引起。其发病多因于外感风寒、风热之邪，从口鼻皮毛而入。肺合皮毛，开窍于鼻，肺卫受邪，于是肺气壅遏不宣，清肃失常，发为咳嗽。

2. 内伤咳嗽　内伤咳嗽为脏腑功能失调所致。其发病多为它脏病变，累及肺脏而致咳嗽，如脾虚生湿，湿聚成痰，上渍于肺，肺气不得下降；或因肝气郁结，久而化火，火盛烁肺，气失清肃，均可导致咳嗽。

无论外感或内伤引起的咳嗽，均累及肺脏受病，由肺气不清失于宣肃所致。由此可见，咳嗽是内外病邪犯肺，肺脏为了祛邪外达所产生的一种病理反应。

【辨证分型】

（一）外感咳嗽

1. 风寒袭肺　咳嗽声重，气急咽痒，咳痰稀薄，色白，鼻塞，流清涕，头痛，肢体酸楚，恶寒，发热，无汗，舌苔薄白，脉浮或浮紧。

2. 风热犯肺　咳嗽频剧，气粗或咳声音哑，喉燥咽痛，咯痰不爽，痰黏稠或稠黄，咳时汗出，鼻流黄涕，口渴，头痛，肢楚，恶风，身热。

3. 风燥伤肺　干咳，连声作呛，无痰或有少量黏痰，不易咯出，喉痒，唇鼻干燥，咳甚则胸痛，或痰中带有血丝，口干，咽干而痛，或鼻塞，头痛，微寒，身热，舌红，苔薄白或薄黄，干而少津。

（二）内伤咳嗽

1. 痰湿蕴肺　咳嗽痰多，咳声重浊，痰白黏稠或稠厚或稀薄，每于晨间咳痰尤甚，因痰而嗽，痰出则咳缓，胸闷，脘痞，呕恶，纳差，腹胀，大便时溏，舌苔白腻，脉濡滑。

2. 痰热郁肺　咳嗽气息粗促，或喉中有痰声，痰多、质黏厚或稠黄，咯吐不爽，或有热腥味，或吐血痰，胸胁胀满，咳时引痛，面赤，或有身热，口干欲饮。

3. 肝火犯肺　气逆作咳，阵作，咳时面红目赤，咳引胸痛，可随情绪波动增减，烦热咽干，常感痰滞咽喉，咯之难出，量少质黏，或痰如絮条，口干口苦，胸胁胀痛。舌质红，苔薄黄少津，脉弦数。

4. 肺阴亏耗　干咳，咳声短促，痰少黏白，或痰中夹血，或声音逐渐嘶哑，午后潮热，颧红，手足心热，夜寐盗汗，口干咽燥，起病缓慢，日渐消瘦，神疲，舌红少苔，脉细数。

【治疗方法】

1. 常用腧穴

主穴：肺俞。

外感咳嗽：加大椎；内伤咳嗽：肝火加太冲，痰湿加丰隆，咽痛：加少商、耳尖。

2. 操作方法（图 5-1-5 ~ 图 5-1-8）

选针：高压蒸汽消毒后针具。

消毒：先用碘酊，再用 75% 酒精进行穴位消毒；医者的手进行消毒。

针刺：少商、耳尖、太冲用点刺法，大椎、肺俞、丰隆用散刺法。

拔罐：出血停止后，加拔火罐，一般采用闪火法，3 ~ 5 分钟起罐。

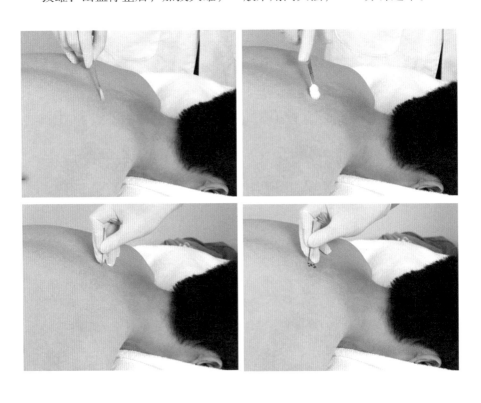

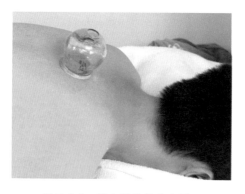

图 5-1-5 肺俞操作的分步图示

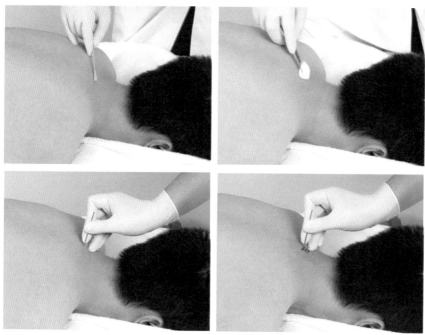

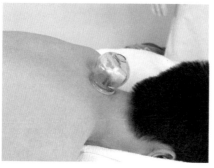

图 5-1-6 大椎操作的分步图示

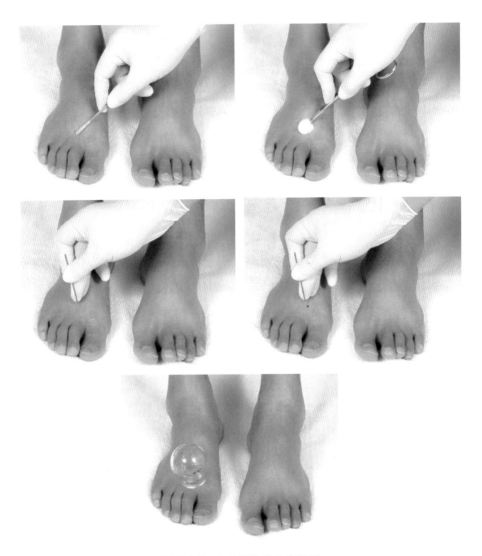

图 5-1-7 太冲操作的分步图示

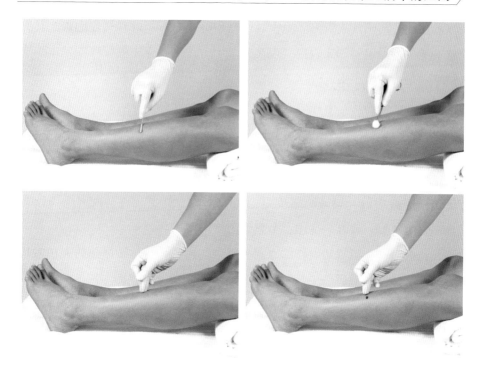

图 5-1-8　丰隆操作的分步图示

【注意事项】

1. 患病期间少食油腻食物，戒烟酒，宜清淡饮食；加强身体锻炼，避免过度劳累。

2. 体虚者不宜用三棱针治疗。

3. 注意气候变化，做好防寒保暖，避免受凉。

4. 严格消毒，以免感染。

5. 熟悉解剖部位，避开动脉血管，皮肤有感染、溃疡、瘢痕者，不要直接针刺患处。

哮　　喘

【概述】

中医学中，哮喘是哮与喘的总称，喉中痰鸣为哮，气短不足以息为喘。是由于宿痰伏肺，遇诱因或感邪引触，以致痰阻气道，肺失宣降，气道挛急所致发作性的痰鸣气喘疾患。发作时以喉中哮鸣有声，呼吸气促困难，甚则喘息不能平卧为主要临床表现。现代医学中，哮喘属于支气管哮喘范畴。支气管哮喘是一种以小支气管痉挛为主的喘息性疾患。主要临床表现为阵发性带哮鸣声的呼吸困难，听诊两肺布满哮鸣音，以呼气延长为特点。其一年四季均可发病，而以冬春气候寒冷多变时为多见。

【病因病机】

中医学认为，哮喘的发生，为宿痰内伏于肺，每因外感、饮食、情志、劳倦等诱因而引触，以致痰阻气道，肺失肃降，气道挛急。内因为痰饮内伏。诱因为气候、饮食、情志、劳累等因素。

现代医学认为，哮喘发作的原因很复杂。主要是有过敏体质的人接触抗原后，使支气管平滑肌发生痉挛，此为速发性哮喘反应。更为常见的是，不少患者在接触抗原数小时乃至数 10 小时后方始发作哮喘，称为迟发性哮喘反应，这是气道变应性炎症的结果。气道黏膜水肿、炎性细胞浸润、腺体分泌增多、黏液纤毛清除功能障碍，加上管腔内黏液栓阻塞也是哮喘发作的重要机制。

【辨证分型】

1. 寒哮　呼吸急促，喉中痰鸣有声，胸膈满闷如塞，咳不甚，痰少咯吐不爽，或清稀呈泡沫状，口不渴，或渴喜热饮，面色晦暗带青，形寒怕冷，或小便清，天冷或受寒易复发，或恶寒、无汗、身痛，舌淡苔白滑，脉弦紧或浮紧。

2. 热哮　气粗息涌，喉中痰鸣如吼，胸高胁胀，咳呛阵作，咳痰，色黄或白，黏浊稠厚，咯吐不利，烦闷不安，不恶寒，汗出，面赤，口苦，口渴喜饮，舌红、苔黄腻，脉滑数。

3. 浊哮　喘咳胸闷，但坐不得卧，痰涎壅盛，喉如拽锯，咯痰黏腻难出，呕恶，纳呆，口黏不渴，神疲乏力，或胃脘胸闷，或便溏，或胸胁不舒，或唇甲青紫，舌淡胖，脉滑实。

4. 风哮　哮喘反复发作，时发时止，发时喉中哮鸣有声，呼吸急促，不能平卧，止时如常人，咳嗽痰少或无痰，发前多有鼻痒、咽痒、喷嚏、咳嗽，或伴恶风汗出，咽干口燥，面色潮红，舌淡或舌红少津，苔薄白，脉浮或弦细。

【治疗方法】

1. 常用腧穴

主穴：肺俞、定喘、尺泽。

寒哮：加大椎；热哮：加曲池；浊哮：加丰隆；风哮：加风池。

2. 操作方法（图 5-1-9~图 5-1-15）

选针：高压蒸汽消毒后针具。

消毒：先用碘酊，再用 75% 酒精进行穴位消毒；医者的手进行消毒。

针刺：尺泽、风池、曲池用刺络法，肺俞、定喘、大椎、丰隆用散刺法。

拔罐：出血停止后，加拔火罐，一般采用闪火法，3~5 分钟起罐。

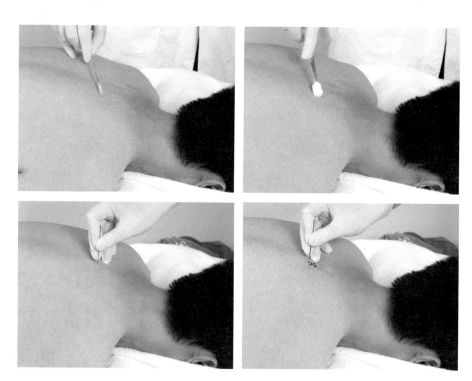

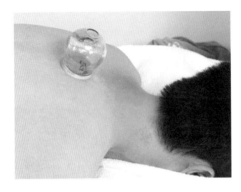

图 5-1-9　肺俞操作的分步图示

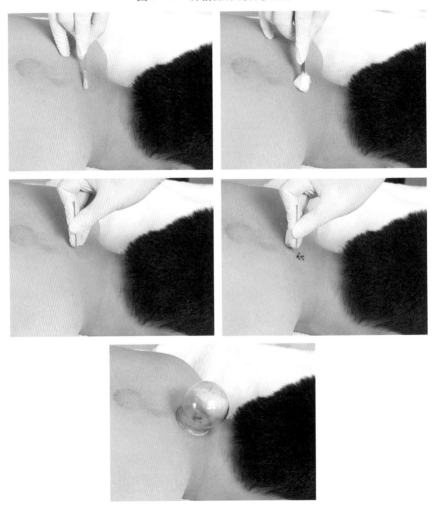

图 5-1-10　定喘操作的分步图示

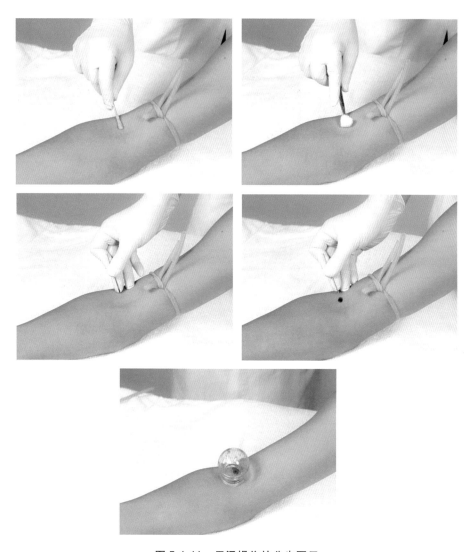

图 5-1-11　尺泽操作的分步图示

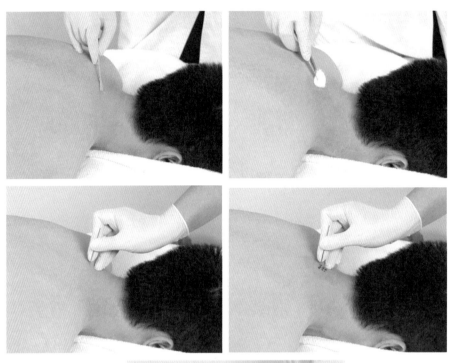

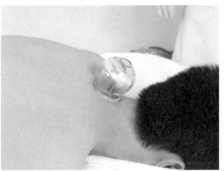

图 5-1-12　大椎操作的分步图示

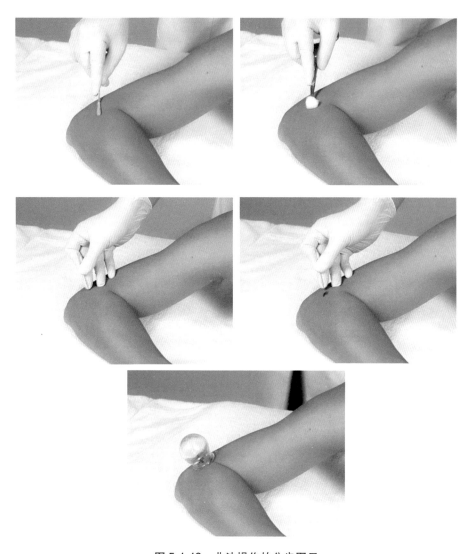

图 5-1-13　曲池操作的分步图示

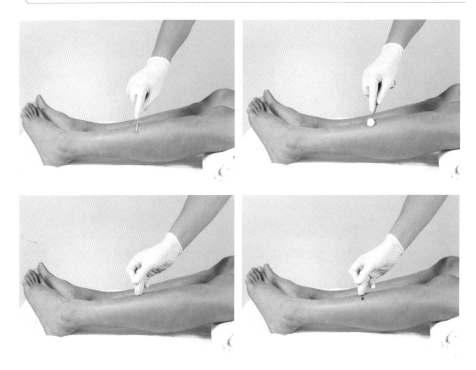

图 5-1-14　丰隆操作的分步图示

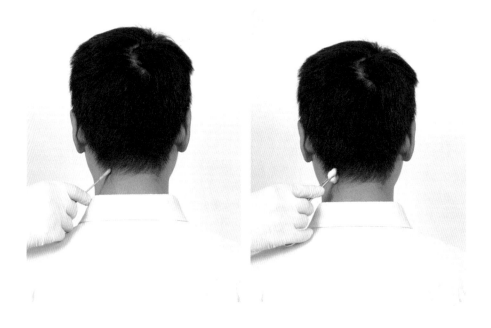

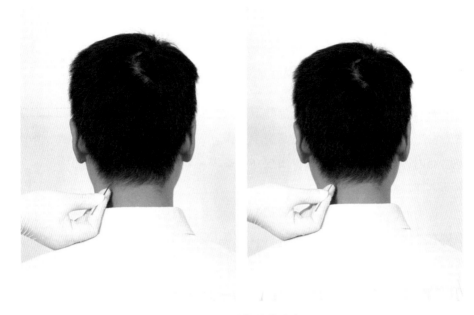

图 5-1-15　风池操作的分步图示

【注意事项】

1. 患病期间忌吸烟和避免接触刺激性气体、灰尘，饮食忌生冷、肥腻、辛辣、海腥等物。避免易于诱发的各种因素，以减少发作的机会。

2. 加强身体锻炼；避免过度劳累和情志刺激。

3. 注意气候变化，做好防寒保暖，避免受凉，防止外邪诱发。

4. 严格消毒，以免感染。

5. 熟悉解剖部位，避开动脉血管，皮肤有感染、溃疡、瘢痕者，不要直接针刺患处。

肺　炎

【概述】

肺炎是指包括终末气道、肺泡腔及肺间质等在内的肺实质的急性炎症。可由多种原因引起。多数起病急骤，常有受凉淋雨、劳累、病毒感染等诱因，表现为寒战、高热，咳嗽、咳痰，甚则胸痛、呼吸困难，少数伴有恶心、呕吐、腹胀或腹泻等胃肠道症状，严重者可出现模糊、烦躁、嗜睡、谵妄、昏迷等。属中医"风温""风温肺热病""肺热病""咳嗽"等范畴。

【病因病机】

肺炎的发病主要责之于痰、热、毒互结于肺，多因正气不足，营不内守，卫不御外，抗病能力低下，暴感风热之邪而发。

病邪从口鼻而入，先犯上焦肺卫，"肺主气属卫"，故外而邪正相争，表现为发热恶寒；内而肺气不清，失于宣肃，则咳嗽咯痰；若病势不解，则卫分之邪内达气分，肺气壅塞，出现高热烦渴、咳喘、胸痛、咯痰带血等痰热壅肺之证。

若失治误治，或治之不当或正不胜邪，必邪气深入，病情发展，其传变趋势有二，一为顺传于肺胃，而气（痰热壅肺）而营而血；一为逆传心包，而心营，而神明（脑）。

若邪热深盛，邪正剧争，正气溃败，骤然外脱，则阴津失其内守，阳气不能固托，终致阴阳不能维系，形成阴竭阳脱。此外，风温热邪，久羁不解，易深入下焦，下竭肝肾，导致真阴欲竭，气阴两伤。

【辨证分型】

1. 邪在肺卫　发热重，恶寒轻，咳嗽痰白，口微渴，头痛，鼻塞，舌边尖红，苔薄白或微黄，脉浮数。

2. 痰热壅肺　高热烦渴，咳喘胸痛，咯黄痰或带血，舌红苔黄或腻，脉滑数。

3. 热陷心包　灼热夜甚，神昏谵语，咳喘气促，痰气漉漉，舌謇肢厥，舌红绛，脉细滑数。

4. 阴竭阳脱　高热骤降，大汗肢冷，颜面苍白，呼吸急迫，痰热壅盛，唇甲青紫，神志恍惚，舌红少津，脉微欲绝，血压下降。

5. 气阴两伤　低热夜甚，干咳少痰，口燥咽干，五心烦热，神倦纳差，脉细数，舌红少苔。

【治疗方法】

1. 常用腧穴

主穴：肺俞、孔最、尺泽、风池。

发热：加大椎、曲池；咳痰：加丰隆。

2. 操作方法（图 5-1-16~图 5-1-22）

选针：高压蒸汽消毒后针具。

消毒：先用碘酊，再用 75% 酒精进行穴位消毒；医者的手进行消毒。

针刺：孔最、尺泽、风池、曲池用刺络法，肺俞、大椎、丰隆用散刺法。

拔罐：出血停止后，加拔火罐，一般采用闪火法，3~5 分钟起罐。

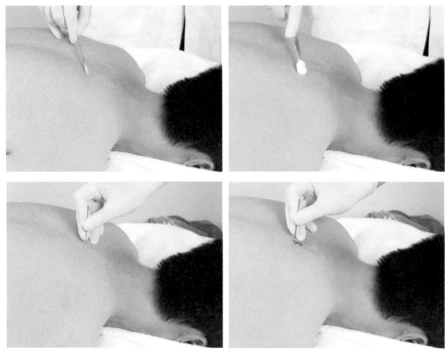

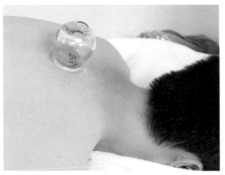

图 5-1-16　肺俞操作的分步图示

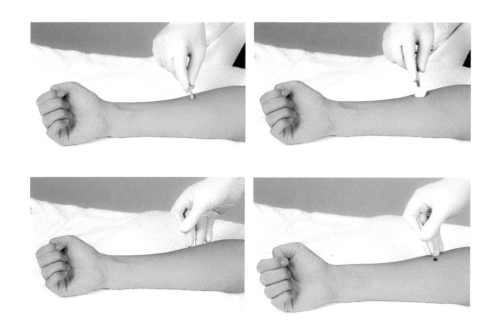

图 5-1-17　孔最操作的分步图示

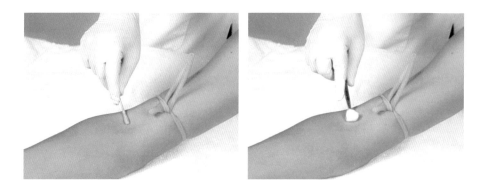

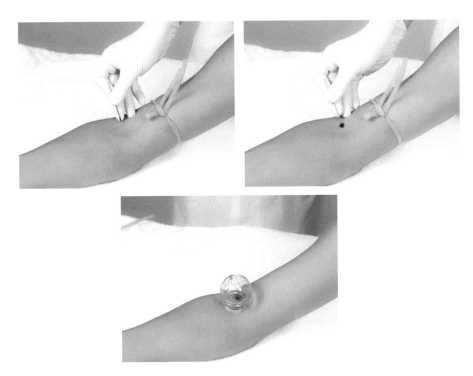

图 5-1-18 尺泽操作的分步图示

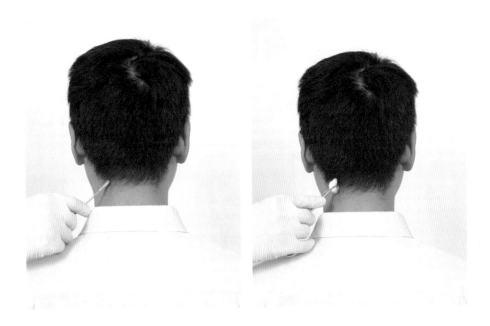

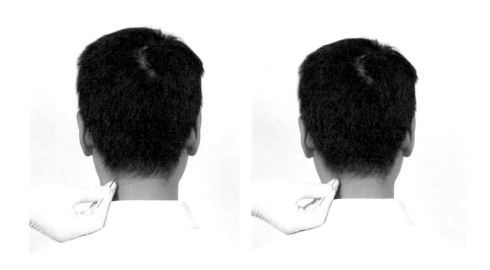

图 5-1-19　风池操作的分步图示

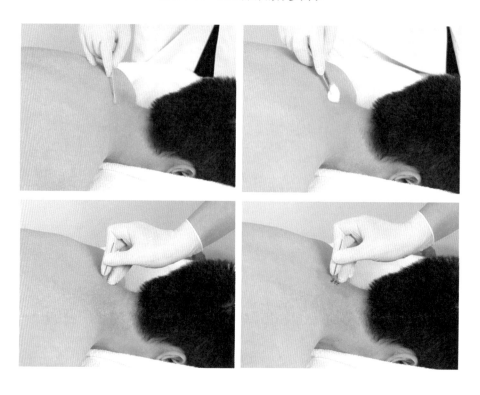

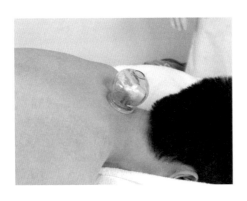

图 5-1-20　大椎操作的分步图示

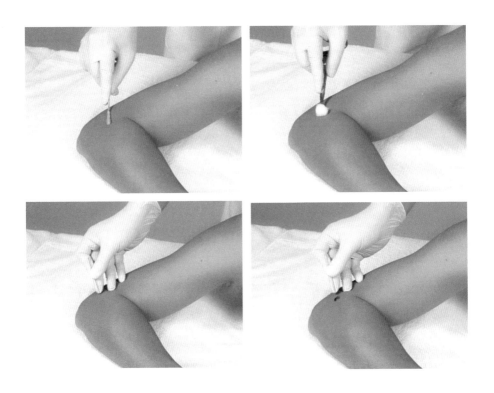

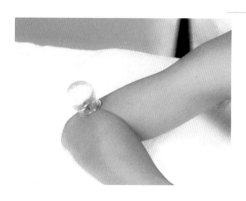

图 5-1-21　曲池操作的分步图示

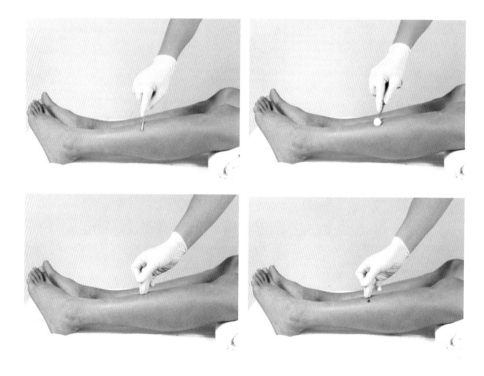

图 5-1-22　丰隆操作的分步图示

【注意事项】

1. 患病期间卧床休息，宜清淡饮食，多饮水，适当补充足够蛋白质、热量及维生素；加强身体锻炼，注意保暖，避免淋雨受寒、过度劳累、醉酒等诱发因素。

2. 高热不能退者，应适当配合物理降温等及时降温，烦躁者酌情使用镇静药。

3. 一经诊断即应予抗生素治疗，在医生指导下选择适当的抗生素。

4. 严格消毒，以免感染。

5. 熟悉解剖部位，避开动脉血管，皮肤有感染、溃疡、瘢痕者，不要直接针刺患处。

冠　心　病

【概述】

冠心病属于中医"心悸""胸痹"范畴。心悸包括惊悸和怔忡，指病人自觉心中急剧跳动、惊慌不安、不能自主为主要临床表现的一种病证，一般呈阵发性，每因情志波动或劳累过度而发作，发作时常伴有气短胸闷，神疲乏力，头晕喘促，甚至不能平卧，以致出现晕厥。脉象或数或迟，或节律不齐。现代医学中，心悸属于西医心律失常范畴。心脏内的激动源或者激动传导不正常，引起整个或部分心脏的活动变得过快、过慢或不规则，或者各部分的激动顺序发生紊乱，引起心脏跳动的速率或节律发生改变，称为心律失常。胸痹是指胸部闷痛，甚则胸痛彻背，短气、喘息不得卧为主症的一种疾病，轻者仅感胸闷如窒，呼吸欠畅，重者则有胸痛，严重者心痛彻背，背痛彻心。胸痹属于西医心绞痛、急性心肌梗死范畴。

【病因病机】

心悸的形成，常与心虚胆怯、心血不足、阴虚火旺、心阳衰弱、水饮内停、瘀血阻络等因素有关。心者君主之官，神明出焉，胆者中正之官，决断出焉，心虚胆怯，惊动心神，故为心悸；阴血亏虚，心失所养，不能藏神，故神不安、志不宁，发为本病；久病体虚或房劳过度，伤及肾阴，或肾水素亏，水不济火，虚火妄动，上扰心神，亦能导致本病。心阳不振，不能温养心脉，故心悸不安；脾肾阳虚，水液不化，停聚为饮，饮邪上犯，心阳被抑，引起心悸；瘀阻心脉，心脉痹阻，营血运行不畅，亦引起心悸。

胸痹的发生多与寒邪内侵，饮食不当，情志失调，年老体虚等因素有关。其病机有虚实两方面；实为寒凝、气滞、血瘀、痰阻，痹遏胸阳，阻滞心脉；虚为心脾肝肾亏虚，心脉失养。

【辨证分型】

（一）心悸

1. 心虚胆怯　心悸，善惊易恐，坐卧不安，少寐多梦，舌苔薄白，脉动数或虚弦。

2. 心血不足　心悸头晕，面色不华，倦怠无力，舌质淡红，脉细弱。

3. 阴虚火旺　心悸不宁，心烦少寐，头晕目眩，手足心热，耳鸣腰酸，舌质红，少苔或无苔，脉细数。

4. 心阳不振　心悸不安，胸闷气短，面色苍白，形寒肢冷，舌质淡白，脉虚弱或沉细而数。

5. 心悸眩晕　胸脘痞满，形寒肢冷，小便短少，或下肢浮肿，渴不欲饮，恶心吐涎，舌苔白滑，脉弦滑。

（二）胸痹

1. 心血瘀阻　胸部刺痛，固定不移，入夜更甚，时或心悸不宁，舌质紫暗，脉沉涩。

2. 痰浊壅塞　胸闷如窒而痛，或痛引肩背，气短喘促，肢体沉重，形体肥胖，痰多，苔浊腻，脉滑。

3. 阴寒凝滞　胸痛彻背，感寒痛甚，胸闷气短，心悸，重则喘息，不能平卧，面色苍白，四肢厥冷，舌苔白，脉沉细。

4. 心肾阴虚　胸闷且痛，心悸盗汗，心烦不寐，腰酸膝软，耳鸣，头晕，舌红或有紫斑，脉细数或细涩。

5. 气阴两虚　胸闷隐痛，时作时止，心悸气短，倦怠懒言，面色少华，头晕目眩，遇劳则甚，舌红或有齿印，脉结代。

6. 阳气虚衰　胸闷气短，甚则胸痛彻背，心悸，汗出，畏寒，肢冷，腰酸，乏力，面色苍白，唇甲淡白或青紫，舌淡白或紫暗，脉沉细或沉微欲绝。

【治疗方法】

1. 常用腧穴

主穴：曲泽、阳交、少海。

胸闷气短：加孔最、肺俞；痰浊：加丰隆；瘀血：加膈俞、血海。

2. 操作方法（图 5-1-23～图 5-1-30）

选针：高压蒸汽消毒后针具。

消毒：先用碘酊，再用 75% 酒精进行穴位消毒；医者的手进行消毒。

针刺：少海、阳交、曲泽、孔最用刺络法，肺俞、丰隆、膈俞、血海用散刺法。

拔罐：出血停止后，加拔火罐，一般采用闪火法，3～5 分钟起罐。

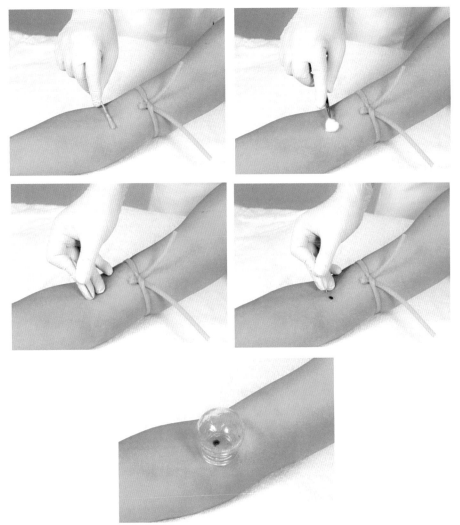

图 5-1-23　曲泽操作的分步图示

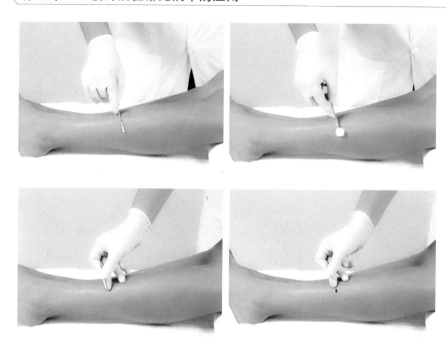

图 5-1-24 阳交操作的分步图示

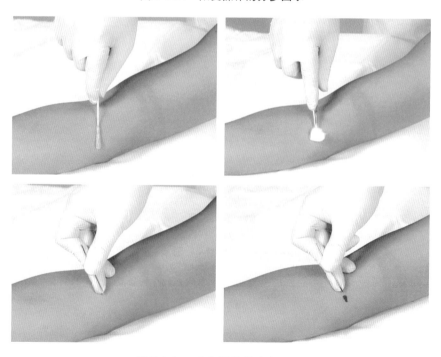

图 5-1-25 少海操作的分步图示

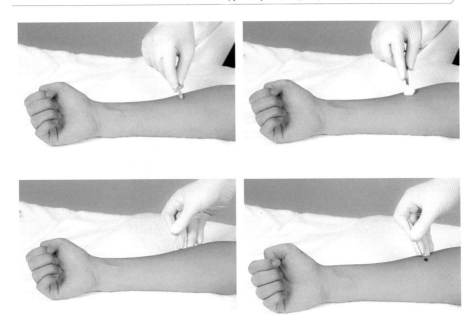

图 5-1-26　孔最操作的分步图示

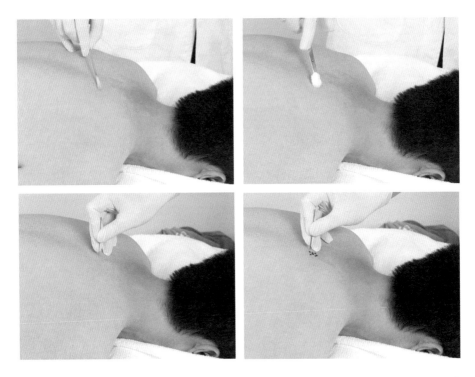

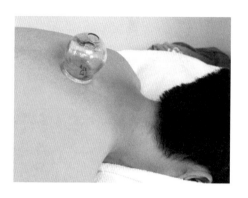

图 5-1-27　肺俞操作的分步图示

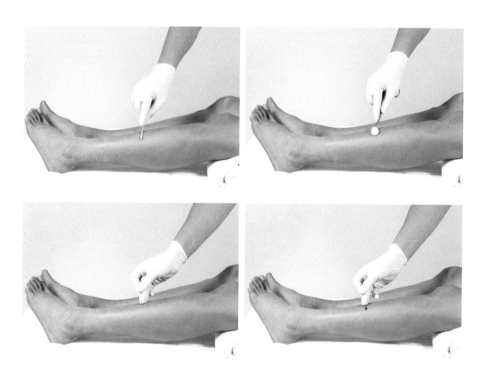

图 5-1-28　丰隆操作的分步图示

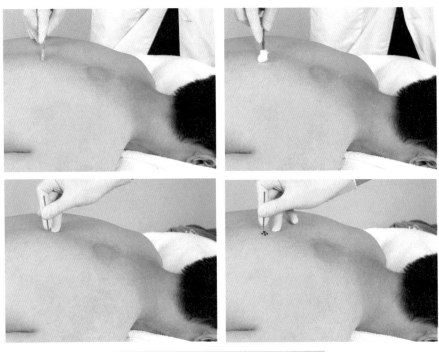

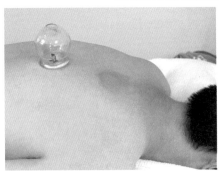

图 5-1-29 膈俞操作的分步图示

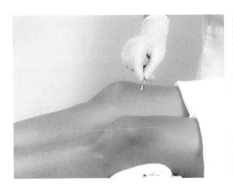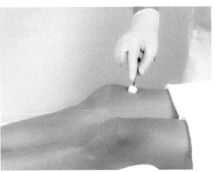

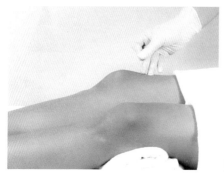 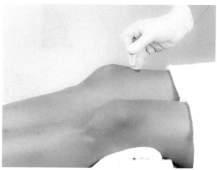

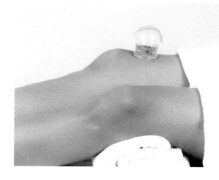

图 5-1-30　血海操作的分步图示

【注意事项】

1. 患病期间清淡饮食，少食辛辣、肥腻之品。

2. 加强身体锻炼；避免过度劳累和情志刺激，注意气候变化，做好防寒保暖，避免受凉。

3. 治疗期间配合药物治疗，以提高疗效，定期复查心脏功能，避免耽误病情。

4. 严格消毒，以免感染。

5. 熟悉解剖部位，避开动脉血管，皮肤有感染、溃疡、瘢痕者，不要直接针刺患处。

中　暑

【概述】

中暑一般是夏季出现的疾病，感受暑邪引起人体内脏阴气虚脱，以高热汗出或肤燥无汗，烦躁，口渴，或恶心呕吐，甚者神昏抽搐为主要表现的疾病。

【病因病机】

中医认为，"暑为阳邪，其性炎热"，因此，真正中暑的人体温都会升高，暑邪伤津耗气，所以人们会感到口渴、乏力，还会有头昏、注意力不集中、动作不协调等表现。这种情况主要见于在持续高温的天气下进行长时间户外活动的人。

【辨证分型】

1. 轻症　头痛头晕，汗多，皮肤灼热，气粗，舌燥，口干烦渴，脉浮大而数。

2. 重症　先头痛，烦渴，呼吸喘息，继则突然昏倒，不省人事，汗出，脉沉而无力。

【治疗方法】

1. 常用腧穴

主穴：大椎、内关、曲池、委中。

神志昏迷者加水沟、百会、十宣。

2. 操作方法（图 5-1-31、图 5-1-32）

选针：高压蒸汽消毒后针具。

消毒：先用碘酊，再用 75% 酒精进行穴位消毒；医者的手进行消毒。

针刺：大椎、内关、曲池、委中用散刺法，水沟、百会、十宣用点刺法。

拔罐：大椎及委中出血停止后，加拔罐，一般采用闪火法，3~5 分钟起罐。其他穴位无需拔罐。

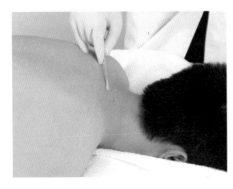
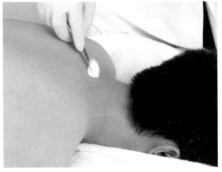

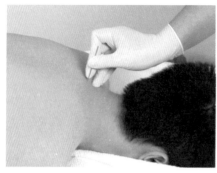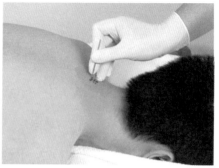

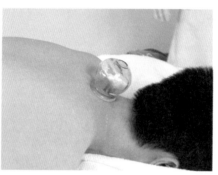

图 5-1-31　大椎操作的分步图示

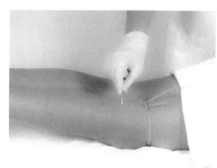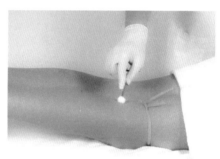

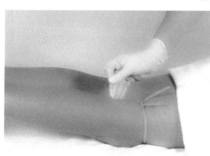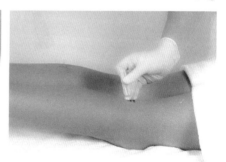

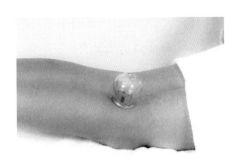

图 5-1-32　委中操作的分步图示

【注意事项】

1. 凡遇中暑患者，应迅速将病人扶（或抬）至阴凉通风处，仰卧休息，解开衣扣、腰带，擦干汗水，用风扇驱热，并喝一些淡盐水或冷饮。

2. 三棱针疗法对中暑疗效肯定，可作为急救的措施，若为中重度中暑，应结合其他方法治疗。

3. 严格消毒，以免感染。

4. 熟悉解剖部位，避开动脉血管。

5. 皮肤有感染、溃疡、瘢痕者，不要直接针刺患处，可在周围选取刺血部位。

中　风

【概述】

以突然昏仆，半身不遂，语言謇涩或失语，口舌歪斜，偏身麻木为主要表现，并具有起病急、变化快，如风邪善行数变的特点。

【病因病机】

中风的形成是因情志、酒食、体质等导致肝肾阴虚阳亢，风、火、痰、气、瘀相互为患，基本病机总属阴阳失调，气血逆乱而卒中，重者入脏腑，轻者中经络。

1. 正气不足，经脉空虚，风邪入侵。

2. 烦劳过度，病后体虚，年老体衰，阴阳失调，内风旋动。

3. 饮食不节，劳倦内伤，脾失健运，聚湿生痰，痰郁化热，阻滞经络，蒙蔽清窍；或肝阳素旺，木克脾土，脾失运化，内生痰浊，或内火炽盛，以致肝风夹痰火，蒙蔽清窍。

4. 五志过极，心火亢盛，风火相煽；或肝郁气滞，失于条达，气血瘀滞；或暴怒伤肝，肝阳暴动，气血俱浮，上冲于脑，突发大厥。

【辨证分型】

（一）中经络

凡以半身不遂、舌强语謇、口角歪斜而无意识障碍为主症者，为中经络。

1. 肝阳暴亢　兼见面红目赤，眩晕头痛，心烦易怒，口苦咽干，便秘尿黄，舌红或绛，苔黄或燥，脉弦有力。

2. 风痰阻络　兼见肢体麻木或手足拘急，头晕目眩，苔白腻或黄腻，脉弦滑。

3. 痰热腑实　口黏痰多，腹胀便秘，舌红，苔黄腻或灰黑，脉弦滑大。

4. 气虚血瘀　肢体软弱，偏身麻木，手足肿胀，面色淡白，气短乏力，心悸自汗，舌暗，苔白腻，脉细涩。

5. 阴虚风动　肢体麻木，心烦失眠，眩晕耳鸣，手足拘挛或蠕动，舌红，苔少，脉细数。

（二）中脏腑

凡神志恍惚，迷蒙，嗜睡，或昏睡，甚者昏迷，半身不遂为主症者，为中脏腑。

1. 闭证　兼见神昏，牙关紧闭，口噤不开，肢体强痉，二便不通，苔黄腻者为闭证。

2. 脱证　面色苍白，瞳神散大，手撒口开，二便失禁，气息短促，多汗腹凉，苔滑腻，脉散或微者为脱证。

【治疗方法】

1. 常用腧穴

中经络：十二井穴、四神聪、曲泽、委中。肝阳暴亢：加太冲；风痰阻络：加丰隆；痰热腑实：加内庭；气虚血瘀：加血海；阴虚风动：加风池。

中脏腑：闭证：百会、十宣。

2. 操作方法（图 5-1-33～图 5-1-43）

选针：高压蒸汽消毒后针具。

消毒：先用碘酊，再用75%酒精进行穴位消毒；医者的手进行消毒。

针刺：十二井穴、四神聪、曲泽、委中、太冲、丰隆、内庭、血海、风池、百会、十宣用点刺法。

拔罐：十二井穴、四神聪、风池、百会、十宣、内庭无需拔罐；曲泽、委中、太冲、丰隆、血海出血停止后，加拔火罐，一般采用闪火法，3～5分钟起罐。

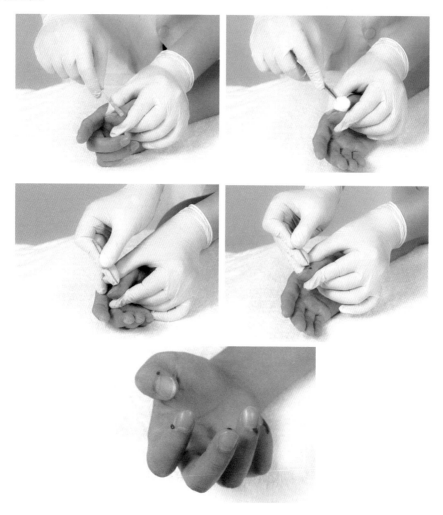

图 5-1-33　十二井操作的分步图示

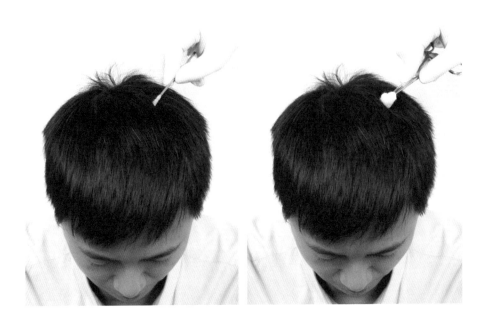

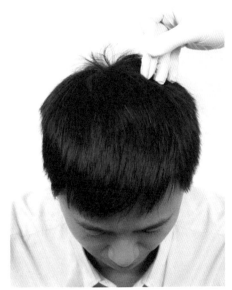

图 5-1-34　四神聪操作的分步图示

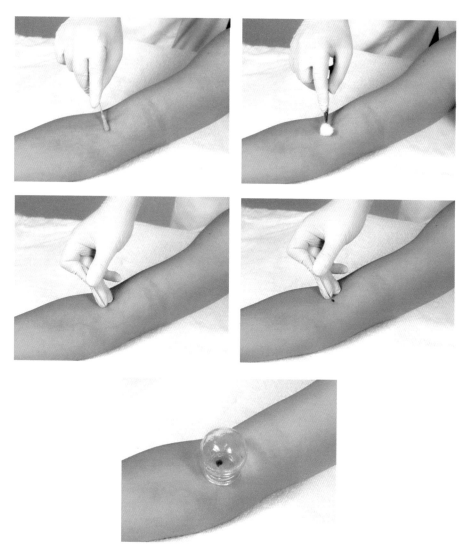

图 5-1-35 曲泽操作的分步图示

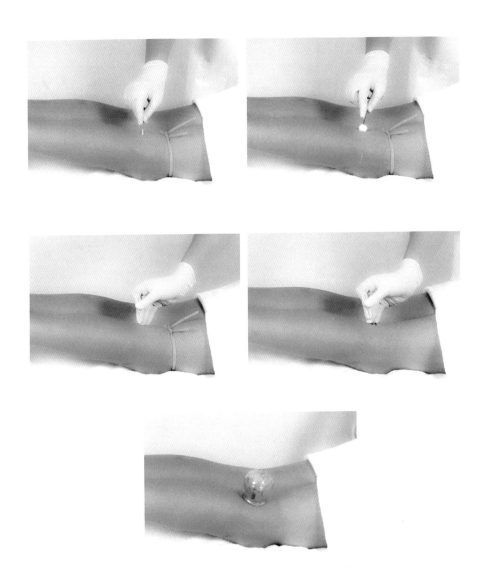

图 5-1-36　委中操作的分步图示

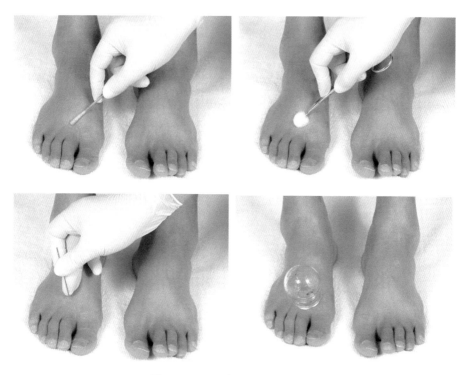

图 5-1-37　太冲操作的分步图示

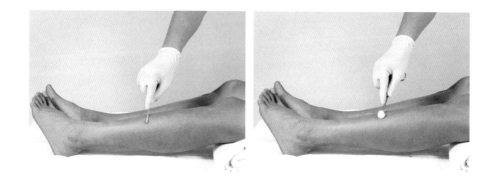

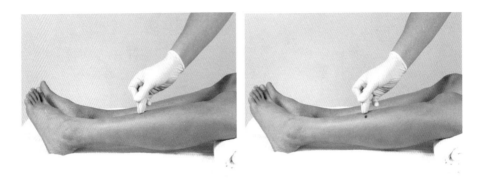

图 5-1-38　丰隆操作的分步图示

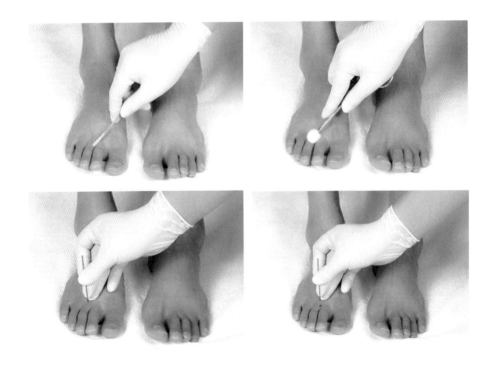

图 5-1-39　内庭操作的分步图示

160

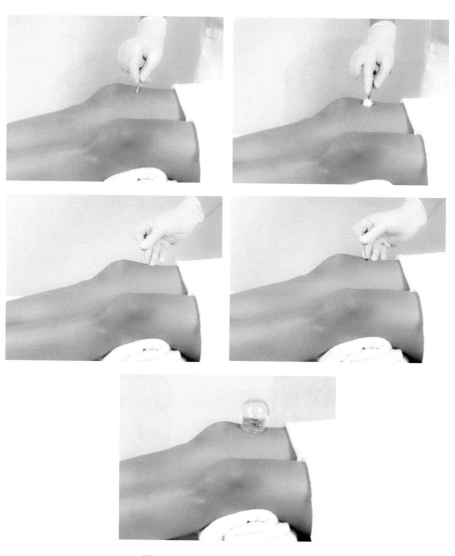

图 5-1-40　血海操作的分步图示

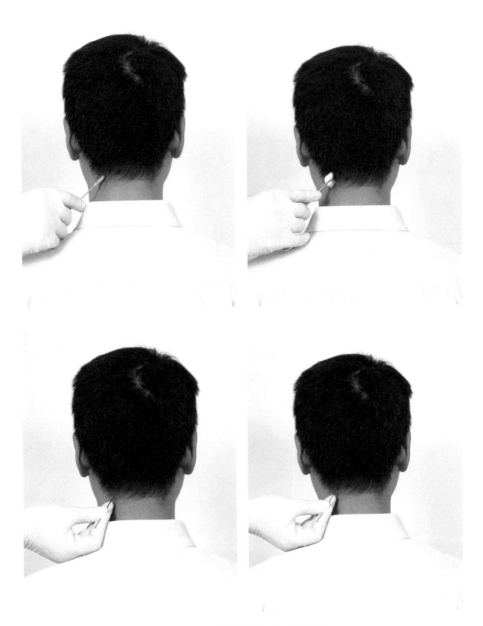

图 5-1-41　风池操作的分步图示

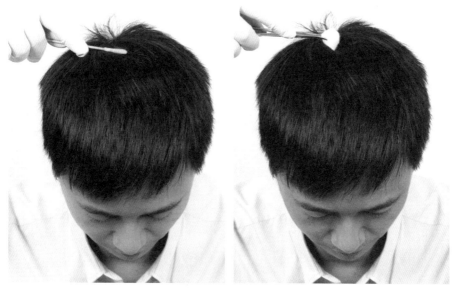

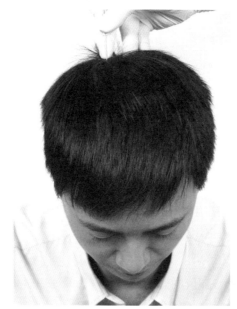

图 5-1-42　百会操作的分步图示

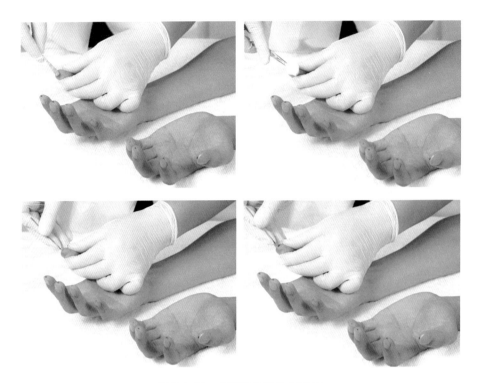

图 5-1-43　十宣操作的分步图示

【注意事项】

1. 三棱针疗法用于中风的急救，疗效较满意，但不宜长期使用，急性期后应选以针刺为主配合少量三棱针疗法。

2. 中风急性期，出现高热、神昏、心衰、颅内压增高、上消化道出血等情况时，应采取综合治疗措施。

3. 中脏腑之脱证不宜用三棱针法治疗。

4. 严格消毒，以免感染。

5. 熟悉解剖部位，避开动脉血管。

6. 皮肤有感染、溃疡、瘢痕者，不要直接针刺患处，可在周围选取刺血部位。

面　瘫

【概述】

面瘫，即面神经麻痹，又称面神经炎，是以面部表情肌群运动功能障碍为主要特征的一种常见病。患者往往表现为无法完成抬眉、闭眼、鼓腮、撅嘴等动作。

【病因病机】

本病多由正气不足，脉络空虚，卫外不固，风邪乘虚入中经络，导致气血痹阻，面部少阳脉络，阳明经筋失于濡养，以致肌肉纵缓不收而发。

本病发生的确切病因未明。部分患者在着凉或头面感受冷风后发病，因而认为可能是由于风寒造成局部营养神经的血管痉挛，或病毒感染、免疫反应，导致面神经组织缺血、水肿、受压而发病。

【辨证分型】

1. 风寒证　见于发病初期，面部有受凉史，舌淡，苔薄白，脉浮紧。

2. 风热证　见于发病初期，多继发于感冒发热，舌红，苔薄黄，脉浮数。

3. 气血不足证　多见于恢复期或病程较长的患者，肢体困倦无力，面色淡白，头晕等症。

【治疗方法】

1. 常用腧穴

主穴：阳白、颧髎、颊车、地仓、太阳（均为患侧）。

风寒证：加风池；风热证：加曲池（均为双侧）；抬眉困难加攒竹；鼻唇沟变浅加迎香；人中沟歪斜加水沟；颏唇沟歪斜加承浆（均为患侧）。

2. 操作方法（图 5-1-44~图 5-1-53）

选针：高压蒸汽消毒后针具。

消毒：先用碘酊，再用 75% 酒精进行穴位消毒；医者的手进行消毒。

针刺：阳白、颧髎、颊车、地仓、风池、曲池、攒竹、迎香、水沟、承浆用点刺法。

拔罐：出血停止后，加面部走罐 3~5 分钟。

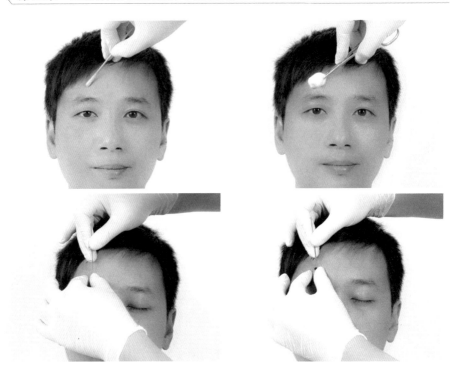

图 5-1-44 阳白操作的分步图示

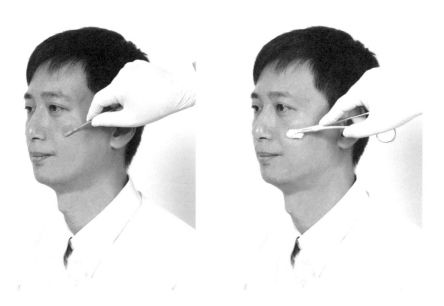

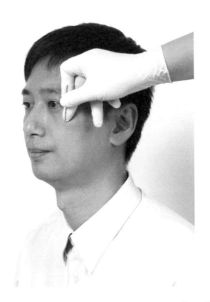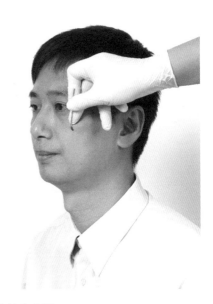

图 5-1-45　颧髎操作的分步图示

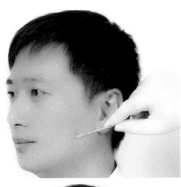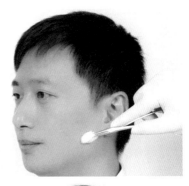

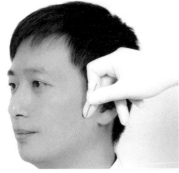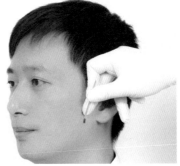

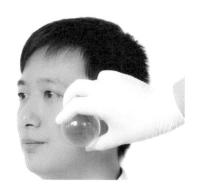

图 5-1-46　颊车操作的分步图示

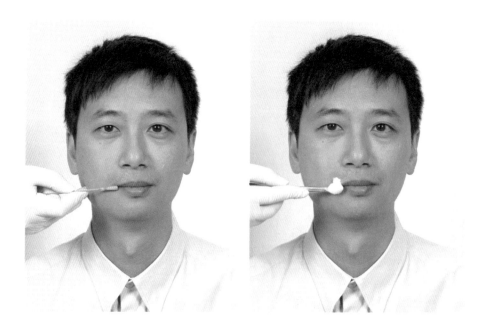

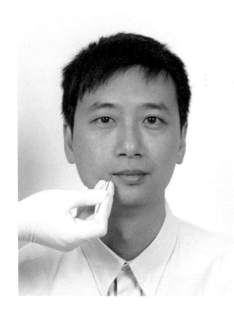
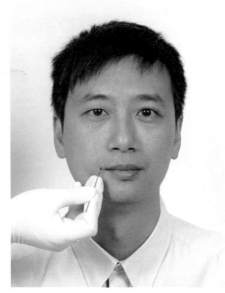

图 5-1-47　地仓操作的分步图示

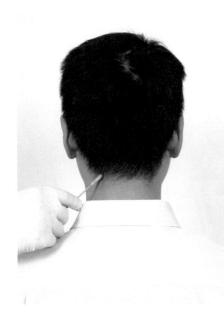
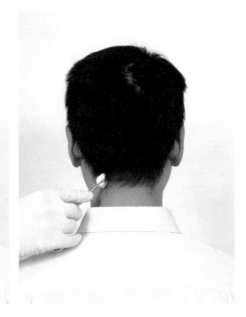

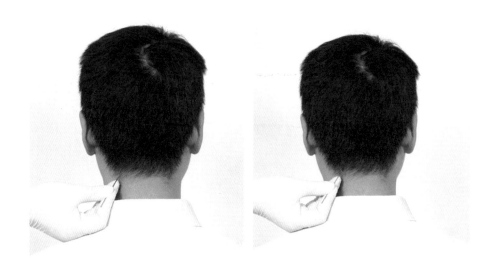

图 5-1-48 风池操作的分步图示

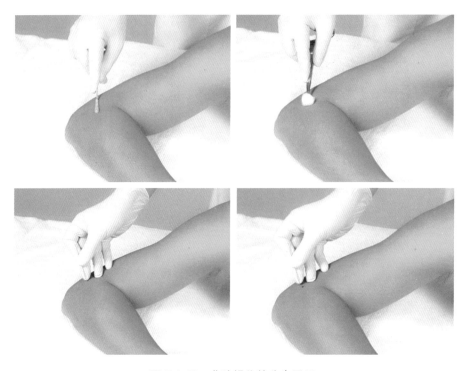

图 5-1-49 曲池操作的分步图示

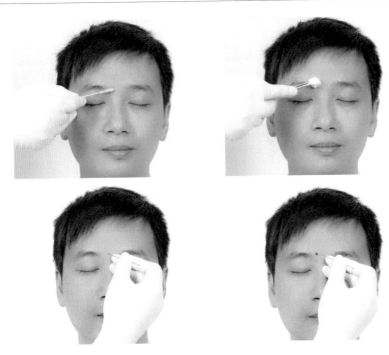

图 5-1-50　攒竹操作的分步图示

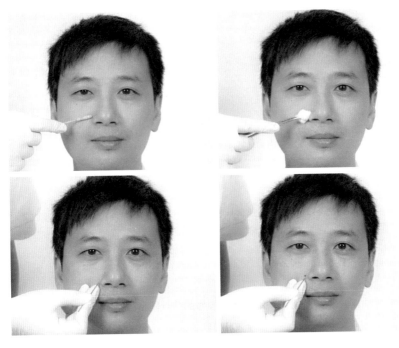

图 5-1-51　迎香操作的分步图示

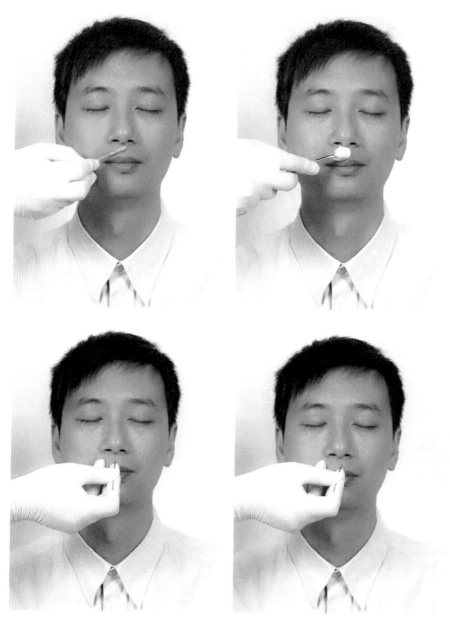

图 5-1-52　水沟操作的分步图示

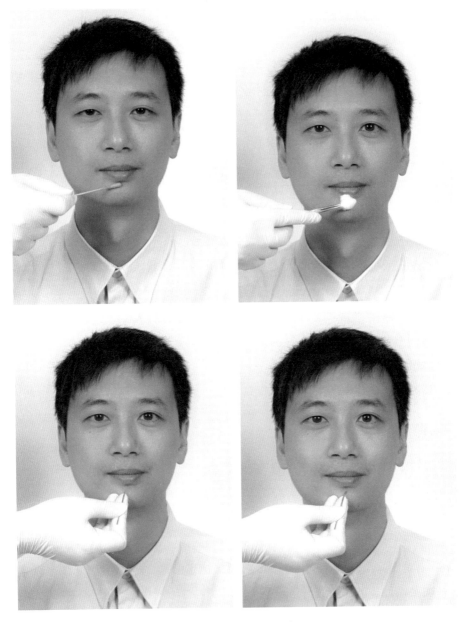

图 5-1-53　承浆操作的分步图示

【注意事项】

1. 患病期间注意保持良好的心情、充足的睡眠，避免过度劳累。

2. 面部应避免风寒，必要时应戴口罩、眼罩。

3. 因眼睑闭合不全，灰尘容易侵入，每日点眼药水 2~3 次，以预防感染。

4. 气血不足型不宜用三棱针治疗。

5. 严格消毒，以免感染。

6. 熟悉解剖部位，避开动脉血管。

7. 皮肤有感染、溃疡、瘢痕者，不要直接针刺患处，可在周围选取刺血部位。

癫　　狂

【概述】

癫和狂都是精神错乱的疾病。癫，表现为抑郁状态，情感淡漠，沉默痴呆，语言错乱，不知饥饱，甚则僵仆直视，病由痰气郁结，或心脾两虚所致。狂，表现为兴奋状态，喧扰不宁，衣被不敛，打人骂人，歌笑不休，多怒，甚则逾垣上屋，病由阳气过亢，心神外越所致。

【病因病机】

1. 中医学认为癫病的发生乃阴气过旺，多因情志所伤、思虑太过、所愿不遂，以致肝气郁结，心脾受损，脾失健运，痰浊内生，痰气上逆，蒙蔽心神，神明失常，发为本病。

2. 中医学认为狂病的发生是由于阳气暴亢，恼怒悲愤，伤及肝胆，不得宣泄，郁而化火，煎熬津液，结为痰火，痰火上扰，蒙蔽心窍，神志逆乱，狂躁不宁，成为狂病。

【辨证分型】

1. 痰气郁结　精神抑郁，表情淡漠，神志痴呆，语无伦次，喜怒无常，不思饮食，舌苔腻，脉弦滑。

2. 心脾两虚　神思恍惚，魂梦颠倒，心悸易惊，善悲欲哭，肢体困乏，食少，舌质淡，脉细。

3. 痰火上扰　病起急骤，面红目赤，两目怒视，打人毁物，不避亲疏，气力逾常，不食不眠，舌红、苔黄腻，脉弦滑数。

4. 火盛伤阴　狂病日久其势渐减，且有疲惫之象，多言善惊，时而烦躁，形瘦面红，舌红少苔，脉细数。

【治疗方法】

1. 常用腧穴

主穴：大椎、百会。

痰气郁结：加太冲、丰隆；痰火上扰：加太冲、内庭；火盛伤阴：加行间。

2. 操作方法（图 5-1-54～图 5-1-58）

选针：高压蒸汽消毒后针具。

消毒：先用碘酊，再用 75% 酒精进行穴位消毒；医者的手进行消毒。

针刺：大椎、百会、太冲、丰隆、内庭、行间用点刺法。

拔罐：大椎、太冲、丰隆出血停止后，加拔火罐，一般采用闪火法，3～5 分钟起罐。

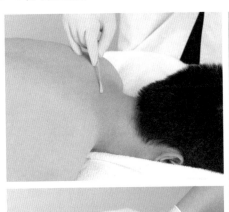
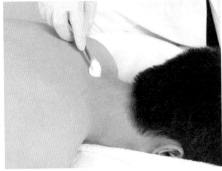
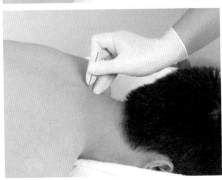
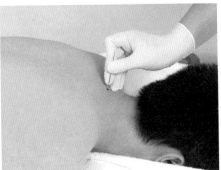

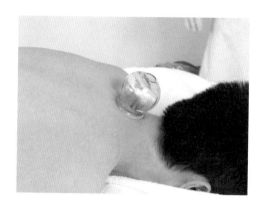

图 5-1-54 大椎操作的分步图示

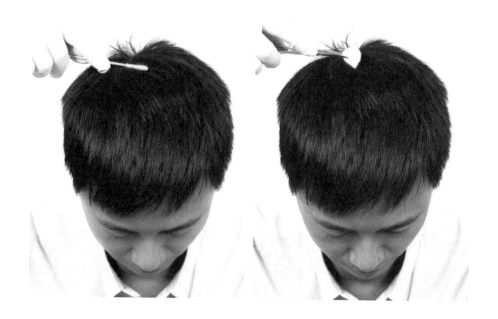

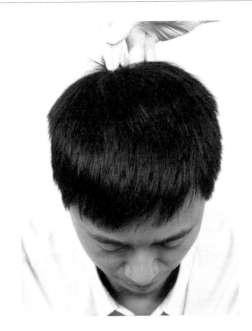

图 5-1-55 百会操作的分步图示

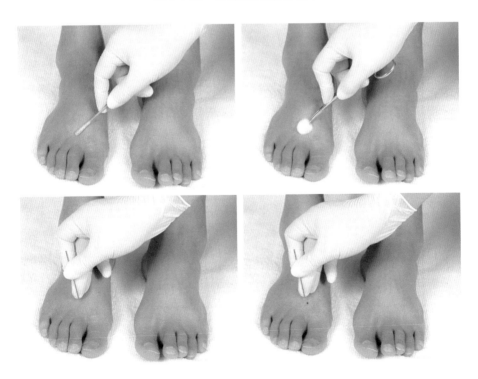

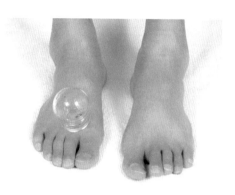

图 5-1-56 太冲操作的分步图示

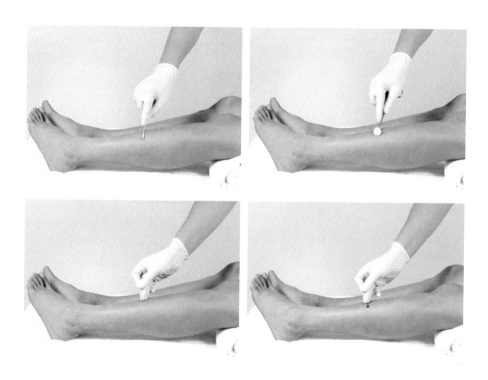

图 5-1-57 丰隆操作的分步图示

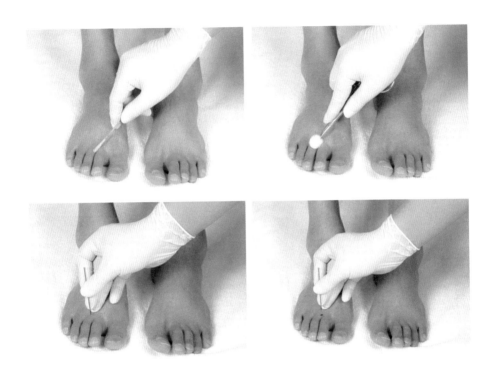

图 5-1-58　内庭操作的分步图示

【注意事项】

1. 避免精神刺激，注意生活调摄，戒烟忌酒。

2. 对有狂躁症状，毁物伤人或有自杀倾向患者，要适当给予约束，严加防范，专人监护，并将危险物品，如刀、绳、木棍、药品等严加收藏。

3. 治疗过程中须结合心理治疗。

4. 心脾两虚型不宜用三棱针治疗。

5. 严格消毒，以免感染。

6. 熟悉解剖部位，避开动脉血管。

7. 皮肤有感染、溃疡、瘢痕者，不要直接针刺患处，可在周围选取刺血部位。

失　眠

【概述】

失眠是临床常见病证之一，轻者表现为入睡困难，或寐而不酣，时寐时醒，或醒后不能再寐；重者则彻夜不寐。顽固性的失眠，给病人带来长期的痛苦。

【病因病机】

失眠病位在心，由于心神失养或心神不安所致。由于心胆脾肾的阴阳失调，气血失和，以致心神失养或心神不安。与下面几个因素关系密切。

1. 忧思过度、劳逸失调导致心脾受损，进而气血不足无以奉养心神，最终致使失眠的发生。

2. 惊恐或房劳伤肾，致使心肾不交，心火独炽，导致神志不宁，故而失眠。

3. 素体虚弱致使心胆虚怯，导致失眠的发生。

4. 情志抑郁，使得肝失条达，肝阳扰动心神，发生不寐。

5. 饮食不节或宿食停滞，致使胃气不和导致失眠的发生。正如《素问·逆调论》"胃不和则卧不安"所述。

【辨证分型】

轻者入寐困难或寐而易醒，醒后不寐；重者彻夜难眠。常伴有头痛、头昏、心悸、健忘、多梦等症。

1. 心脾两虚　多梦易醒，伴心悸、健忘、头晕目眩、神疲乏力、面色不华，舌淡、苔白，脉细弱。

2. 心胆气虚　心悸胆怯，善惊多恐，夜寐多梦易惊，舌淡、苔薄，脉弦细。

3. 阴虚火旺　心烦不寐，或时寐时醒，手足心热，头晕耳鸣，心悸，健忘，颧红潮热，口干少津，舌红、苔少，脉细数。

4. 肝郁化火　心烦不能入睡，烦躁易怒，胸闷胁痛，头痛眩晕，面红目赤，口苦，便秘尿黄，舌红、苔黄，脉弦数。

5. 痰热内扰 睡眠不安，心烦懊侬，胸闷脘痞，口苦痰多，头晕目眩，舌红、苔黄腻，脉滑数。

【治疗方法】

1. 常用腧穴

主穴：百会、耳尖、大椎。

阴虚火旺：加太冲；肝郁化火：加行间；痰热内扰：加丰隆、内庭。

2. 操作方法（图5-1-59～图5-1-65）

选针：高压蒸汽消毒后针具。

消毒：先用碘酊，再用75%酒精进行穴位消毒；医者的手进行消毒。

针刺：百会、耳尖、大椎、太冲、行间、丰隆、内庭用点刺法。

拔罐：太冲、丰隆出血停止后，加拔火罐，一般采用闪火法，3～5分钟起罐。

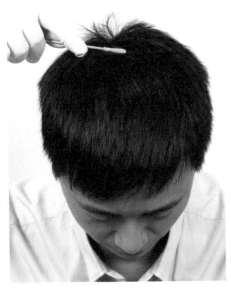
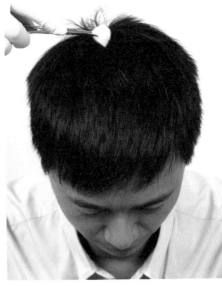

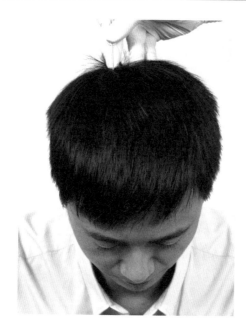

图 5-1-59　百会操作的分步图示

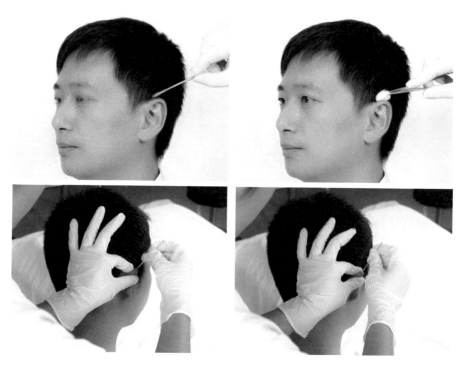

图 5-1-60　耳尖操作的分步图示

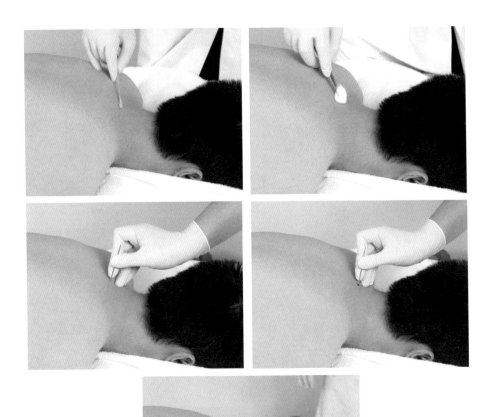

图 5-1-61   大椎操作的分步图示

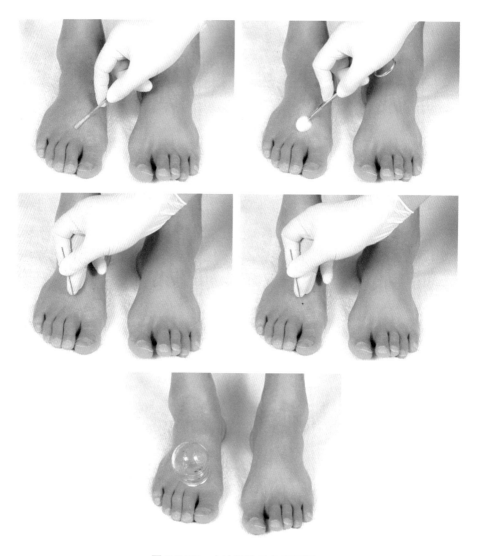

图 5-1-62 太冲操作的分步图示

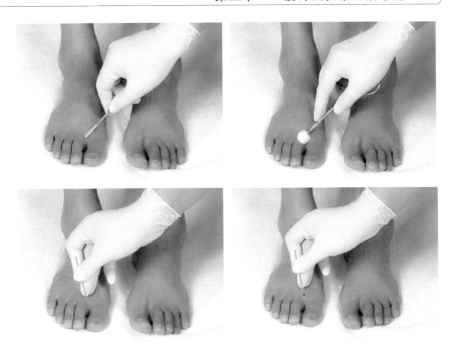

图 5-1-63 行间操作的分步图示

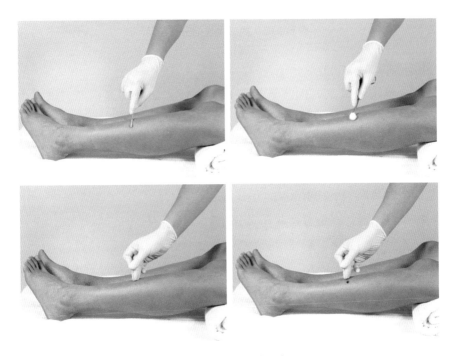

图 5-1-64 丰隆操作的分步图示

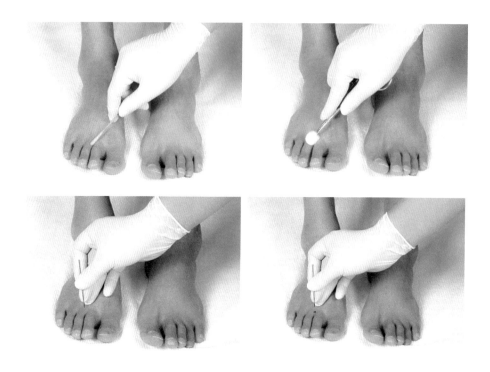

图 5-1-65　内庭操作的分步图示

【注意事项】

1. 老年人因睡眠时间逐渐缩短而容易醒，如无明显症状，则属生理现象。

2. 针灸治疗失眠有较好的疗效，但在治疗前应做各项检查以明确病因。如由发热、咳喘、疼痛等其他疾病引起者，应同时治疗原发病。

3. 心脾两虚型不宜用三棱针治疗。

4. 严格消毒，以免感染。

5. 熟悉解剖部位，避开动脉血管。

6. 皮肤有感染、溃疡、瘢痕者，不要直接针刺患处，可在周围选取刺血部位。

胃　痛

【概述】

胃痛，又称"胃脘痛"，是一种现代临床的常见病、多发病，可发生于任何年龄。常因饮食不慎、情志不畅、劳累、受寒等因素而诱发或加重。临床症状以各种性状的胃脘部的疼痛为主，往往兼有胃脘部胀闷或痞满、恶心呕吐、吐酸嘈杂、纳呆腹胀等症。

【病因病机】

1. 外邪犯胃　外邪之中以寒邪最易犯胃，夏暑之季，暑热、湿浊之邪也间有之。邪气客胃，胃气受伤，轻则气机壅滞，重则和降失司，而致胃脘作痛。

2. 饮食不节　胃主受纳，开窍于口。饥饱失调，寒热不适，偏嗜烟酒，或伤胃药物，均可伐伤胃气，气机失调而作胃痛。

3. 情志不畅　情志所伤，使肝脾功能受到影响，也能引起胃痛。如忧思焦虑则伤脾，脾伤则运化失司，升降失常，气机不畅致胃痛。

4. 脾胃虚弱　久病不愈或身体素虚，损伤脾胃，脾胃不健，运化无权，升降转枢乏力，气机阻滞而致胃痛。

【辨证分型】

1. 寒邪犯胃　胃脘因感受寒邪而发作，畏寒喜暖，苔薄白，脉弦紧。

2. 食积伤胃　因饮食不节制，暴饮暴食而致胃脘痛，胀满拒按，嗳腐吞酸，或呕吐不消化食物，吐后痛减，苔厚腻，脉滑数。

3. 肝气犯胃　胃脘胀满而痛，连及两胁，喜叹息，每因情志不遂而发作或加重，不思饮食，苔薄白，脉弦滑。

4. 脾胃虚寒　胃脘隐隐作痛，喜暖喜按，空腹、饮食生冷后发作或加重，舌淡，苔白，脉虚弱。

【治疗方法】

1. 常用腧穴

主穴：胃俞、内庭。

食积伤胃：加脾俞；肝气犯胃：加肝俞、太冲。

2. 操作方法（图 5-1-66~图 5-1-67）

选针：高压蒸汽消毒后针具，或一次性无菌注射针头。

消毒：先用碘酊，再用 75% 酒精进行穴位消毒；医者的手进行消毒。

针刺：胃俞、内庭用点刺法。

拔罐：胃俞出血后，加拔火罐，一般采用留罐法，3~5 分钟起罐。

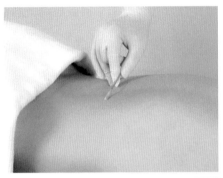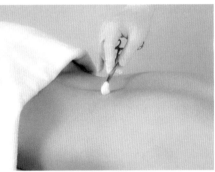
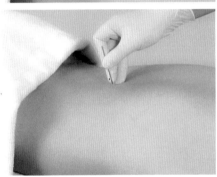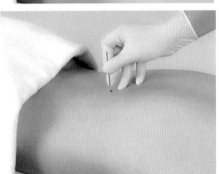
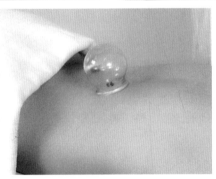

图 5-1-66　胃俞操作的分步图示

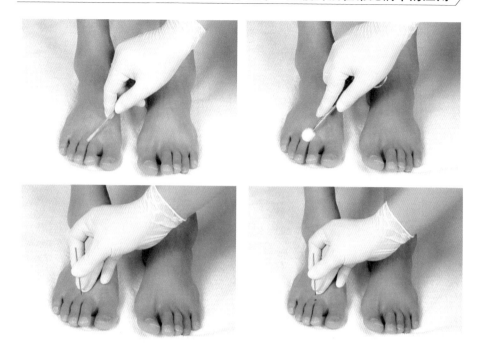

图 5-1-67 内庭操作的分步图示

【注意事项】

1. 患病期间饮食定时、定量,少食油腻食物,多饮温水,宜清淡饮食,忌生冷、刺激性食物;养成良好生活规律,加强身体锻炼;保持舒畅的心情。

2. 严格消毒,以免感染。

3. 胃痛证候有时可与肝胆疾患、胰腺炎、心肌梗死等有相似的临床表现,须注意鉴别,以免延误病情。

4. 皮肤有感染、溃疡、瘢痕者,不要直接针刺患处,可在周围选取刺血部位。

急 性 呕 吐

【概述】

呕吐,是指胃失和降、气逆而上,以致胃内容物经食管、口腔吐出的一种病证。有物有声为"呕",有物无声为"吐",无物有声为"干呕"。因呕与吐常同时出现，故并称为"呕吐"。临床症状以呕吐为主要临床见症，往往兼有胃痛、痞满、腹痛等胃肠症状。

【病因病机】

1. 外邪犯胃　感受风寒暑湿燥火之邪，或秽浊之气，邪犯胃腑，气机不利，胃失和降，水谷随逆气上出，发生呕吐。

2. 饮食不节　暴饮暴食，或过食生冷油腻不洁之物，皆可以伤胃滞脾，食滞内停，胃失和降，胃气上逆，发生呕吐。

3. 情志失调　忧思焦虑则伤脾，脾伤则运化失司，升降失常，食停难化。或恼怒伤肝，肝失条达，横逆犯胃，胃失和降，胃气上逆，以致呕吐。

4. 脾胃虚弱　脾胃素虚，病后体虚，劳倦过度，耗伤中气，胃虚不能受纳水谷，脾虚不能化生精微，停积胃中，上逆成呕。或热病伤阴，或久呕不愈，以致胃阴不足，胃失濡养，不得润降，而成呕吐。

【辨证分型】

1. 外邪犯胃　突发呕吐，发病急骤，常伴有发热恶寒、头身疼痛、不思饮食等症状，舌苔白，脉濡缓。

2. 饮食停滞　多因暴饮暴食或饮食不节而致呕吐酸腐，脘腹胀满，嗳气厌食，吐后反快，苔厚腻，脉滑实。

3. 肝气犯胃　因情志不畅而呕吐或吐甚，嗳气吞酸，胸胁胀满，苔薄腻，脉弦。

4. 痰饮内停　呕吐多为清水痰涎，脘痞纳呆，不思饮食，苔白腻，脉滑。

5. 脾胃虚弱　素来脾胃虚弱，饮食稍有不慎，即易呕吐，时作时止，伴有少气懒言、面色少华、大便溏薄等症状，苔薄白，脉濡弱。

【治疗方法】

1. 常用腧穴

主穴：胃俞、中脘。

外邪犯胃：加大椎；肝气犯胃：加期门、太冲；痰饮内停：加丰隆。

2. 操作方法（图5-1-68、图5-1-69）

选针：高压蒸汽消毒后针具，或一次性无菌注射针头。

消毒：先用碘酊，再用75%酒精进行穴位消毒；医者的手进行消毒。

针刺：胃俞、中脘用点刺法。

拔罐：胃俞、中脘出血后，加拔火罐，一般采用留罐法，3～5分钟起罐。

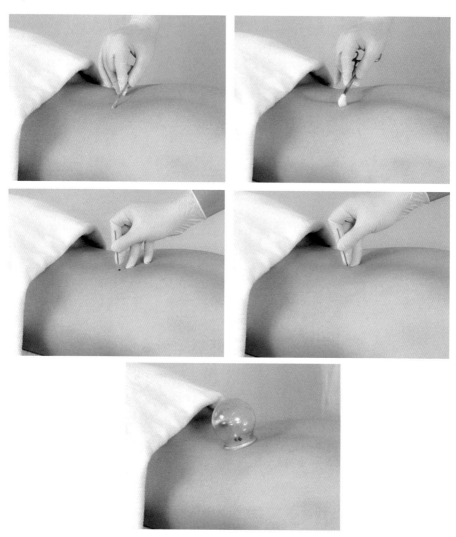

图 5-1-68　胃俞操作的分步图示

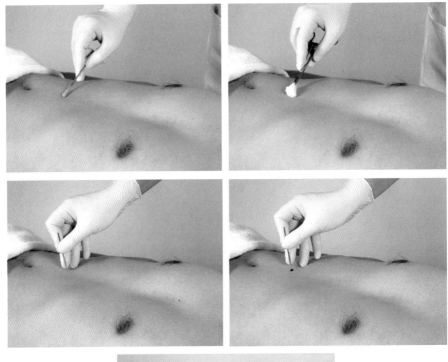

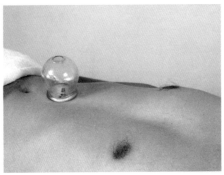

图 5-1-69　中脘操作的分步图示

【注意事项】

1. 平时宜注意饮食调理，忌暴饮暴食，少食肥甘厚味及生冷、辛辣食物，以免损伤胃气。

2. 呕吐剧烈者应卧床休息。

3. 注意避免风寒暑湿之邪或秽浊之气的侵袭，保持心情舒畅。

腹　泻

【概述】

腹泻，又称"泄泻"，多由脾胃运化功能失职，湿邪内盛所致，是以排便次数增多，便质清稀如水样为主要特征的病证。大便溏薄势缓者为泄，大便清稀如水而直下者为泻。本病为临床常见病，一年四季均可发生，以夏秋两季为多见。

【病因病机】

1. 感受外邪　六淫之邪伤人，肠胃功能失调，皆能使人发生泄泻，但其中以湿为主，常夹寒、热、暑等病邪。脾脏恶湿而喜燥，外来之湿邪最易困遏脾阳，影响脾的运化，水谷相杂而下，引起泄泻。

2. 饮食所伤　脾为仓廪之官，胃为水谷之府，故饮食不当，可致脾胃运化失健，传导失职，升降失调，水谷停为湿滞而发生泄泻。

3. 情志失调　郁怒伤肝，肝失疏泄，木横乘土，脾胃受制，运化失常，或忧思气结，脾失健运，均致水谷不归正化，下趋肠道而为泻。

4. 脾胃虚弱　脾主运化，胃主受纳，若因长期饮食失调，劳倦内伤，久病缠绵，均可导致脾胃虚弱，中阳不健，运化无权，不能受纳水谷和运化精微，清气下陷，水谷糟粕混夹而下，遂成泄泻。

5. 肾阳虚衰　久病之后，肾阳损伤，或年老体衰，阳气不足，命门火衰，不能助脾胃腐熟水谷，水谷不化，而为泄泻。

【辨证分型】

1. 寒湿困脾　因感受寒湿而发，大便清稀或如水样，腹痛肠鸣，泻后痛减，得热则舒，恶寒食少，苔白滑，脉濡缓。

2. 肠腑湿热　腹痛即泻，泻下迫急，势如水注，或泻而不爽，大便黄褐而臭，肛门灼热，苔黄腻，脉濡数。

3. 食滞胃肠　暴饮暴食后腹满胀痛、拒按，泻后痛减，大便臭如败卵，纳呆，嗳腐吞酸，苔厚腻，脉滑。

4. 肝郁气滞　泄泻、腹痛、肠鸣每因情志不畅而发，舌红、苔薄白，脉弦。

5. 脾胃虚寒　大便溏薄，反复发作，稍有饮食不慎，大便次数即增多，夹有不消化食物，神疲乏力，腹部隐隐作痛，喜暖喜按，苔白，脉细弱。

6. 肾阳亏虚　晨起泄泻，夹有不消化食物，脐腹冷痛，喜暖喜按，形寒肢冷，舌淡胖，苔白，脉沉细。

【治疗方法】

1. 常用腧穴

主穴：足三里、天枢、大肠俞。

肠腑湿热：加上巨虚；食积伤胃：加脾俞；肝郁气滞：加肝俞、太冲；脾胃虚寒：加中脘；肾阳亏虚：加关元、肾俞。

2. 操作方法（图 5-1-70~图 5-1-72）

选针：高压蒸汽消毒后针具，或一次性无菌注射针头。

消毒：先用碘酊，再用 75% 酒精进行穴位消毒；医者的手进行消毒。

针刺：足三里、天枢、大肠俞用点刺法。

拔罐：足三里、天枢、大肠俞出血后，加拔火罐，一般采用留罐法，3~5 分钟起罐。

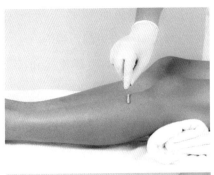
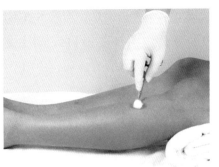
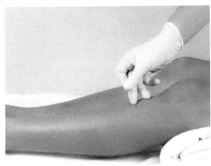
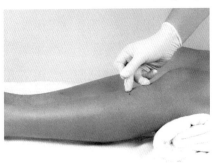

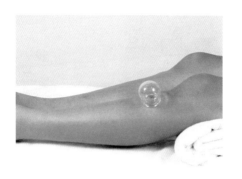

图 5-1-70 足三里操作的分步图示

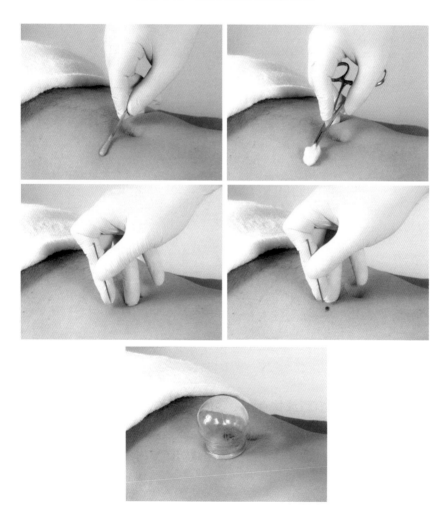

图 5-1-71 天枢操作的分步图示

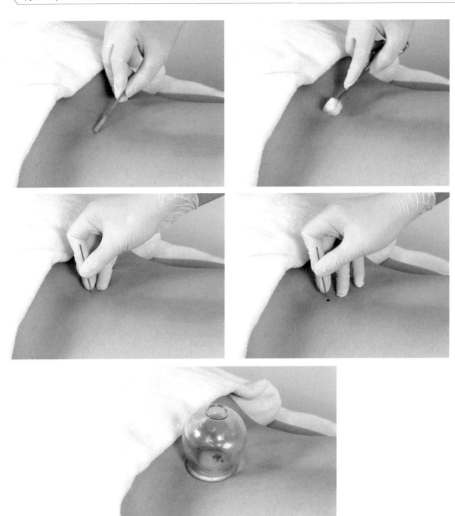

图 5-1-72 大肠俞操作的分步图示

【注意事项】

1. 患病治疗期间宜清淡饮食，少食油腻食物，忌食生冷、刺激性食物；注意饮食卫生，养成良好生活规律。

2. 若急性胃肠炎或溃疡性结肠炎等因腹泻频繁而出现脱水现象者，应适当配合输液治疗。

便　秘

【概述】

便秘是指大便秘结不通，排便时间延长，或时间虽不延长但排便困难的症状。正常人每日大便一次，如果每周大便 3~4 次，但排出成形大便，排便时无需过分用力，便后有舒适感，也属正常排便。便秘除常见于肠道病变外，肛门部的病变、肠外肿块压迫、温热病过程中、过服止泻药或温燥之品、腹部手术之后、全身衰惫状态等均可出现便秘。

【病因病机】

中医认为便秘的病位在大肠，系大肠传导功能失常所致，但与肺、肝、脾、肾关系密切。大肠的传导，须赖津液濡润和阳气推动。胃腑津液充足、脾脏输布津液功能正常。津液下润肠道，肾阴不虚，精血充则津液足、肾阳充足、阳气运行、肺气正常宣降则大肠腑气宣通。若气机失调，津液不足，则传导失常，腑气不通，而形成便秘。其病因病机主要有以下几个方面：

1. 热盛伤津　热盛津亏液耗，肠道失润，大便燥结为热秘。

2. 气机郁滞　忧思过度，或久卧久坐少动，或因外伤损及肠胃，致气机郁滞，通降失调，传导失职，糟粕停滞而致便秘为气秘。

3. 气血亏虚　年老精血虚少，或产后失血过多，或病后气血未复，或房室劳倦、损伤气血阴精、血虚津亏则肠道失润、气虚则推动无力，均可造成便秘。

4. 阴寒凝结　常食生冷、过用苦寒、伐伤阳气，年老及病后阳气衰弱、脾肾阳虚、命门火衰、温煦无权，引起阴寒内盛，阳气不通、津液不润、糟粕不行而成冷秘之证。

【辨证分型】

（一）实秘

1. 热秘　大便干结，腹胀满痛，面赤身热，口干思饮，口臭或口舌生疮，小便短赤，舌红苔黄或黄燥，脉滑。

2. 气秘　大便涩滞不行，胸膈痞满、嗳气纳呆、腹胀腹痛，舌淡红、苔薄白，脉弦。

（二）虚秘

1. 气虚便秘　大便多日一行，临厕努挣，难于排出，挣则汗出短气，面白神疲、肢倦懒言，舌淡，苔白脉弱。

2. 血虚便秘　大便干结，面色萎黄，唇甲色淡，头晕心悸，舌淡，苔白脉细。

3. 阳虚寒凝便秘　大便艰涩，面色白，腹胀痛，四肢不温，喜热恶寒。舌淡，苔薄白，脉沉迟。

【治疗方法】

1. 常用腧穴

主穴：大肠俞、天枢。

热秘：加曲池；气秘：加太冲；气虚及血虚便秘：加足三里；阳虚寒凝便秘：加气海。

2. 操作方法（图 5-1-73～图 5-1-78）

选针：高压蒸汽消毒后针具。

消毒：先用碘酊，再用 75% 酒精进行穴位消毒；医者的手进行消毒。

针刺：太冲、曲池、足三里用刺络法，大肠俞、天枢、气海用散刺法。

拔罐：出血停止后，加拔火罐，一般采用闪火法，3～5 分钟起罐。

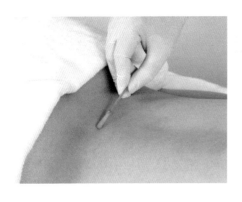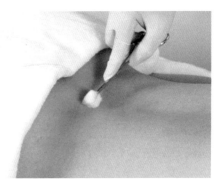

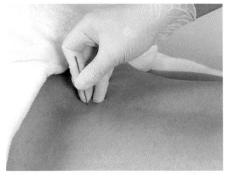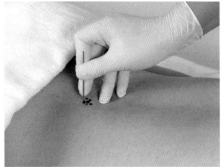

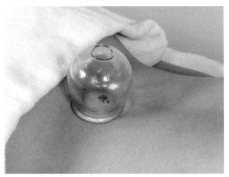

图 5-1-73　大肠俞操作的分步图示

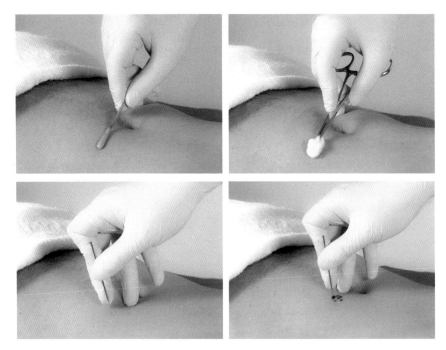

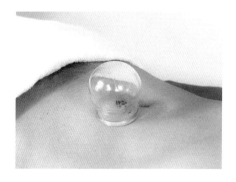

图 5-1-74 天枢操作的分步图示

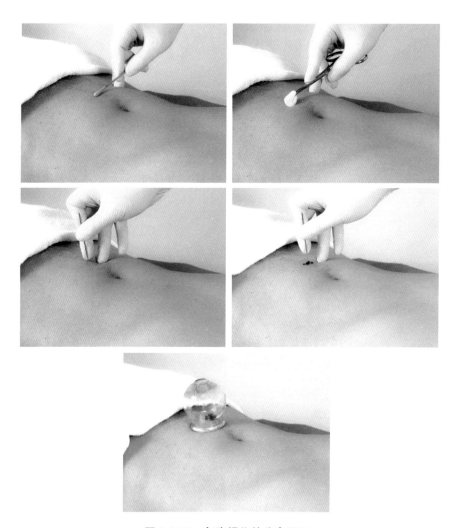

图 5-1-75 气海操作的分步图示

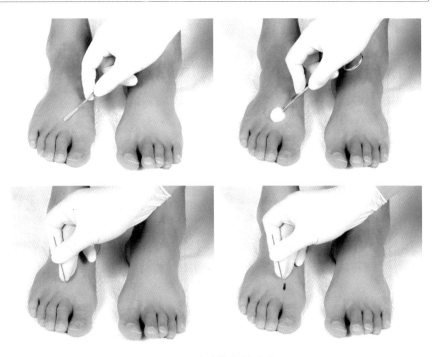

图 5-1-76　太冲操作的分步图示

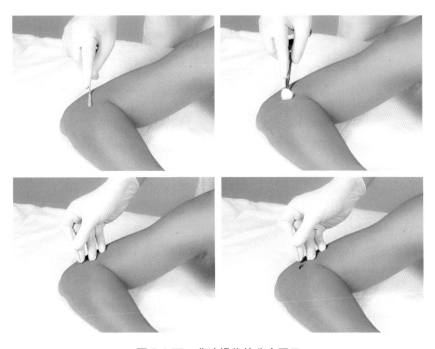

图 5-1-77　曲池操作的分步图示

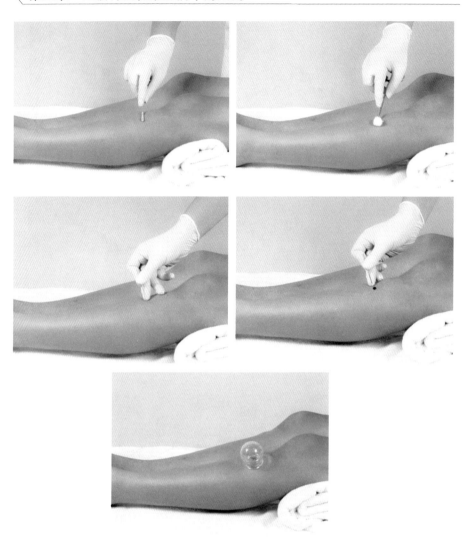

图 5-1-78　足三里操作的分步图示

【注意事项】

1. 饮食中必须有适量的纤维素，如：五谷类、全面包等。吃一定量的蔬菜与水果，加强身体锻炼。

2. 养成定时排便的习惯；保持心情舒畅，生活有规律。

3. 严格消毒，以免感染。

4. 熟悉解剖部位，避开动脉血管。

5. 皮肤有感染、溃疡、瘢痕者，不要直接针刺患处，可在周围选取刺血部位。

消化性溃疡

【概述】

消化性溃疡，主要指发生于胃和十二指肠的慢性溃疡。临床症状表现为慢性、周期性、节律性的上腹部疼痛。疼痛一般较轻且能忍受，多呈钝痛、灼痛或饥饿样痛。常因精神刺激、过度疲劳、饮食不慎、药物等因素使疼痛加重。可伴有反酸、嗳气、呕吐等症状。

【病因病机】

1. 外邪犯胃　外邪之中以寒邪最易犯胃，夏暑之季，暑热、湿浊之邪也间有之。邪气客胃，胃气受伤，轻则气机壅滞，重则和降失司，而致胃脘作痛。

2. 饮食不节　胃主受纳，开窍于口。饥饱失调，寒热不适，偏嗜烟酒，或伤胃药物，均可伐伤胃气，气机失调而作疼痛。因厚味及烟酒皆湿热或燥热之性，停于胃腑伤津耗液为先，久则损脾。

3. 情志不畅　情志所伤，使肝脾功能受到影响，也能引起疼痛。如气郁恼怒则伤肝，肝气失于疏泄条达，横犯脾胃。而致肝胃不和或脾胃不和，气血阻滞而疼痛。

4. 脾胃虚弱　久病不愈或身体素虚，损伤脾胃，脾胃不健，运化无权，升降转枢乏力，气机阻滞而致胃痛。

【辨证分型】

1. 肝胃郁热　胃脘灼痛，痛势急迫，口干口苦，烦躁易怒，苔黄，脉弦滑数。

2. 饮食积滞　因饮食不节制，暴饮暴食而致胃脘痛，胀满拒按，嗳腐吞酸，或呕吐不消化食物，吐后痛减，苔厚腻，脉滑数。

3. 肝气犯胃　胃脘胀满而痛，连及两胁，喜叹息，每因情志不遂而发作或加重，不思饮食，苔薄白，脉弦滑。

4. 脾胃虚寒　胃脘隐隐作痛，喜暖喜按，空腹、饮食生冷后发作或加重，舌淡，苔白，脉虚弱。

5. 瘀血停滞　胃脘部刺痛，痛有定处，按之痛甚，舌质紫暗或有瘀点、瘀斑，脉涩不利。

【治疗方法】

1. 常用腧穴

主穴：胃俞、足三里。

肝胃郁热：加内庭、商阳；饮食积滞：加脾俞、下巨虚；肝气犯胃：加肝俞、太冲；瘀血停滞：加血海、膈俞。

2. 操作方法（图 5-1-79、图 5-1-80）

选针：高压蒸汽消毒后针具，或一次性无菌注射针头。

消毒：先用碘酊，再用 75% 酒精进行穴位消毒；医者的手进行消毒。

针刺：胃俞、足三里用点刺法。

拔罐：胃俞、足三里出血后，加拔火罐，一般采用留罐法，3~5 分钟起罐。

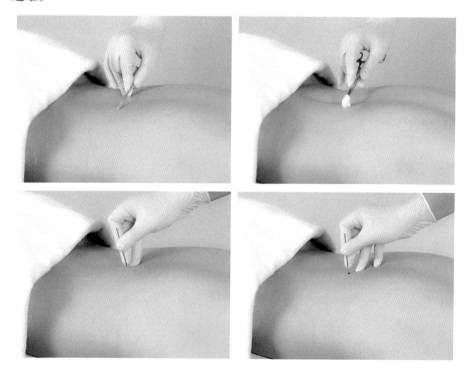

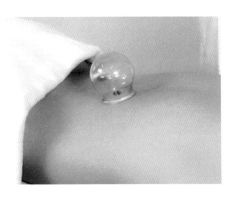

图 5-1-79 胃俞操作的分步图示

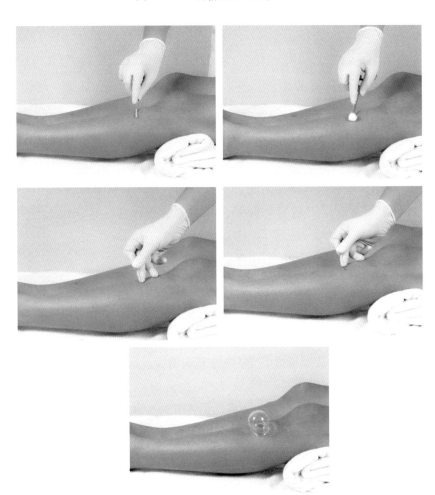

图 5-1-80 足三里操作的分步图示

【注意事项】

1. 患病期间饮食定时、定量，少食油腻食物，多饮温水，宜清淡饮食，忌生冷、刺激性食物；养成良好的生活规律，加强身体锻炼；保持舒畅的心情。

2. 消化性溃疡有时可与肝胆疾患、胰腺炎、心肌梗死等有相似的临床表现，须注意鉴别，以免延误病情。

3. 皮肤有感染、溃疡、瘢痕者，不要直接针刺患处，可在周围选取刺血部位。

肝　炎

【概述】

肝炎，指的是肝脏的炎症。通常由多种致病因素，如病毒、细菌、药物、酒精等引起，最常见的原因还是病毒，称病毒性肝炎。病毒性肝炎在医学上根据其起病情况、病程长短及病情轻重等分为急性肝炎、慢性肝炎、重型肝炎、淤胆型肝炎、肝炎后肝硬化。中医对本病的认识散见于"黄疸""胁痛""积聚"等病证中。肝炎的主要临床表现为：食欲减退，消化功能差，进食后腹胀，活动后容易疲劳，肝功能检查异常，部分病人有发热、黄疸。

【病因病机】

肝炎的病因是多方面的，主要与湿热疫毒密切相关。病机特点为正虚邪恋，本虚标实，致病势缠绵，病情反复波动。

1. 湿热毒邪是肝炎发生发展的始动因素。早在《金匮要略·黄疸病》就说："黄家所得，从湿得之。"湿热毒邪羁留，缠绵不解，可致肝脾两虚，气血亏虚。

2. 脾运不健是慢性肝炎发生发展的内在基础。脾属土，乃后天之本，主运化水谷精微，为气血生化之源，又为气机升降之枢纽，若脾胃健运，则气机升降如常，气血充盈，可有效地抵抗湿热毒邪之侵袭；反之，若脾失健运，脾胃不能运化水谷精微，则可使气血化生乏源，从而使机体抗病能力减退，导致湿热邪毒的侵扰；又脾主水湿，脾虚则可使水湿内停，内湿外湿，同气相求，相互为引，则尤易导致湿热之邪为病。

3. 肝络瘀阻是病变发展的重要病理环节。慢性肝炎在早期轻度阶段多表现为湿热蕴结或肝郁脾虚之证，但随着病情的多次反复，使病变逐渐加重，导致"久病入络"，表现为面色黧黑、红丝赤缕或身目黄而晦黯、肌肤甲错、右胁刺痛、两胁积块、舌质紫暗、瘀斑瘀点等瘀血内停之证。

4. 肝肾亏虚是病变发展的必然结果。由于肝脏与其他脏器密切关联，古人谓肝"为五脏六腑之贼"。慢性肝炎一般初病在肝，继则传脾，后则及肾，最终可导致肝肾俱虚，甚或气血逆乱之不良局面。肝肾同居下焦，肝藏血，肾藏精，肝肾同源，精血可互相滋生，若肝不藏血，血不化精，则可导致肾精亏虚；肝病传脾，脾失运化，后天失养，亦可损及先天；湿热内蕴，或肝郁气滞，均可化燥化火，损及肝肾之阴，从而形成肝肾亏虚之证。

【辨证分型】

1. 肝胆湿热　右胁胀痛，脘腹满闷，恶心，厌油腻，身目黄或无黄。小便黄赤，大便黏腻臭秽。舌苔黄腻，脉弦滑数。

2. 肝郁脾虚　胁肋胀满，精神抑郁，面色萎黄，食纳减少，口淡无味，脘痞腹胀，大便溏薄。舌淡苔白，脉沉弦。

3. 瘀血阻络　面色晦暗，或见赤缕红斑，肝脾肿大，质地较硬，可见蜘蛛痣、肝掌，女子行经腹痛，经水色暗有块。舌质暗紫或有瘀斑，脉沉细涩。

4. 肝肾阴虚　头晕耳鸣，两目干涩，口燥咽干，失眠多梦，五心烦热，腰膝酸软，女子经少经闭，舌红瘦少津或有裂纹，脉细数无力。

【治疗方法】

1. 常用腧穴

主穴：肝俞、胆俞、脾俞。

肝胆湿热：加丰隆；瘀血阻络：加膈俞。

2. 操作方法（图 5-1-81～图 5-1-85）

选针：高压蒸汽消毒后针具。

消毒：先用碘酊，再用 75% 酒精进行穴位消毒；医者的手进行消毒。

　　针刺：丰隆穴用刺络法，肝俞、胆俞、脾俞、膈俞用散刺法。

　　拔罐：出血停止后，胆俞、肝俞、脾俞、膈俞加拔火罐，一般采用闪火法，3~5 分钟起罐。

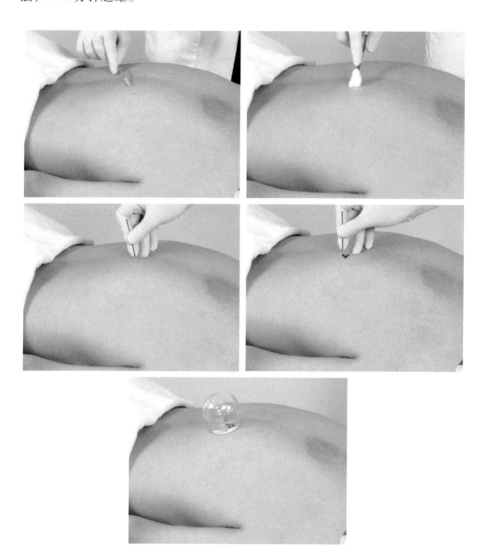

图 5-1-81　肝俞操作的分步图示

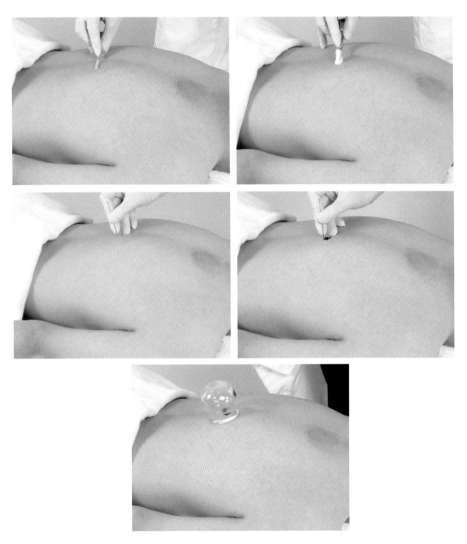

图 5-1-82　胆俞操作的分步图示

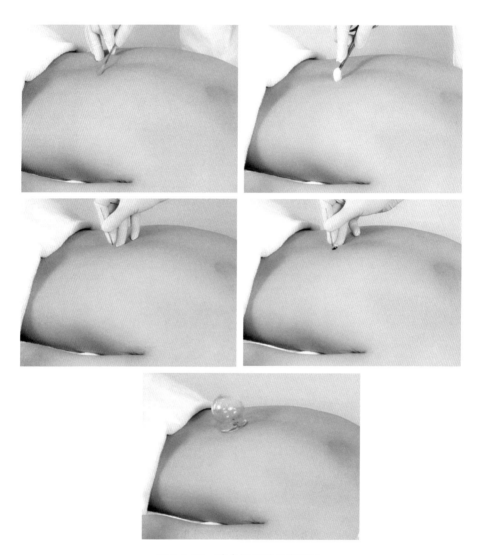

图 5-1-83　脾俞操作的分步图示

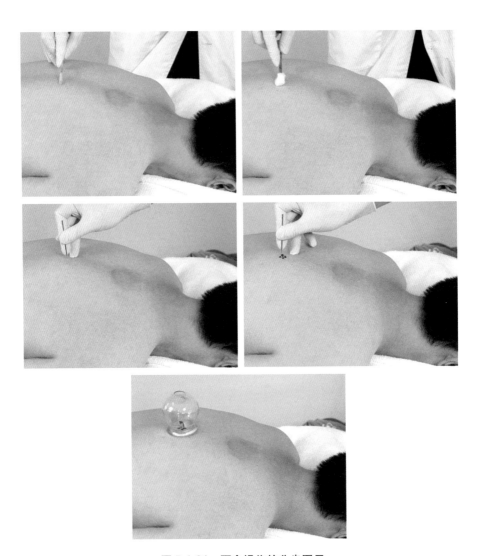

图 5-1-84 膈俞操作的分步图示

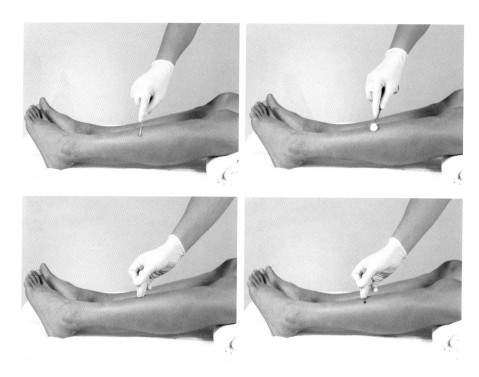

图 5-1-85　丰隆操作的分步图示

【注意事项】

1. 患病期间宜清淡饮食，多吃新鲜水果蔬菜，戒烟酒；加强身体锻炼；避免过度劳累。

2. 严格消毒，以免感染。

3. 熟悉解剖部位，避开动脉血管。邻近重要内脏的部位切忌深刺。

4. 皮肤有感染、溃疡、瘢痕者，不要直接针刺患处，可在周围选取刺血部位。

胆　囊　炎

【概述】

胆囊炎是由于结石或纤维组织增生等一些因素所造成的胆囊炎症，病人多数有胆囊结石病史。本病缺乏典型症状，可有不同程度的右上腹或中上腹部疼痛，伴恶心、呕吐，一般无发热及黄疸，有的患者可毫无症状。

【病因病机】

本病多因情志不遂、饮食不节等因素，导致肝胆郁滞，湿热内蕴。肝胆主疏泄，郁滞不通，则右胁下疼痛。由气及血，气血不畅，瘀结胆囊，故右胁下压痛。肝失疏泄，肝木克脾土，脾胃虚弱，运化失司，湿热内生，出现神疲乏力，食少便溏，恶心呕吐；湿热久羁，耗伤肝阴，可见口干咽燥，心中烦热。总之，胆囊炎病位在胆，而涉及肝与脾胃。

【辨证分型】

1. 气滞血瘀　右胁腹部胀痛或刺痛，痛引肩背，痛处固定不移，食欲不振，口苦，胁下或有积块，面色黧黑，右上腹轻度压痛。舌暗红或有瘀斑，苔白或微黄，脉弦或沉涩。

2. 肝胆湿热　右肋腹部疼痛，口苦，纳呆，恶心，呕吐，伴发热，黄疸，尿赤，便秘，舌质红，苔黄腻，脉弦数或弦滑。

3. 肝郁脾虚　右胁腹部隐痛，脘腹胀满，神疲乏力，食欲不振，便溏。舌淡红，苔薄白，脉细弦或细弱。

4. 肝阴亏虚　右胁下隐痛，口干咽燥，心中烦热，头晕目眩，大便秘结，小便短赤。舌质红，苔少，脉细弦而数。

【治疗方法】

1. 常用腧穴

主穴：期门、足三里、肝俞、胆俞。

气滞血瘀：加太冲、膈俞。

2. 操作方法（图 5-1-86 ~ 图 5-1-91）

选针：高压蒸汽消毒后针具。

消毒：先用碘酊，再用 75% 酒精进行穴位消毒；医者的手进行消毒。

针刺：期门、肝俞、胆俞、膈俞用散刺法，太冲、足三里用刺络法。

拔罐：出血停止后，加拔火罐，一般采用闪火法，3~5 分钟起罐。

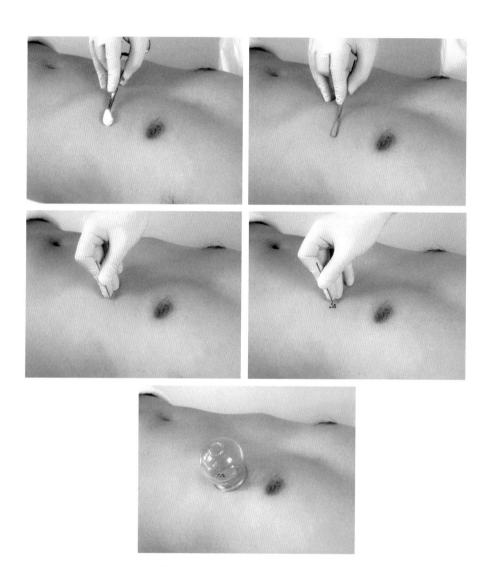

图 5-1-86 期门操作的分步图示

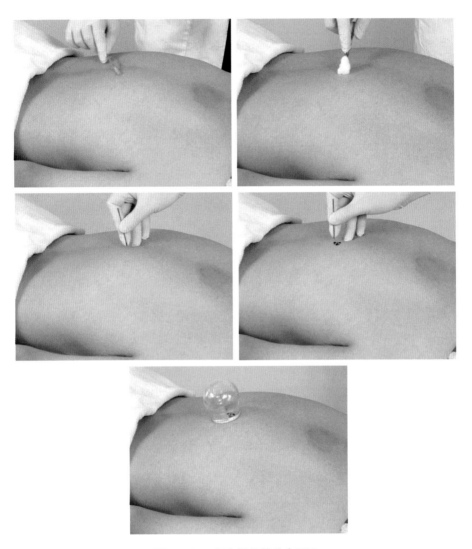

图 5-1-87 肝俞操作的分步图示

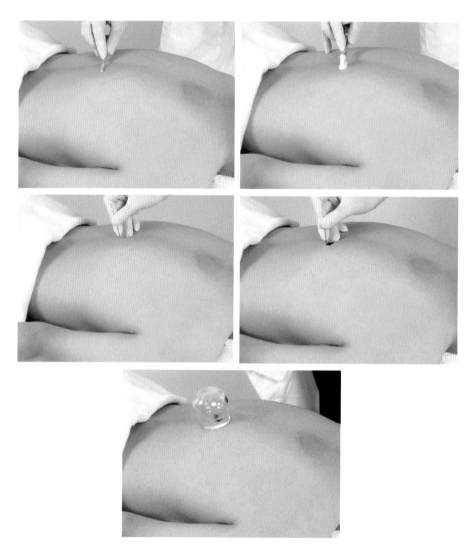

图 5-1-88　胆俞操作的分步图示

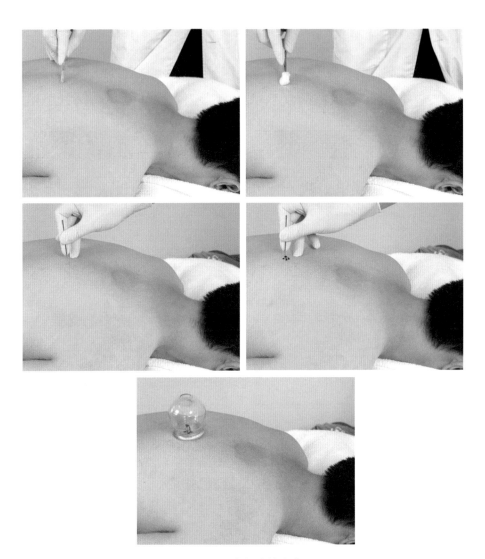

图 5-1-89　膈俞操作的分步图示

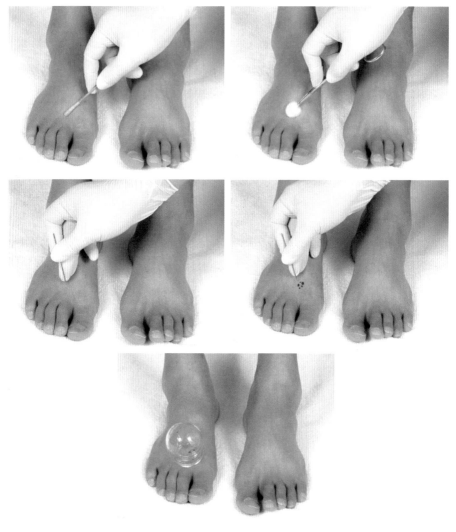

图 5-1-90　太冲操作的分步图示

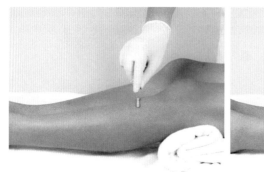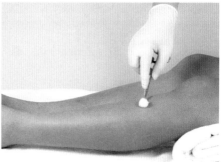

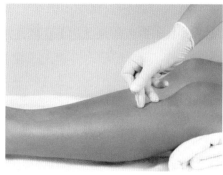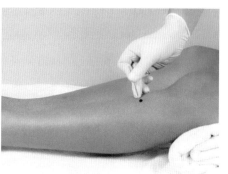

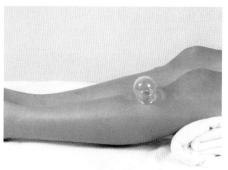

图 5-1-91　足三里操作的分步图示

【注意事项】

1. 患病期间宜减少食量，饮食以清淡为主，忌食油腻之品，严重者应禁食；加强身体锻炼；避免过度劳累。

2. 祛除诱因，如精神刺激、饮酒等。

3. 严格消毒，以免感染。

4. 熟悉解剖部位，避开动脉血管。邻近重要内脏的部位切忌深刺。

5. 皮肤有感染、溃疡、瘢痕者，不要直接针刺患处，可在周围选取刺血部位。

高　血　压

【概述】

高血压指体循环动脉血压增高，是一种常见的临床综合征。在尽量减轻或排除各种干扰因素的情况下，非同日 3 次静息血压（静坐 5～15 分钟）测量≥140/90mmHg（18.7/12.0kPa）则可诊断为高血压。属于中医学"眩晕""头痛""肝风""中风"等范畴。我国高血压患者数量已达1.6亿，并且还在以每年300多万人的速度增长。

【病因病机】

高血压的病因病机在于脏腑功能失调，特别是肝肾阴阳平衡失调是高血压的主要病机。内因在于精气衰退及禀赋阳盛阴虚，外因以情志为主，兼及饮食及劳倦内伤；高血压的病理因素可分为实性病理因素及虚性病理因素，其中虚性病理因素有精亏、气虚、血虚、阴虚、阳虚，实性病理因素有阳亢、火、痰浊、（肝）风、瘀血、气郁、气逆、水湿、瘀毒、内燥等。病位主要在肝与肾，涉及脾、心、肺等。

【辨证分型】

1. 肝阳上亢　眩晕，头痛头胀，面红目赤，急躁易怒，口苦，舌红，苔黄，脉弦数。

2. 痰浊中阻　眩晕，头痛，或头昏如蒙，神疲懒言，食少纳呆，胸痞脘闷。苔白腻或黄腻，脉细滑。

3. 肝肾阴虚　头痛眩晕，耳鸣，健忘，口干，失眠多梦，腰膝酸软，五心烦热。舌红少苔，脉弦细。

4. 阴阳两虚　头晕目眩，耳鸣，眼干涩，失眠多梦，神疲，腰腿酸软，畏寒肢冷，精神萎靡，记忆力减退，小便清长，舌淡，苔白，脉沉或脉弱。

【治疗方法】

1. 常用腧穴

主穴：百会、太阳、大椎、耳尖。

肝阳上亢：加肝俞；痰浊中阻：加脾俞。

2. 操作方法（图5-1-92~图5-1-97）

选针：高压蒸汽消毒后针具。

消毒：先用碘酊，再用75%酒精进行穴位消毒；医者的手进行消毒。

针刺：百会、太阳、大椎、耳尖用点刺法，肝俞、脾俞用散刺法。

拔罐：出血停止后，肝俞、脾俞加拔火罐，一般采用闪火法，3~5分钟起罐。

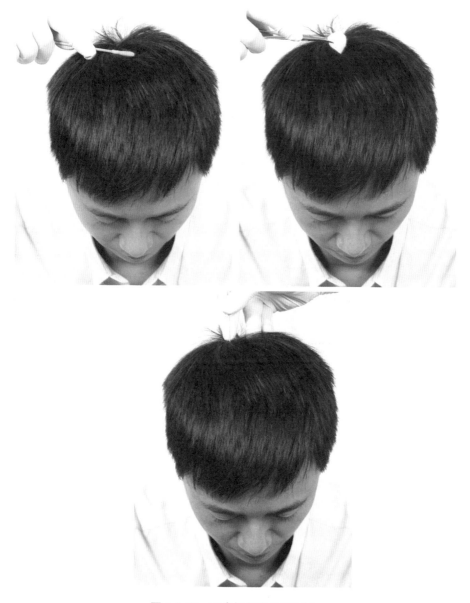

图 5-1-92 百会操作的分步图示

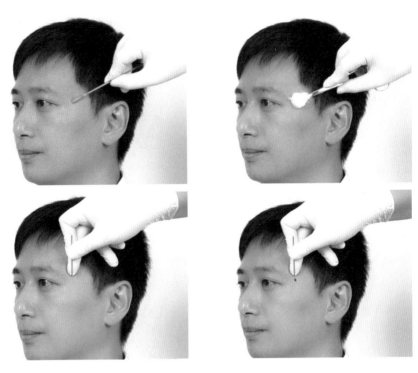

图 5-1-93　太阳操作的分步图示

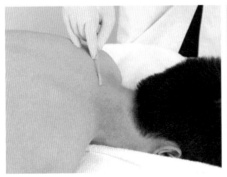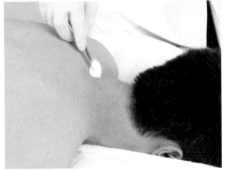

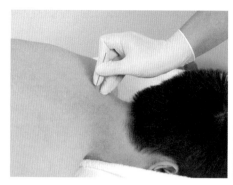
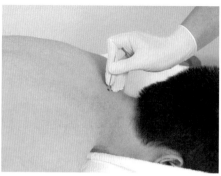

图 5-1-94 大椎操作的分步图示

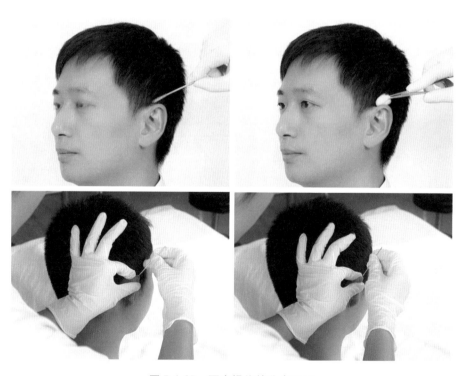

图 5-1-95 耳尖操作的分步图示

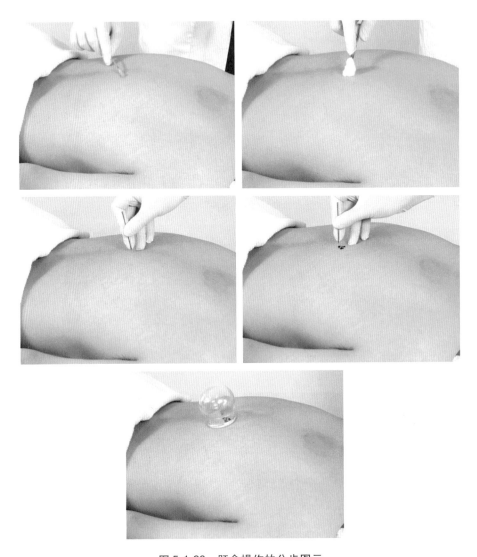

图 5-1-96　肝俞操作的分步图示

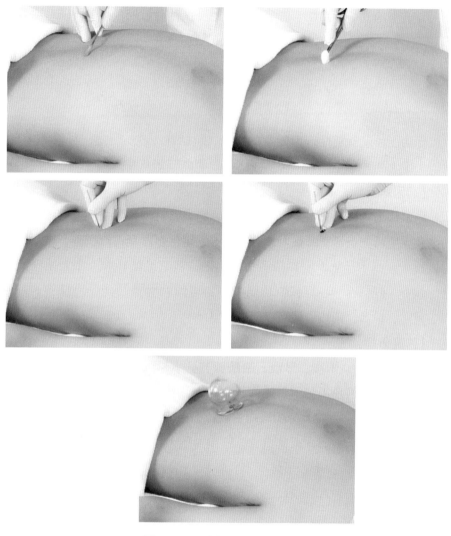

图 5-1-97 脾俞操作的分步图示

【注意事项】

1. 患病期间宜清淡饮食，低盐低脂，戒烟酒；加强身体锻炼；避免过度劳累。

2. 阴阳两虚型高血压不宜用三棱针治疗。

3. 严格消毒，以免感染。

4. 熟悉解剖部位，避开动脉血管。邻近重要内脏的部位切忌深刺。

5. 皮肤有感染、溃疡、瘢痕者，不要直接针刺患处，可在周围选取刺血部位。

性功能减退

【概述】

性功能减退就是性行为能力的减退，包括性冷淡、阳痿、早泄等表现。属于中医学的"遗精""滑精""血精""阴痛"等范畴。

【病因病机】

中医认为肾藏精，主发育与生殖。肾精充盛，则人体生长发育健壮，性功能及生殖功能正常。肝藏血，肝血充养，则生殖器官得以滋养，婚后房事得以持久。脾主运化，水谷精微得以布散，精室得以补养，才能使精液充足。凡肾、肝、脾、心等脏腑功能失调均可影响生殖功能，出现精少、精弱、精寒、精薄、精热、精稠、阳痿、早泄、不射精等症。

【辨证分型】

1. 肾阳不足　阳痿、早泄，腰酸膝软，头晕眼花，精神不振，喜静少动，肢冷不温，面色不荣。舌淡，苔薄，脉沉细。

2. 肝气郁滞　少腹及外阴胀痛，胸胁不舒，善太息或烦躁易怒，阳痿不举。舌质暗，边有瘀斑，苔薄白，脉弦。

3. 痰浊中阻　阳痿，形体肥胖，脘腹痞满，痰多胸闷，口中黏腻。舌淡，舌体胖大，苔腻，脉滑。

【治疗方法】

1. 常用腧穴

主穴：肾俞、命门。

肝气郁滞：加太冲；痰浊中阻：加丰隆。

2. 操作方法（图 5-1-98～图 5-1-101）

选针：高压蒸汽消毒后针具。

消毒：先用碘酊，再用75%酒精进行穴位消毒；医者的手进行消毒。

针刺：太冲、丰隆用刺络法，肾俞、命门用散刺法。

拔罐：出血停止后，肾俞、命门加拔火罐，一般采用闪火法，3～5分钟起罐。

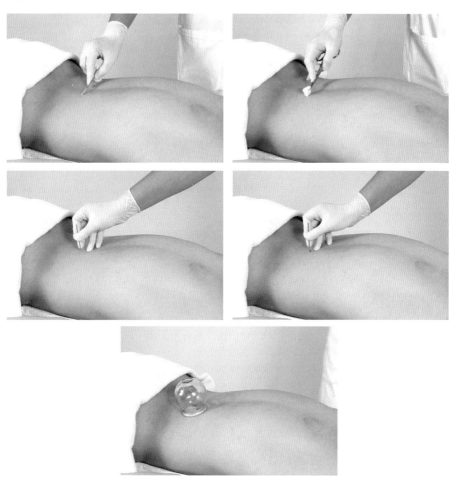

图 5-1-98　肾俞操作的分步图示

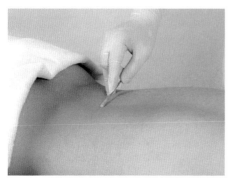
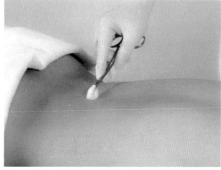

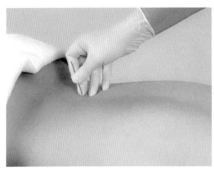
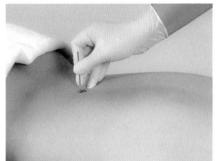
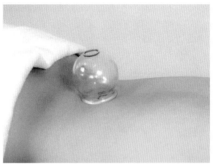

图 5-1-99　命门操作的分步图示

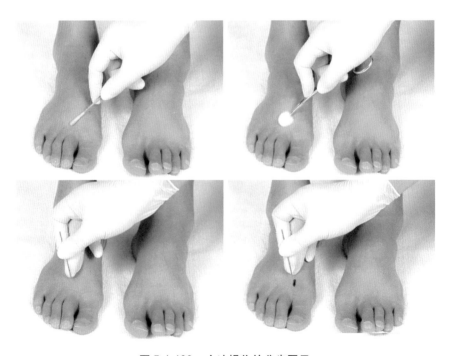

图 5-1-100　太冲操作的分步图示

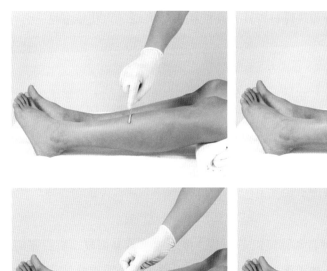

图 5-1-101　丰隆操作的分步图示

【注意事项】

1. 性功能减退的患者要重视心理治疗，以恢复对性能力的自信。夫妻双方房事最好不要过于频繁。

2. 饮食宜清淡，戒烟限酒；加强身体锻炼；避免过度劳累。

3. 严格消毒，以免感染。

4. 熟悉解剖部位，避开动脉血管。邻近重要内脏的部位切忌深刺。

5. 皮肤有感染、溃疡、瘢痕者，不要直接针刺患处，可在周围选取刺血部位。

慢 性 肾 炎

【概述】

慢性肾炎是慢性肾小球肾炎的简称，是一组病因不同，病理变化多样的慢性肾小球疾病。临床特点为病程长，病情发展缓慢，有蛋白尿、血尿及不同程度的高血压、水肿和缓慢进行性肾功能损害等表现。青壮年多见,男性发病率高于女性。

【病因病机】

慢性肾炎属中医学"水肿""腰痛""虚劳"的范畴。中医学认为,本病病位在肾,涉及肺、脾、肾三脏,本病属本虚标实之证,与体质、饮食、劳倦及外邪有关。因先天禀赋不足或房劳过度致肾气内亏,肾不主水;或外邪侵袭肺卫,不能通调水道,使水气泛滥,清浊不分;或饮食不节或感受寒湿之邪而损伤脾阳,脾虚失运,水饮内停所致。

【辨证分型】

1. 脾肾阳虚 身肿日久,腰以下为甚,按之凹陷不易恢复,脘腹胀闷,纳减便溏,面色不华,神疲乏力,四肢倦怠,小便短少,舌质淡,苔白腻或白滑,脉沉缓或沉弱。

2. 肾阳衰惫 水肿反复消长不已,面浮身肿,腰以下甚,按之凹陷不起,尿量减少或反多,腰酸冷痛,四肢厥冷,怯寒神疲,面色㿠白,甚者心悸胸闷,喘促难卧,腹大胀满,舌质淡胖,苔白,脉沉细或沉迟无力。

3. 瘀水互结 水肿延久不退,肿势轻重不一,四肢或全身浮肿,以下肢为主,皮肤瘀斑,腰部刺痛,或伴血尿,舌紫暗,苔白,脉沉细涩。

【治疗方法】

1. 常用腧穴

分为2组:第1组:脾俞、气海俞、复溜、委中;第2组:肾俞、关元俞、命门。

2. 操作方法(图5-1-102~图5-1-108)

选针:高压蒸汽消毒后针具。

消毒:先用碘酊,再用75%酒精进行穴位消毒;医者的手进行消毒。

针刺:两组穴位,每日一组,交替使用。用三棱针在所选穴位点刺,至微出血为度。

拔罐:出血停止后,加拔火罐,一般采用闪火法,3~5分钟起罐。起罐后,可在上述穴位加以温灸,以扶助正气。

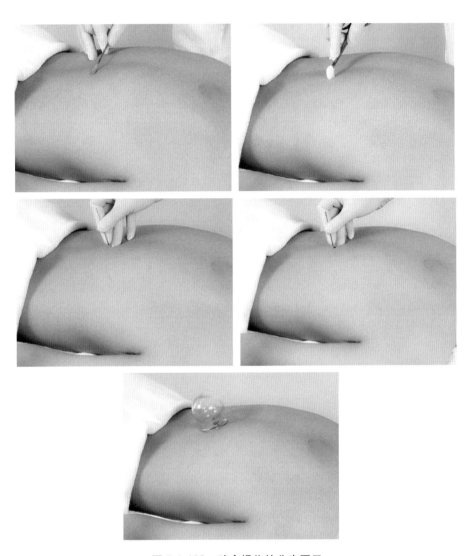

图 5-1-102 脾俞操作的分步图示

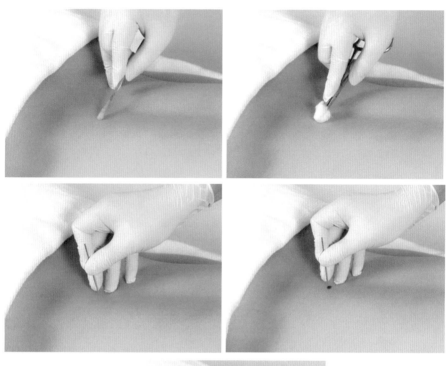

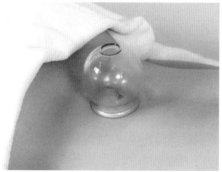

图 5-1-103 气海俞操作的分步图示

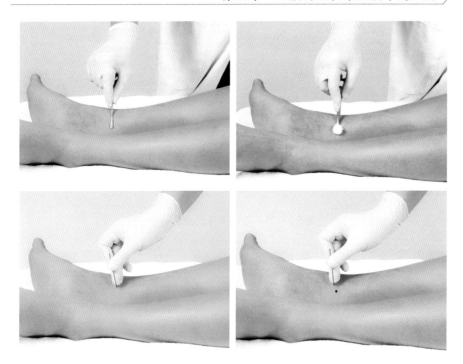

图 5-1-104 复溜操作的分步图示

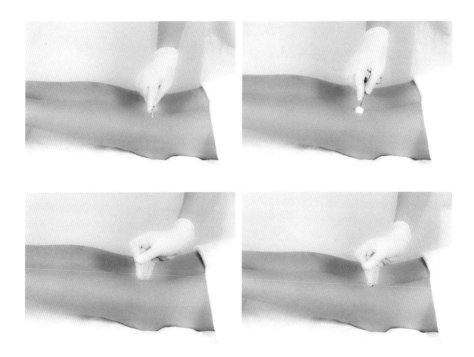

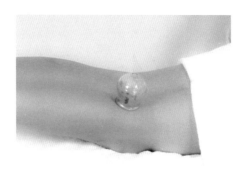

图 5-1-105 委中操作的分步图示

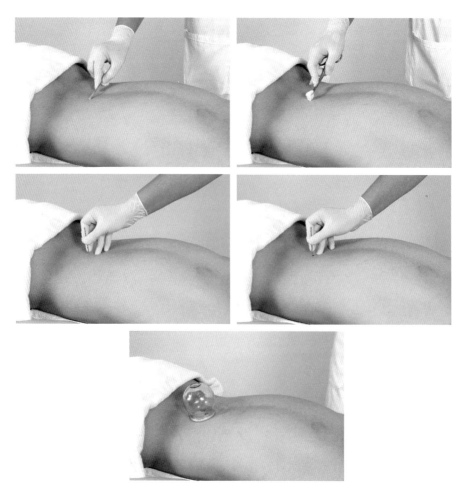

图 5-1-106 肾俞操作的分步图示

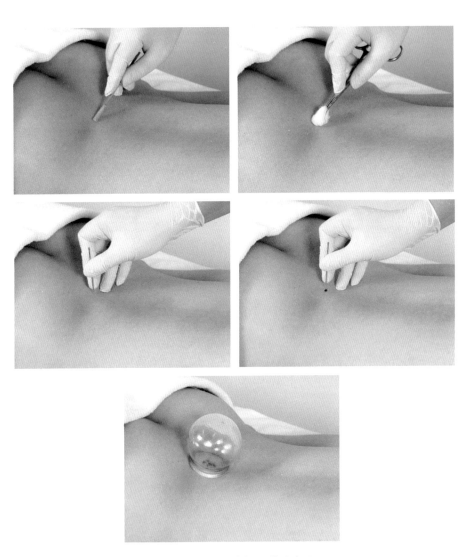

图 5-1-107 关元俞操作的分步图示

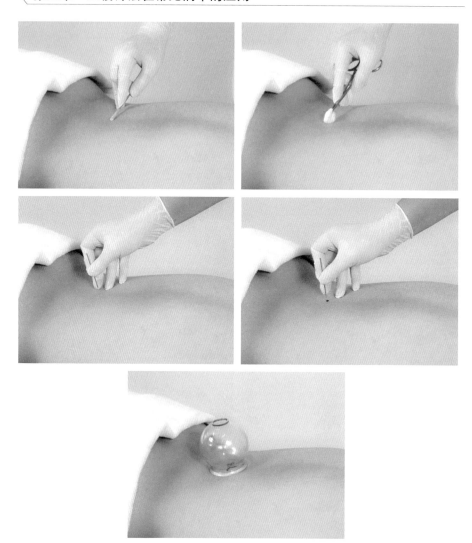

图 5-1-108　命门操作的分步图示

【注意事项】

1. 积极防治急性肾炎，坚持治疗，避免不彻底治疗而转化为慢性肾炎。

2. 注意保暖，避免受冷、受湿和过劳。

3. 饮食宜清淡，忌食辛辣肥甘厚腻。水肿轻者，应限制钠盐摄入，每日 1~3g，严重者禁用。

4. 在病情稳定时，积极进行锻炼，提高机体防御力，预防感染，尽量减少使肾炎恶化的诱因，若出现感染，应予以高度重视，积极治疗。

5. 避免使用对肾脏有害的药物，要定期查尿常规、肾功能。

6. 注意精神调养，节房事，做到劳逸适度，并树立战胜疾病的信心。

7. 本病病程冗长，在治疗过程中，有时病情会反复，故要求病人耐心治疗。

多发性神经根炎

【概述】

多发性神经根炎又称格林-巴利综合征，是一种较常见的主要损害脊神经根、脊神经和脑神经的疾病。主要表现为四肢对称性迟缓性瘫痪，肢体萎软无力，甚则肌肉萎缩，危重时可出现呼吸、言语及吞咽困难。本病一年四季均可发生，男性多于女性，以青壮年和儿童多见。

【病因病机】

多发性神经根炎属中医学"痿症""肉苛"的范畴，本病多由外感湿热病邪，湿郁化热，湿热互结，浸淫经脉，或热邪客于肺胃，中焦化源不足，百脉空虚或肝肾亏虚，髓枯筋痿而成。

1. 肺热津伤　感受湿热毒邪，伤津耗气，津液不能输布，筋脉失于濡养，痿软无用。

2. 湿热浸淫　久居湿地，或冒雨涉水，感受湿邪，湿郁化热，浸淫筋脉，营卫运气受阻，筋脉壅塞，筋脉失于濡养，迟纵不收而成痿。

3. 脾胃虚弱　脾主肌肉，脾胃虚弱，气血生化无源，四肢不能禀水谷之精气，则筋肉失养而成痿。

4. 肝肾两虚　病久损及肝肾，由于肝主筋、藏血，肾主骨、生髓，肝肾亏虚，筋骨失养而成痿。

【辨证分型】

1. 肺热津伤　发病急，病起发热，或热后突然出现肢体软弱无力，可较快发生肌肉瘦削，皮肤干燥，心烦口渴，呛咳少痰，咽干不利，小便黄赤或热痛，大便干燥。舌质红，苔黄，脉细数。

2. 湿热浸淫　起病较缓，逐渐出现肢体困重，痿软无力，尤以下肢或两足痿弱为甚，兼见微肿，手足麻木，扪及微热，喜凉恶热，或有发热，胸脘痞闷，小便赤涩热痛。舌质红，舌苔黄腻，脉濡数或滑数。

3. 脾胃虚弱　起病缓慢，肢体软弱无力逐渐加重，神疲肢倦，肌肉萎缩，少气懒言，纳呆便溏，面色㿠白或萎黄无华，面浮肿。舌淡苔薄白，脉细弱。

4. 肝肾亏损　起病缓慢，渐见肢体痿软无力，尤以下肢明显，腰膝酸软，不能久立，甚至步履全废，腿胫大肉渐脱，或伴有眩晕耳鸣，舌咽干燥，遗精或遗尿，或妇女月经不调。舌红少苔，脉细数。

【治疗方法】

1. 常用腧穴

太阳、尺泽、委中、阿是穴。

2. 操作方法（图 5-1-109 ~ 图 5-1-112）

选针：高压蒸汽消毒后针具。

消毒：先用碘酊，再用 75% 酒精进行穴位消毒；医者的手进行消毒。

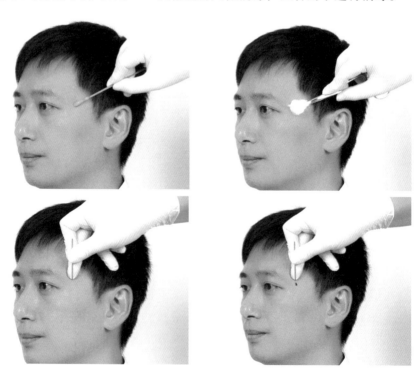

图 5-1-109　太阳操作的分步图示

针刺：用三棱针在所选穴位点刺，使针眼少许出血。

拔罐：出血停止后，加拔火罐，一般采用闪火法，3~5分钟起罐。

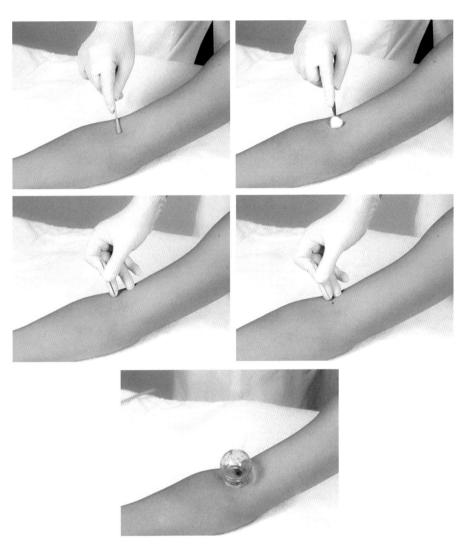

图 5-1-110 尺泽操作的分步图示

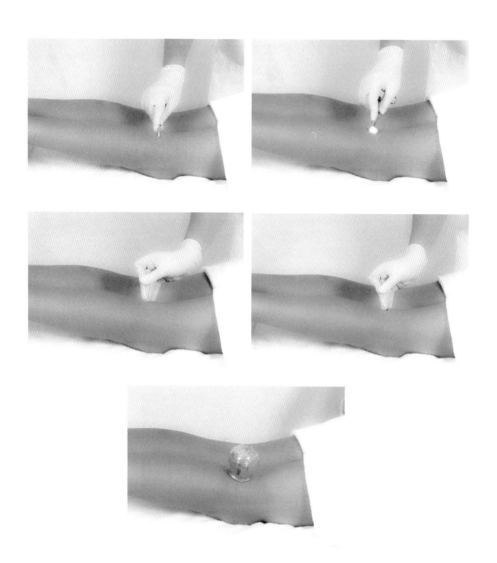

图 5-1-111 委中操作的分步图示

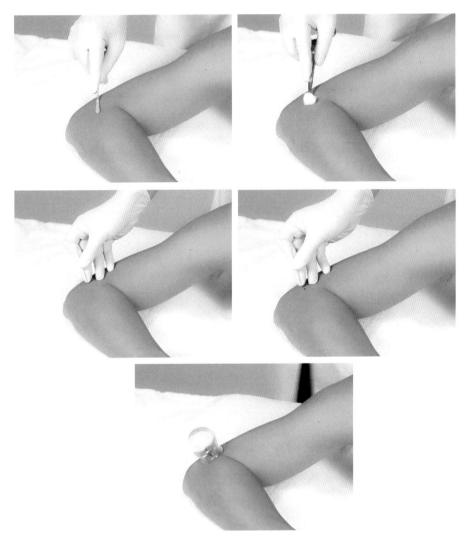

图 5-1-112　阿是穴操作的分步图示

【注意事项】

1. 平时注意锻炼身体，增强体质，提高机体免疫力。

2. 生活起居要有规律，忌过度劳累。

3. 饮食宜清淡，忌烟、酒和辛辣之品。

4. 及早发现，及早治疗。

头　　痛

【概述】

头痛，是一种常见的自觉症状，一般泛指头颅上半部，即从眉弓以上至枕下为止范围内的疼痛。可见于多种急、慢性疾病，其病因多种，可因外邪、内伤及情志等因素致头部气血失调，脉络不通或脑窍失养而致病。头部或五官疾病可致头痛，头部以外或全身性疾病也可致头痛，所以必须辨清头痛的发病原因，方可对症治疗。颅内占位性病变或颅外伤所致头痛，可酌情使用三棱针治疗。

【病因病机】

头痛的病因多端，但不外乎外感和内伤两大类。头为"诸阳之会"，"清阳之府"，五脏之精华气血、六腑清阳之气皆上注于头。

1. 外感六淫之邪。起居不慎、坐卧当风等感受六淫之邪，上犯巅顶，清阳之气受阻，气血凝滞，阻碍脉络而致头痛，外感六淫所致头痛以风邪为主，多夹寒、热、湿邪。

2. 与肝、脾、肾三脏病变有关。"脑为髓之海"，脑主要依赖肝肾精血及脾胃运化水谷精微、输布气血以濡养，故肝、脾、肾病影响于脑而致病。肝阳上亢，郁怒伤肝，肝气郁结，气郁化火，火性炎上，上扰清窍则为头痛；或肝阴不足，或肾阴亏虚，水不涵木，肝阳亢盛，风火相煽，火随气窜，上扰清窍则为头痛。禀赋不足或房劳过度，耗伤肾精，肾精亏虚，脑髓化生不足，脑髓空虚则发为头痛；或肾阴久损，阴损及阳，或久病体虚，致肾阳微弱，清阳不展，而为头痛。饥饱、劳倦或病后、产后体虚，脾胃虚弱，气血化源不足，致使营血亏损，不能上荣于脑髓脉络而致头痛；或饮食不节，嗜食肥甘，脾失健运，痰湿内生，阻遏清阳，上蒙清窍而为头痛。

3. 血瘀阻络。外伤或久病入络，均可致气滞血瘀。久病气虚，气虚血瘀；头部外伤气血瘀滞，瘀血阻于脑络，则发为头痛。

【辨证分型】

1. 外感引起　发病较急，头痛连及项背，痛无休止，外感表证明显。

（1）风寒头痛：头痛，恶风畏寒，口不渴，苔薄白，脉浮紧。

（2）风热头痛：头痛而胀，发热，口渴欲饮，大便干，小便黄，苔黄，脉浮数。

2. 肝阳头痛　头胀痛，目眩，心烦易怒，面红目赤，耳鸣如蝉，口苦，舌红，苔薄黄，脉弦。

3. 湿浊头痛　头痛昏蒙如裹，或伴胸闷脘胀，呕吐痰涎，舌淡，苔白腻，脉滑。

4. 瘀血头痛　头痛迁延日久，反复发作，或头部有外伤史，痛处固定不移，痛如锥刺，舌紫暗或有瘀斑，苔薄，脉细弦。

5. 气虚头痛　头痛绵绵，遇劳加重，或头内空痛，不耐思维，脉虚弱，舌胖淡。

【治疗方法】

1. 常用腧穴

主穴：百会、印堂、太阳。

风寒头痛：加风池；风热头痛：加大椎；肝阳头痛：加太冲；湿浊头痛：加丰隆；气虚头痛：加足三里。

2. 操作方法（图5-1-113~图5-1-120）

选针：高压蒸汽消毒后针具。

消毒：先用碘酊，再用75%酒精进行穴位消毒；医者的手进行消毒。

针刺：百会、印堂、太阳用点刺法，风池、大椎、太冲、丰隆、足三里用刺络法。

拔罐：出血停止后，加拔火罐，一般采用闪火法，3~5分钟起罐。

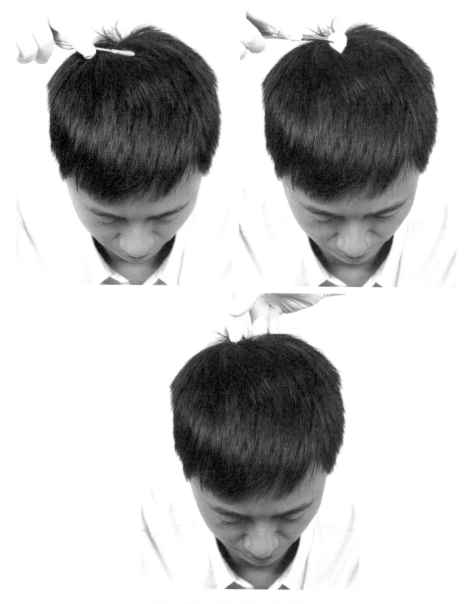

图 5-1-113 百会操作的分步图示

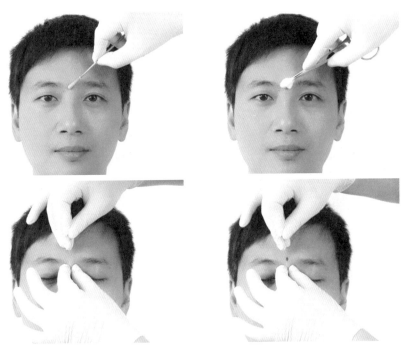

图 5-1-114 印堂操作的分步图示

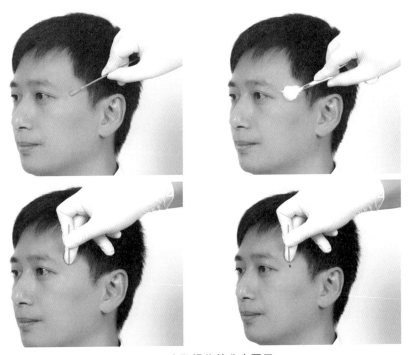

图 5-1-115 太阳操作的分步图示

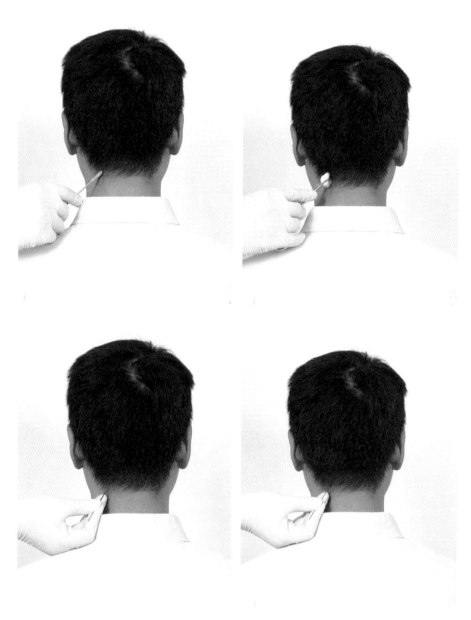

图 5-1-116 风池操作的分步图示

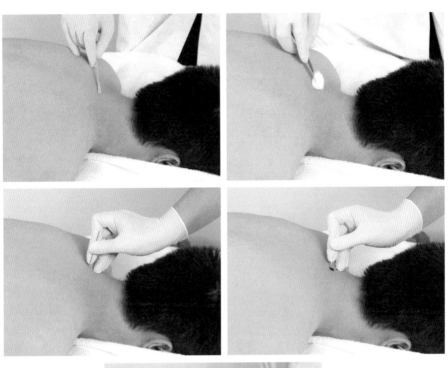

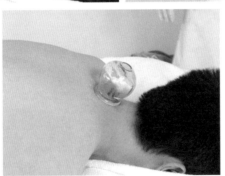

图 5-1-117　大椎操作的分步图示

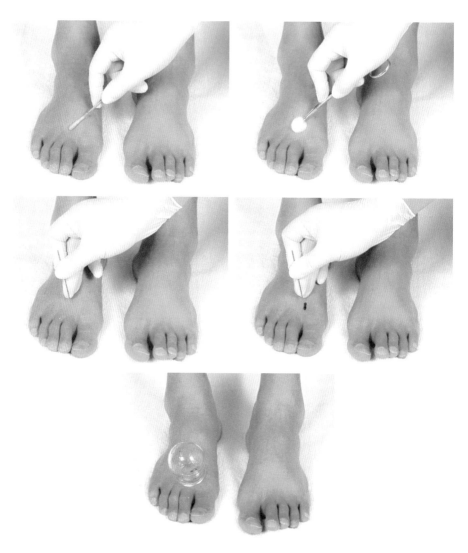

图 5-1-118　太冲操作的分步图示

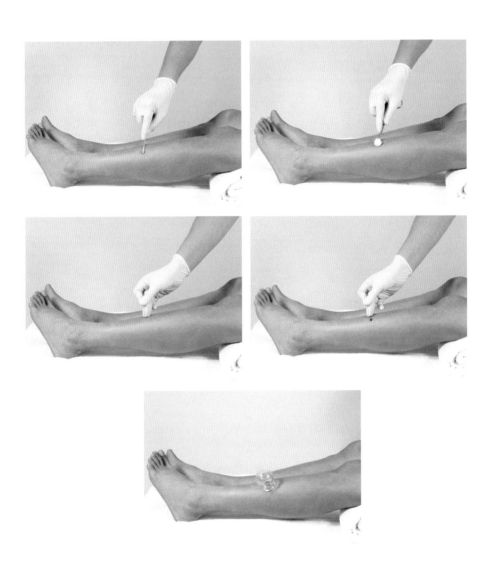

图 5-1-119 丰隆操作的分步图示

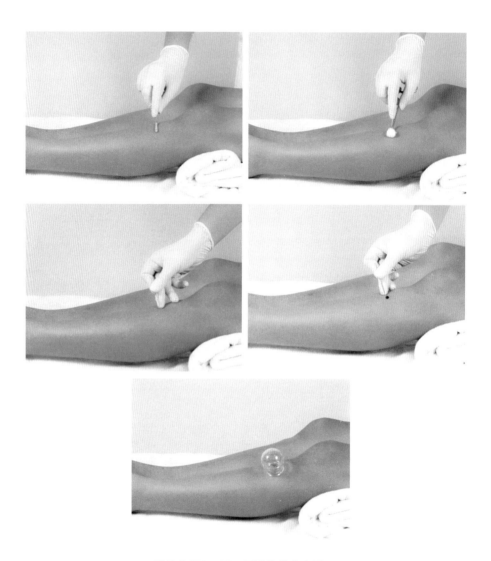

图 5-1-120　足三里操作的分步图示

【注意事项】

1. 患病期间应避免过度劳累，注意休息；舒畅情志。

2. 如双侧瞳孔大小不等、项强、神志不清，应高度警惕脑瘤及蛛网膜下腔出血等重症。

3. 严格消毒，以免感染。

4. 熟悉解剖部位，避开动脉血管。

5. 皮肤有感染、溃疡、瘢痕者，不要直接针刺患处，可在周围选取刺血部位。

6. 如伴有高热、神昏、惊厥、视听障碍或久治无效的病例，应配合其他方法治疗。

7. 面部穴位，治疗前要与病人沟通，三棱针放血可导致局部出现小瘀斑，请患者配合并予以理解。

偏　头　痛

【概述】

偏头痛是由于神经、血管功能失调所引起的疾病，以一侧头部疼痛反复发作为特征，甚者伴有恶心、呕吐、对光及声音过敏等。本病与遗传有关，部分患者可在头部外伤后出现。中医认为本病多与恼怒、紧张、风火痰浊有关。情志不遂，郁而化火，日久伤阴；或者恼怒急躁，肝阳上亢，上扰清窍；或脾阳素虚，运化无力，痰阻清窍；或气郁日久，久病入络，脉络痹阻而致。

【病因病机】

其病因病机与头痛相近，多为内伤所致。常见有肝阳上亢型、瘀血气滞型、寒饮蒙阻型偏头痛等。肝阳上亢型偏头痛多由情志不舒、怒气伤肝、肝火上扰、清窍被扰而致，肝为厥阴主脉，与少阳相表里，肝阳上亢易产生偏头痛，瘀血气滞型偏头痛多由头痛日久，气滞少阳经脉，以致经脉不通，瘀血阻滞于内，气血不达清窍而致偏头痛。寒饮湿蒙型偏头痛，多为气血不足，痰浊停聚，沿经上行蒙敝清阳而致偏头痛。

【辩证分型】

1. 肝阳上亢　头胀痛，眩晕，心烦易怒，夜寐不安，胸胁胀痛，目赤口干，舌红少苔，脉弦或细数。

2. 寒饮蒙阻　头痛昏沉，胸脘痞闷，呕恶吐涎，四肢逆冷，苔白腻，脉弦滑。

3. 瘀血阻络　头痛，病程较长，痛有定处，其痛如刺，舌紫暗，脉弦或沉涩。

【治疗方法】

1. 常用腧穴

主穴：百会、阿是穴、率谷。

肝阳头痛：加太冲；寒饮蒙阻：加丰隆。

2. 操作方法（图5-1-121~图5-1-125）

选针：高压蒸汽消毒后针具。

消毒：先用碘酊，再用75%酒精进行穴位消毒；医者的手进行消毒。

针刺：百会、阿是穴、太冲、率谷用点刺法；丰隆用刺络法。

拔罐：出血停止后，加拔火罐，一般采用闪火法，3~5分钟起罐。

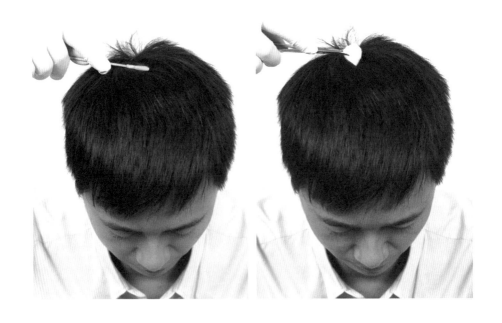

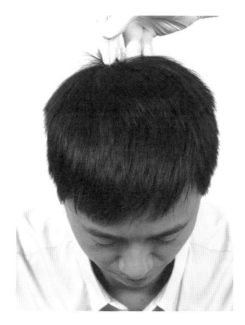

图 5-1-121　百会操作的分步图示

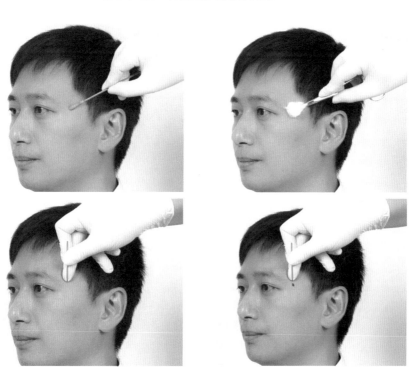

图 5-1-122　阿是穴操作的分步图示

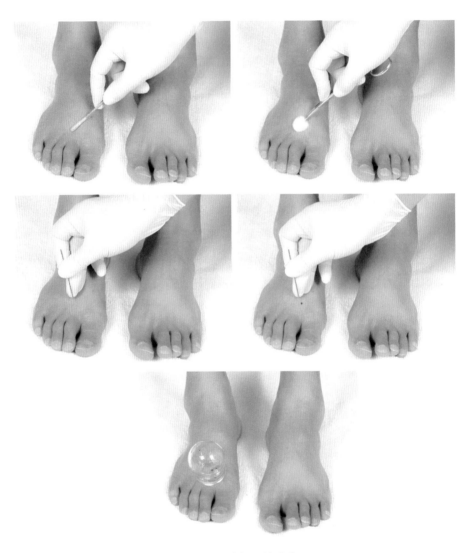

图 5-1-123　太冲操作的分步图示

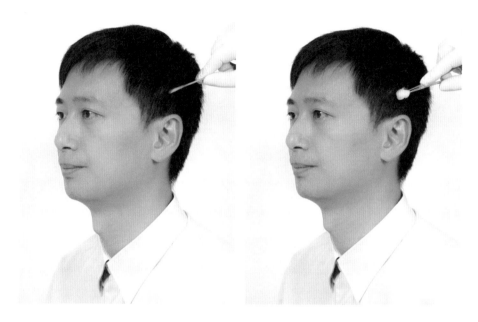

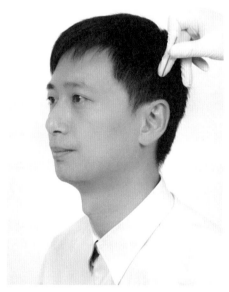

图 5-1-124　率谷操作的分步图示

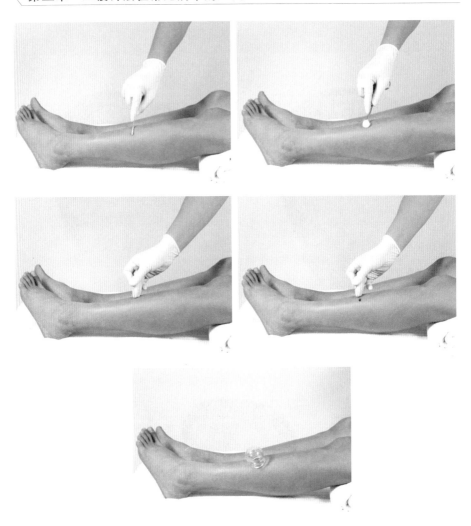

图 5-1-125 丰隆操作的分步图示

【注意事项】

1. 三棱针治疗偏头痛有良好的效果，但偏头痛原因复杂，对于多次治疗无效者，要考虑某些颅内病变，查明原因，采取综合措施。

2. 如双侧瞳孔大小不等、项强、神志不清，应高度警惕脑瘤及蛛网膜下腔出血等重症。

3. 熟悉解剖部位，避开动脉血管。

4. 皮肤有感染、溃疡、瘢痕者，不要直接针刺患处，可在周围选取刺血部位。

5. 偏头痛通过三棱针放血治疗后，一般可明显减轻症状，减少发作频率。

6. 部分偏头痛发作与月经周期有关的女性患者，应在经前进行治疗。

7. 患者在治疗期间就要有足够的睡眠，避免过度紧张以减少发作。

血管神经性头痛

【概述】

血管神经性头痛包括偏头痛、丛集性头痛、紧张性头痛等，类似于"偏头痛"。可因精神紧张、过度劳累而诱发。

【病因病机】

本病临床以内伤所致者为多见，其病位主要在肝、脾、肾。因于肝者，主要是肝阳上亢、肝火上炎；或肾阴不足，水不涵木；或肝气郁结；或气郁化火；或其他肝血不足，脉络失养等也可致头痛。因于脾胃者，多有饮食失节，脾失健运，痰湿内生，阻遏清阳所致；或有脾胃虚弱，化生气血不足，导致脑失所养而成。

六淫之邪外袭，稽留不去，导致气血逆乱，络道阻遏，亦可发生血管神经性头痛。

【辨证分型】

1. 肝阳上亢　本型最为多见。症见头痛如裂，心烦失眠，面红目赤，口苦而干，舌红苔薄黄，脉弦有力。

2. 肝肾阴虚　头痛眩晕，腰膝酸软，神疲乏力，耳鸣失眠，舌红少苔，脉细无力。

3. 血虚头痛　头痛隐隐，可伴有头晕乏力，面色不华，心悸怔忡，唇甲色淡，脉弦细。

4. 痰浊上犯　头痛昏蒙，胸脘满闷，身重困倦，舌淡胖，舌苔白腻，脉滑或弦滑。

5. 血瘀阻络　头痛如锥刺，痛有定处，舌质紫暗，脉弦涩或细涩。

【治疗方法】

1. 常用腧穴

主穴：阿是穴、百会、风池。

肝阳头痛加风府；肝肾阴虚加三阴交；血虚头痛加足三里；痰浊上犯加丰隆。

2. 操作方法（图 5-1-126～图 5-1-132）

选针：高压蒸汽消毒后针具。

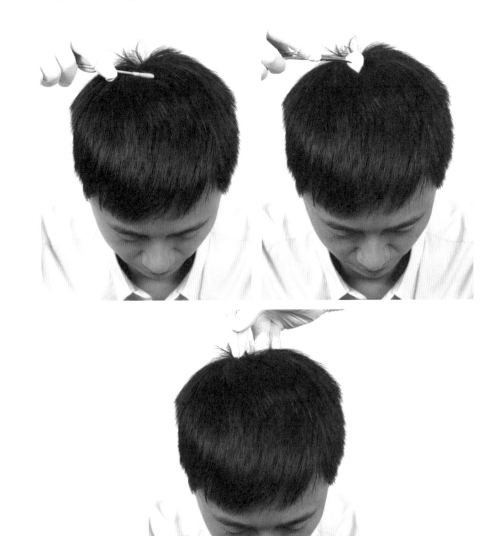

图 5-1-126　百会操作的分步图示

　　消毒：先用碘酊，再用 75% 酒精进行穴位消毒；医者的手进行消毒。

　　针刺：百会、阿是穴用点刺法；风池、风府、三阴交、足三里、丰隆等穴位用刺络法。

　　拔罐：出血停止后，加拔火罐，一般采用闪火法，3~5 分钟起罐。

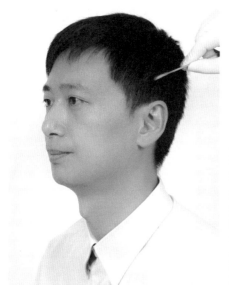
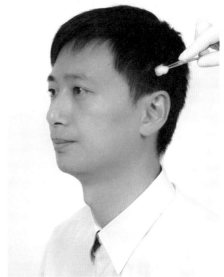
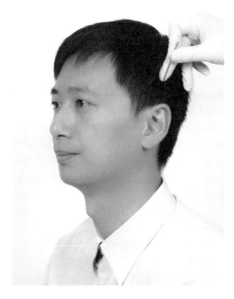

图 5-1-127　阿是穴操作的分步图示

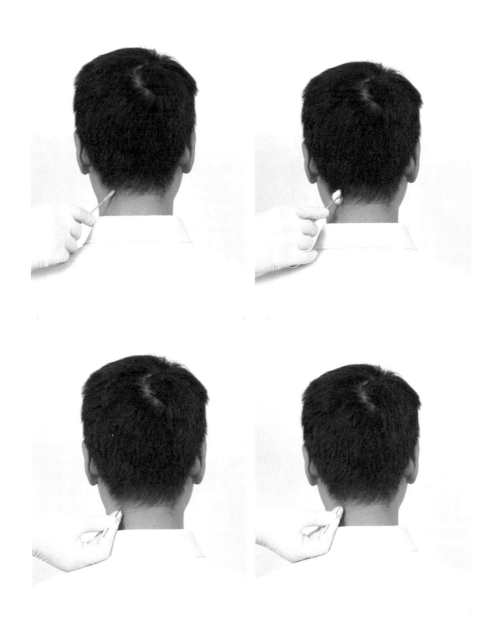

图 5-1-128 风池操作的分步图示

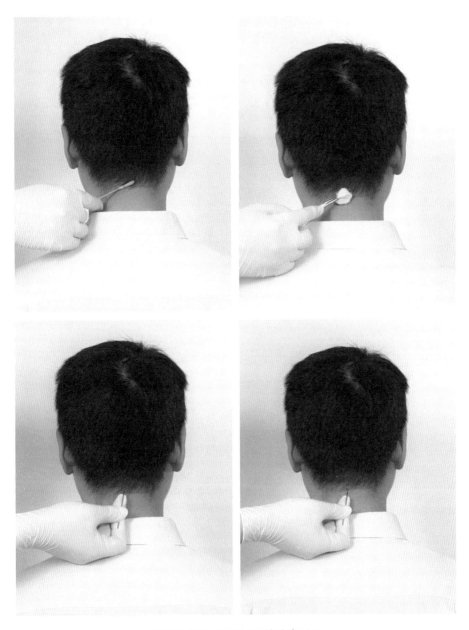

图 5-1-129 风府操作的分步图示

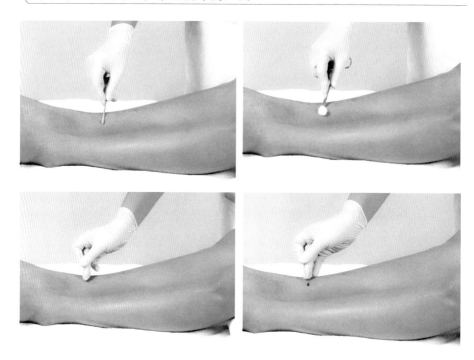

图 5-1-130　三阴交操作的分步图示

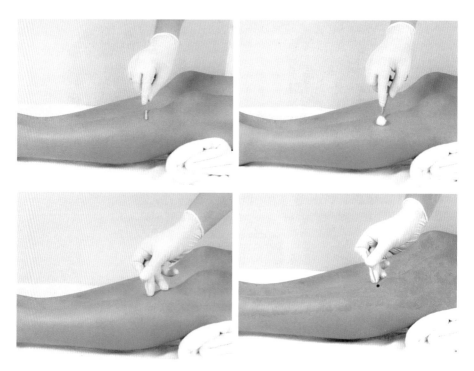

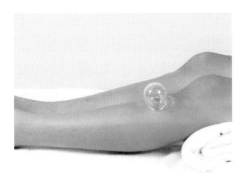

图 5-1-131 足三里操作的分步图示

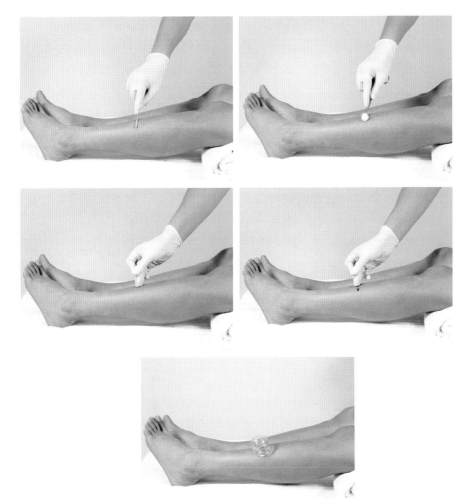

图 5-1-132 丰隆操作的分步图示

【注意事项】

1. 三棱针治疗血管神经性头痛有很好的治疗效果，多次治疗无效者，要考虑某些颅内病变，查明原因，采取综合措施。

2. 皮肤有感染、溃疡、瘢痕者，不要直接针刺患处，可在周围选取刺血部位。

3. 严格消毒，以免感染。

4. 熟悉解剖部位，避开动脉血管。

5. 患者在治疗期间就要有足够的睡眠，避免过度紧张以减少发作。通过三棱针放血治疗后，一般可明显减轻症状，减少头痛发作频率。

面　痛

【概述】

面痛是以眼、面颊部出现放射性、烧灼样抽掣疼痛为主症的疾病，又称"面风痛""面颊痛"。多发于 40 岁以上，女性多见。本病主要由外感邪气、经络气血瘀阻不通；或情志不调，肝胃郁热上冲；或阴虚阳亢，虚火上炎所致。若风寒之邪侵袭面部阳明、太阳经脉，则筋脉凝滞，气血瘀阻；风热邪毒，壅阻经脉，则运行不畅；外伤、情志不调或久病成瘀而致面痛。

【病因病机】

面痛多与外感邪气、情志不调、外伤等因素有关。风寒之邪侵袭面部阳明、太阳经脉，寒性收引，凝滞筋脉，气血瘀阻；或因风热毒邪，浸淫面部，经脉气血壅滞，运行不畅；外伤或情志不调，或久病成瘀，则气血瘀滞。上述因素皆可导致面部经络气血瘀阻，经脉不通，产生面痛。

【辨证分型】

1. 风寒证　有感受风寒史，面痛遇寒则甚，得热则轻，鼻流清涕，苔白，脉浮紧。

2. 风热证　痛处有灼热感，流涎，目赤流泪，苔薄黄，脉数。

3. 气血瘀滞　多有外伤史，或病变日久，痛点多固定不移，情志变化可诱发，舌暗或有瘀斑，脉细涩。

【治疗方法】

1. 常用腧穴

主穴：攒竹、四白、下关、地仓、合谷、太冲。

眼部疼痛者加丝竹空、阳白；上颌痛者加颧髎；下颌痛者加颊车；风寒证加风池；风热证加曲池；气血瘀滞加血海。

2. 操作方法（图 5-1-133～图 5-1-144）

选针：高压蒸汽消毒后针具。

消毒：先用碘酊，再用 75% 酒精进行穴位消毒；医者的手进行消毒。

针刺：攒竹、四白、下关、地仓、合谷、太冲、丝竹空、阳白、颧髎、颊车、风池用点刺法；曲池、血海用刺络法。

拔罐：出血停止后，加拔火罐，一般采用闪火法，3～5 分钟起罐。

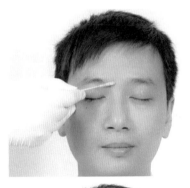
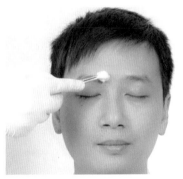
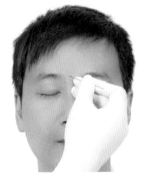
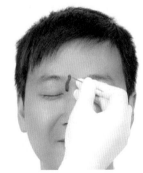

图 5-1-133　攒竹操作的分步图示

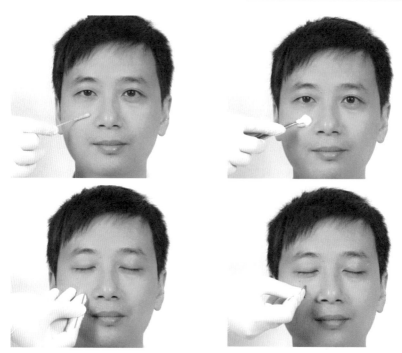

图 5-1-134　四白操作的分步图示

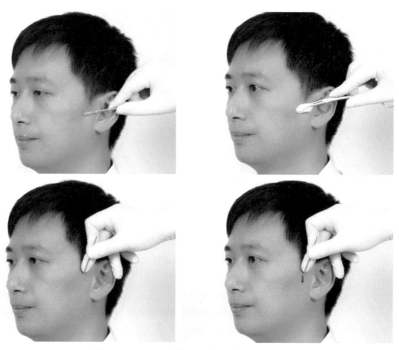

图 5-1-135　下关操作的分步图示

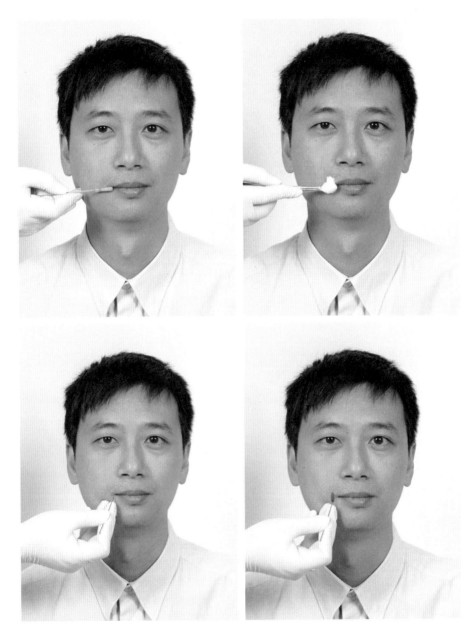

图 5-1-136　地仓操作的分步图示

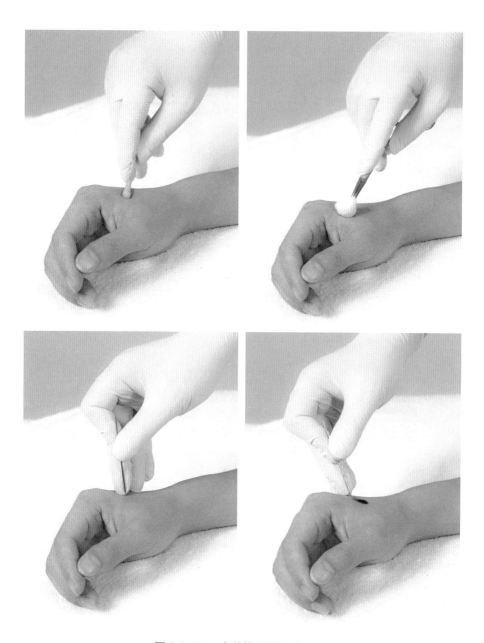

图 5-1-137 合谷操作的分步图示

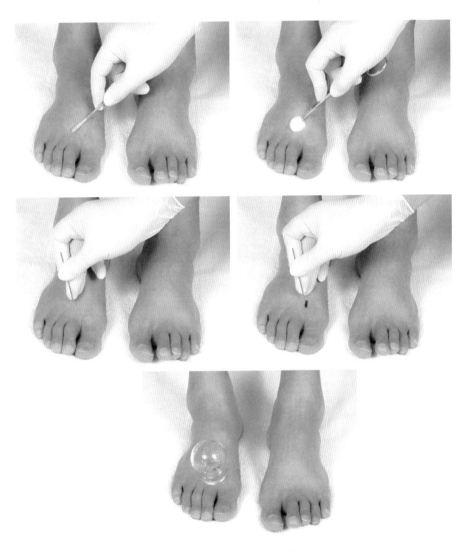

图 5-1-138　太冲操作的分步图示

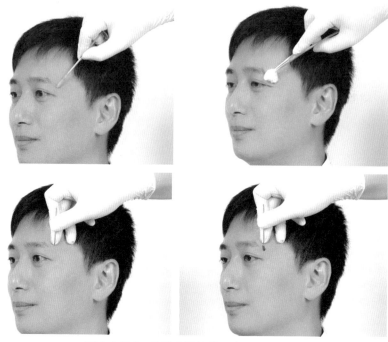

图 5-1-139 丝竹空操作的分步图示

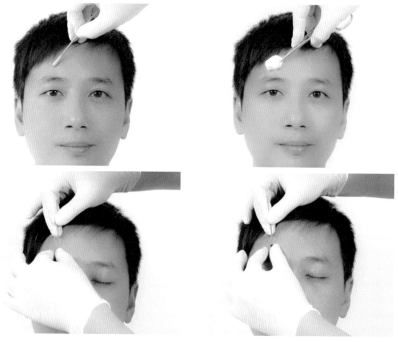

图 5-1-140 阳白操作的分步图示

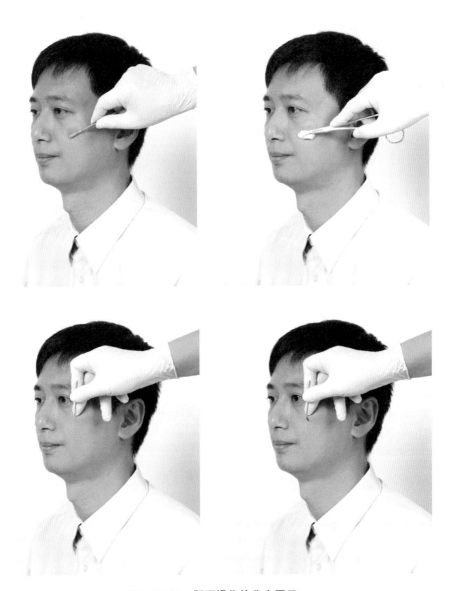

图 5-1-141　颧髎操作的分步图示

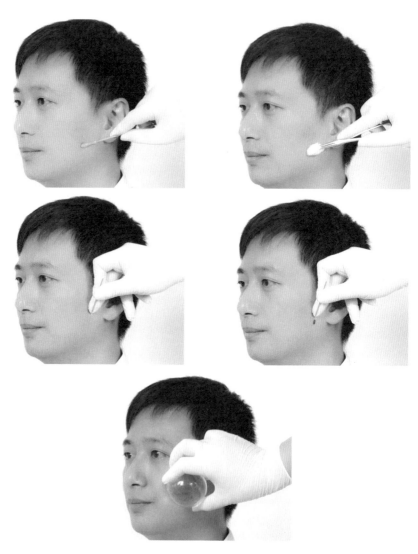

图 5-1-142　颊车操作的分步图示

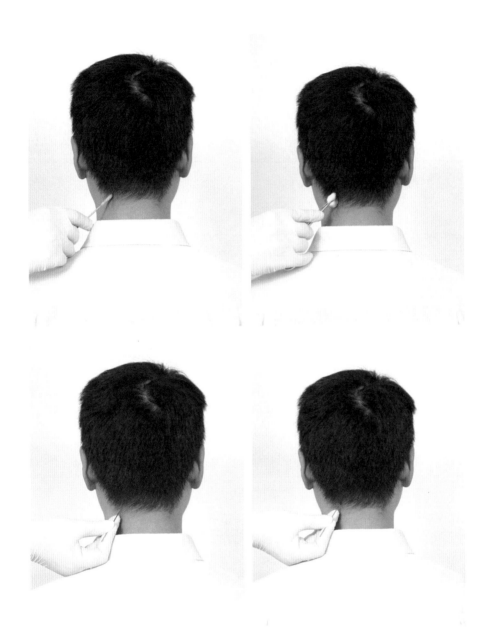

图 5-1-143 风池操作的分步图示

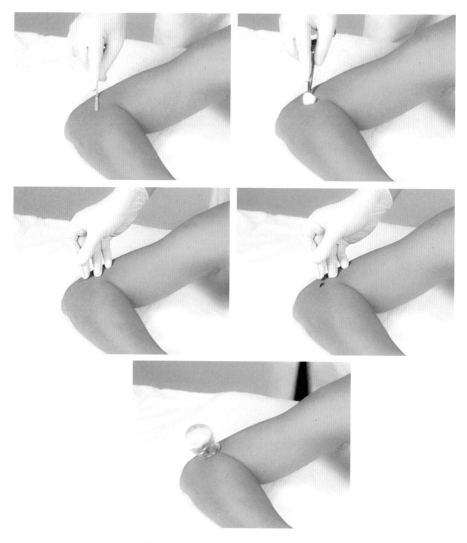

图 5-1-144 曲池操作的分步图示

【注意事项】

1. 患者应起居有规律，忌食生冷辛辣刺激性食物，避免情绪过激、精神紧张。

2. 严格消毒，以免感染。

3. 熟悉解剖部位，避开动脉血管。

4. 皮肤有感染、溃疡、瘢痕者，不要直接针刺患处，可在周围选取刺血部位。

5. 面部穴位，治疗前要与病人沟通，三棱针放血可导致局部出现小瘀斑，请患者配合。

6. 如多次治疗无效，可考虑为某些颅内病变，需查明原因，采取综合措施。

第二节　妇儿科病症

月经异常

【概述】

月经异常是指月经周期异常的疾病，临床以月经先期、月经后期或先后无定期，常伴有经量、经色、经质的异常为特征，是妇科常见病症之一。病因可能是器质性病变或是功能失常。血液病、高血压、肝病、内分泌疾病、流产、宫外孕、葡萄胎、生殖道感染、肿瘤（如卵巢肿瘤、子宫肌瘤）等均可引起月经异常。

【病因病机】

历代妇科医籍对本病载述甚详，如宋朝陈自明的《妇人大全良方》"妇人月经不调，由风冷乘虚客于胞中，伤冲任之脉，以损手太阳、手太阴之经也。"说明月经失调是由受寒引起。元朝朱震亨的《丹溪心法·妇人八十八》指出"经水不及期而来……痰多血虚有热……"强调了月经不调与血热夹痰有关。清朝陈念祖的《医学三字经·妇人经产杂病》"经来或早或迟者，气血虚而经乱也"，认为本病由气血损伤，冲任失养所致。综上可见，月经不调的病因不外血虚、气虚血瘀、气滞、痰郁等。

本病的发生是在机体正气不足的前提下，因外感六淫，或内伤七情，或饮食劳倦等因素的诱发，引起脏腑功能失常，气血失调，直接或间接损伤冲任，从而导致天癸、冲任、胞宫之平衡协调失常，而发为月经不调。

【辨证分型】

1. 血虚型 证见月经后期，量少色淡，质清稀，伴有眩晕，失眠，心悸，面色苍白，神疲乏力，舌淡，脉弱无力。

2. 肾虚型 证见月经初潮较迟，经期延后，量少，色正常或暗淡，质薄，伴有腰酸背痛，舌正常或偏淡，脉沉。

3. 血寒型 证见月经后期，量少色暗，有块，或色淡质稀，伴有小腹冷痛，喜温喜按，得热则减，或畏寒肢冷，小便清长，大便稀薄，舌淡，苔薄白，脉沉紧或沉迟无力。

4. 气郁型 证见月经后期，量少色暗有块，排出不畅，伴有小腹胀痛，乳胀胁痛，精神抑郁，舌正常或稍暗，脉弦涩。

5. 血热型 月经先期，量多，经期延长，崩漏，经色深红，或紫红，质黏稠，面色红赤，或心烦口渴，小便短黄，大便秘结，舌质红，苔薄黄，脉洪数或滑数。

6. 血瘀型 月经先期，月经后期，或不规则阴道出血，月经量少，经间期出血，或淋漓不净，或骤然下血量多，时下时止，色紫黑有血块，小腹疼痛拒按，血块排出后则疼痛减缓，舌质暗红，或边有瘀点，脉涩或弦涩。

【治疗方法】

1. 常用腧穴

主穴：关元、三阴交、隐白。

气郁型：加气海；血热型：加太冲；血瘀型：加血海。

2. 操作方法（图 5-2-1~图 5-2-6）

选针：高压蒸汽消毒后针具。

消毒：先用碘酊，再用75%酒精进行穴位消毒；医者的手进行消毒。

针刺：关元、三阴交、气海、隐白、太冲、血海穴均用点刺法。

拔罐：出血停止后，加拔火罐，一般采用闪火法，3~5分钟起罐。

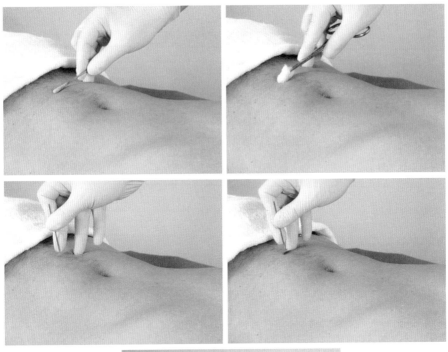

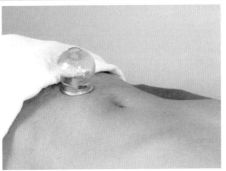

图 5-2-1 关元穴操作的分步图示

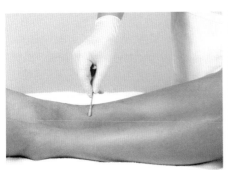

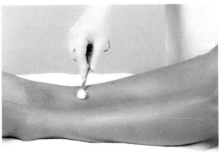

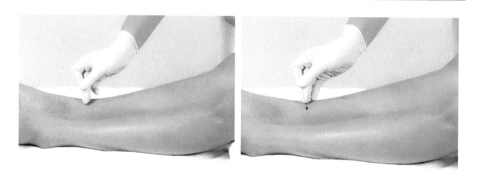

图 5-2-2 三阴交穴操作的分步图示

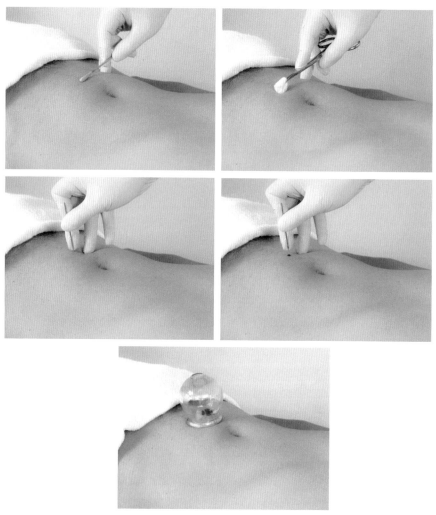

图 5-2-3 气海穴操作的分步图示

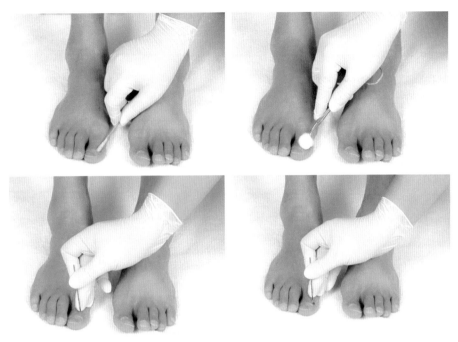

图 5-2-4　隐白穴操作的分步图示

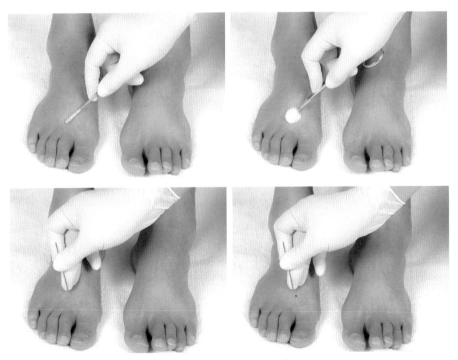

图 5-2-5　太冲穴操作的分步图示

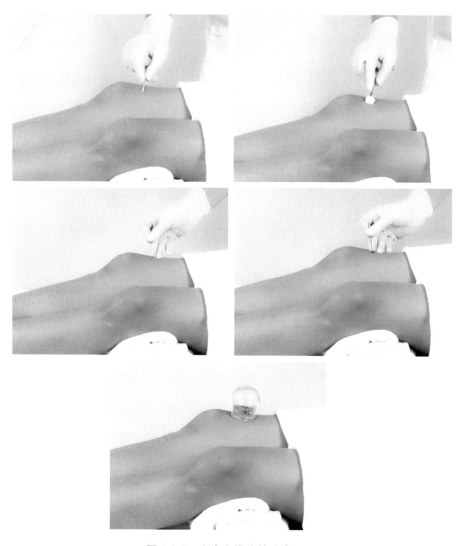

图 5-2-6 血海穴操作的分步图示

【注意事项】

1. 经行期间要适当休息，避寒，避水湿，禁房事，禁剧烈运动。

2. 经行期间保持心情愉快，饮食合理，经量多者当卧床休息。

3. 若出血过多，须防亡阴亡阳之变，必要时采取积极措施救治。

4. 经行期间避免冒雨涉水以及饮冷乘凉，以防寒袭冲任胞宫。

5. 经治疗不愈者，须排除子宫肿瘤、血液病等。

乳 腺 增 生

【概述】

乳腺增生病，相当于西医的"乳房囊性增生病"和"乳房纤维腺瘤"，是女性的多发病之一。其临床特征是乳房部位出现无痛性、形状不同、大小不等的硬结肿块，小如蚕豆，大似鸡卵，边界清楚，表面光滑，无粘连，推之可移，该病常发生在一侧乳房外上方，多为单发，少数患者为双侧多发。其病程冗长，可达数年至数十年之久。多发于 20~50 岁之女性，其生产史中常见有较高的流产率，揭示其发病可能与卵巢等生殖器官功能的失调有关。

【病因病机】

中医将本病归于"乳癖"的范畴。又称"乳粟""乳栗""乳痞"等。认为本病的发病与肝郁气滞和冲任失调有关。肝气郁结，气血不行，聚水湿痰浊，凝结于乳房，故成乳癖之证，而其病又根于冲任失调，在上则痰浊凝结，下则月水不调，二者又相互影响。

【辨证分型】

1. 肝郁气滞型　多见于青春期或病程较短者。情绪郁闷，心烦善怒，两侧乳房刺痛或胀痛，乳房肿块随情志而增大或缩小，乳房胀痛的程度也随之变化，胀痛常涉及胸胁及肩部。月经前期胀痛加重，行经及经后期症状稍缓解，兼有胸闷嗳气，失眠多梦等，舌苔薄白，脉细涩。

2. 肝郁化火型　多见于更年期妇女，或素体阴虚火旺者，症见形体消瘦，午后潮热，精神不振，虚烦不寐，多梦或有头痛，易于激动发怒，口干，月经周期紊乱，乳房结块胀痛灼热，舌边尖红，苔少或薄黄，脉细弦。

3. 冲任不调型　多见于绝经妇女，月经紊乱，量少色淡，或已绝经闭经，或经事失调，错后诸多，超前者少，均伴面色少华，心烦易怒，腰酸无力，精神呆倦，失眠多梦，乳房胀痛，经临期尤重，舌淡苔白，脉濡。

【治疗方法】

1. 常用腧穴

主穴：乳根、膻中、天宗、肩井、足三里、少泽。

肝郁气滞型：加太冲、膏肓俞；肝郁化火型：加肝俞、行间。

2. 操作方法（图5-2-7~图5-2-16）

选针：高压蒸汽消毒后针具。

消毒：先用碘酊，再用75%酒精进行穴位消毒；医者的手进行消毒。

针刺：乳根、膻中、足三里、天宗、肩井、少泽、太冲、膏肓俞、肝俞、行间均用点刺法。

拔罐：出血停止后，加拔火罐，一般采用闪火法，3~5分钟起罐。

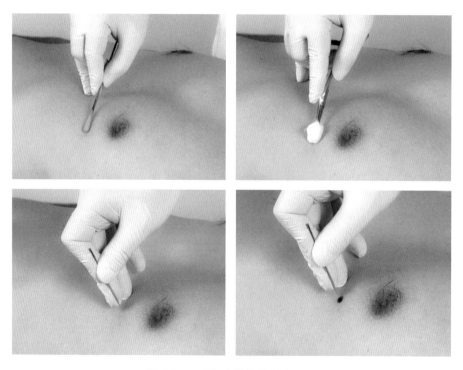

图5-2-7　乳根穴操作的分步图示

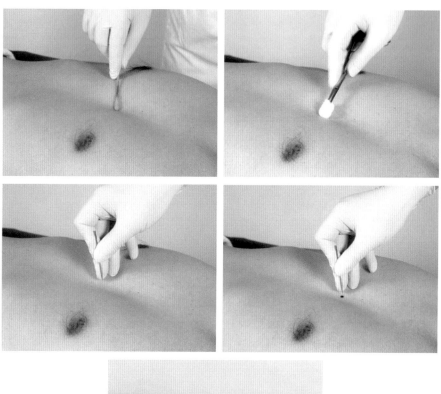

图 5-2-8　膻中穴操作的分步图示

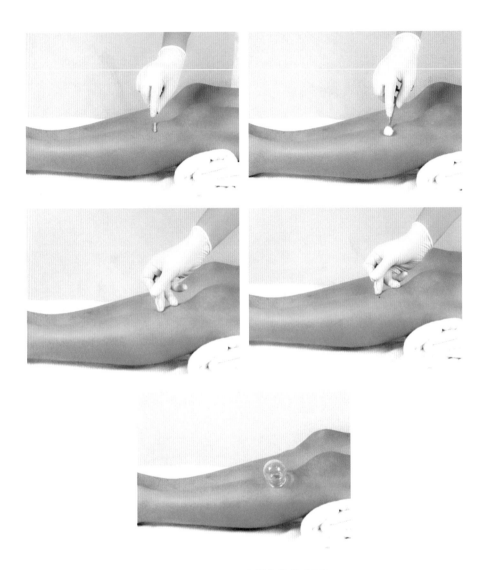

图 5-2-9　足三里穴操作的分步图示

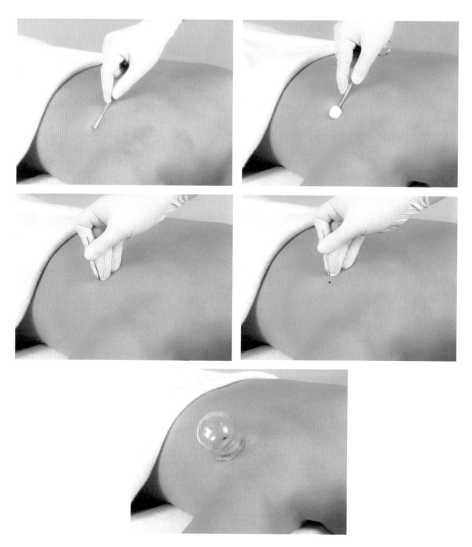

图 5-2-10 天宗穴操作的分步图示

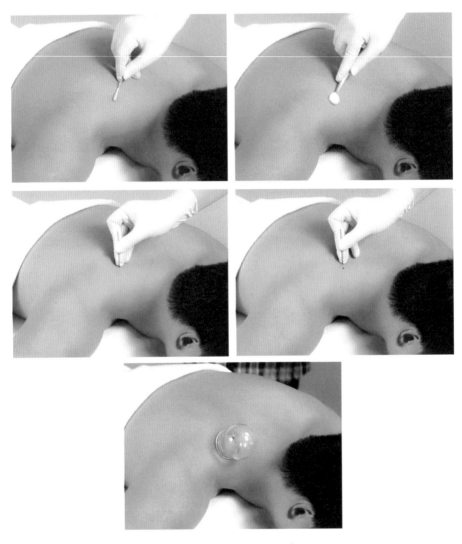

图 5-2-11　肩井穴操作的分步图示

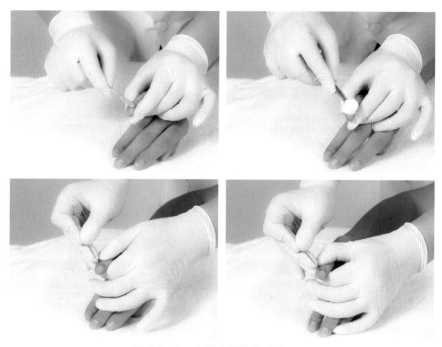

图 5-2-12　少泽穴操作的分步图示

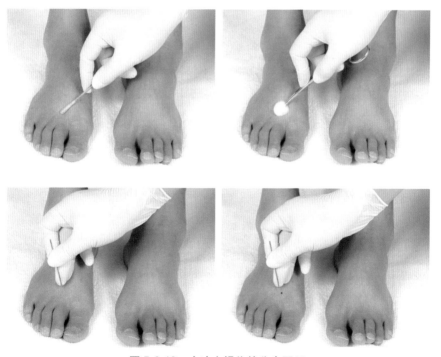

图 5-2-13　太冲穴操作的分步图示

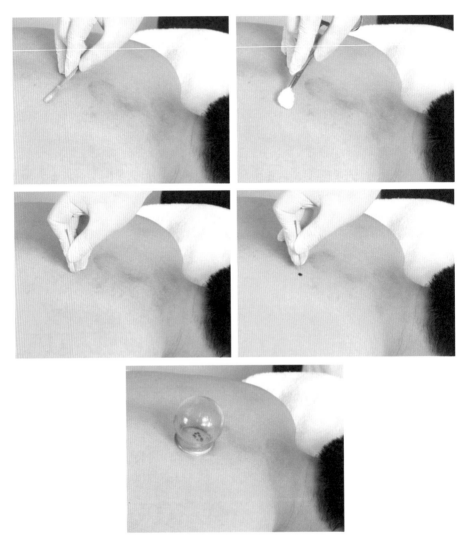

图 5-2-14　膏肓俞穴操作的分步图示

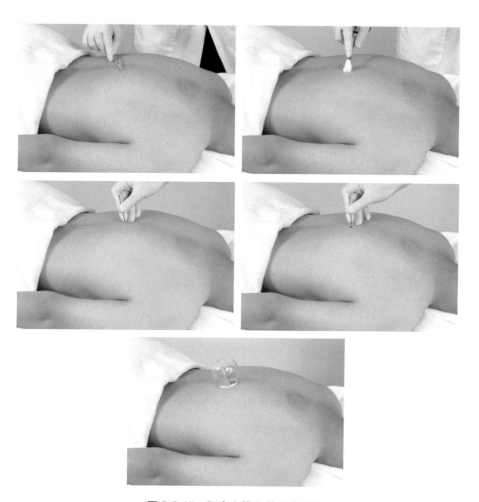

图 5-2-15　肝俞穴操作的分步图示

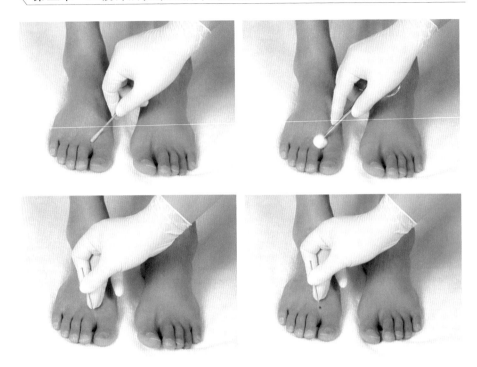

图 5-2-16 行间穴操作的分步图示

【注意事项】

1. 对于多发的乳腺增生，则久治方能收功，故要坚持治疗。

2. 每日坚持局部热敷，或用电动按摩器局部按摩以配合治疗。

3. 患者宜保持心情舒畅，精神刺激以及七情伤感对病情均不利，应该尽量避免。

4. 少数病例有恶变可能，必要时应及时进行手术治疗。

痛　　经

【概述】

凡在经期前后或在经期发生腹部疼痛，严重时伴有面色苍白，汗出，恶心，呕吐，四肢厥冷甚而晕厥，以致影响工作和生活，并随月经周期而发作者，称为痛经。大多妇女在经前期或经期有不同程度的小腹不适，这为生理现象，一般不考虑为本症。

痛经一病有原发性和继发性之分，原发性痛经是指经过详细检查没有发现盆腔器官有明显异常者，如子宫内膜异位症、盆腔炎、肿瘤等。本节主要论述原发性痛经，亦称功能性痛经。常发生于月经初潮后不久的未婚或未孕的年轻妇女，常于婚后或分娩后自行消失。

【病因病机】

中医认为痛经多由于情志不调，肝气郁结，血行受阻，或感受寒湿，使寒湿之邪客于胞宫，气血运行不畅所致。也可由于气血虚弱，或肝肾不足，使胞脉失养而引起痛经。病位主要在冲、任二脉，与肝肾有关。病性有实有虚，发作时实证多见，非发作期有实有虚，可虚实兼见。

【辨证分型】

1. 气滞血瘀型 经前或经期少腹胀痛，拒按，经量少或行而不畅，经色紫黯有血块，血块排出后疼痛减轻，舌质紫黯或有瘀点，脉弦涩。

2. 寒湿凝滞型 经前或经期小腹冷痛，得热则痛减，或经色黯红而有瘀块，或经血如黑豆汁，畏寒，手足欠温，苔白润或腻，脉弦紧。

3. 湿热瘀结型 经前或经期小腹胀痛，拒按，有灼热感，或伴有腰骶部胀痛，或平素小腹部时痛，经来疼痛加剧，经色黯红，质稠或有血块，或有低热起伏，平素带下色黄，或有秽臭，小便短黄，舌红苔黄腻，脉弦数或濡数。

4. 气血虚弱型 经净后或经前或经期，小腹隐痛，喜揉按，月经量少，色淡质稀，神疲乏力，面色萎黄，或食欲不振，舌质淡，苔薄白，脉细弱。

5. 肝肾亏虚型 经后小腹疼痛伴腰骶酸痛，月经量少色淡，头晕耳鸣，或失眠健忘，或颧红潮热，舌淡红，脉沉细。

【治疗方法】

1. 常用腧穴

主穴：关元、三阴交、次髎。

气滞血瘀型：加太冲、血海；湿热瘀结型：加耳尖、丰隆。

2. 操作方法（图 5-2-17～图 5-2-23）

选针：高压蒸汽消毒后针具。

消毒：先用碘酊，再用 75% 酒精进行穴位消毒；医者的手进行消毒。

针刺：次髎用挑刺法，关元、三阴交、太冲、血海、丰隆、耳尖用点刺法。

拔罐：出血停止后，加拔火罐，一般采用闪火法，3～5分钟起罐。

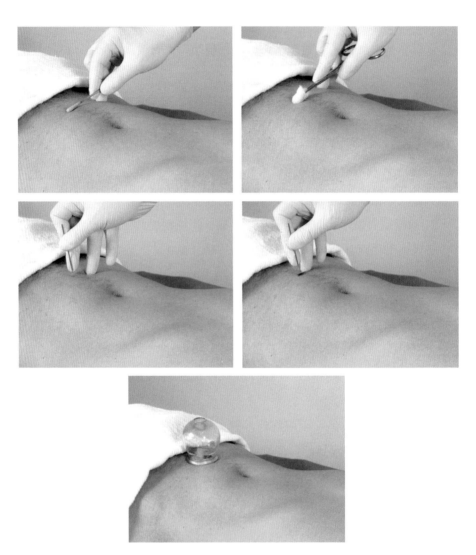

图 5-2-17　关元穴操作的分步图示

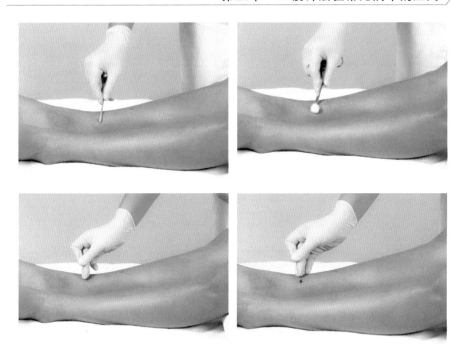

图 5-2-18　三阴交穴操作的分步图示

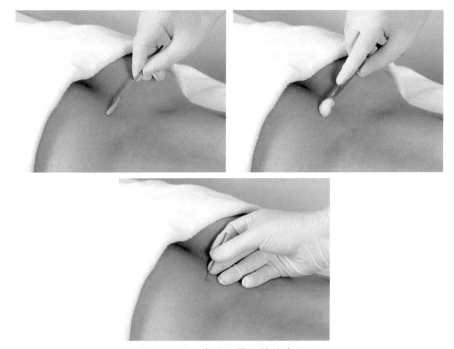

图 5-2-19　次髎穴操作的分步图示

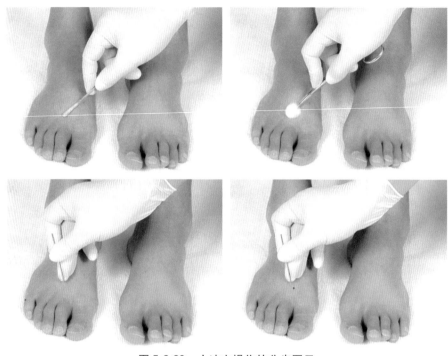

图 5-2-20　太冲穴操作的分步图示

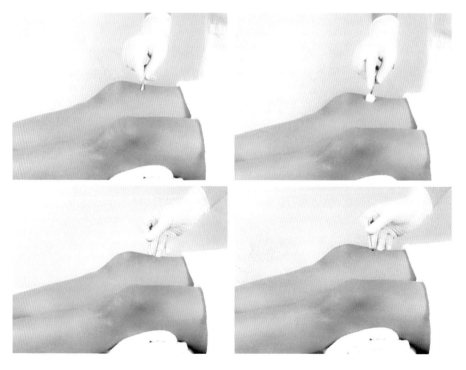

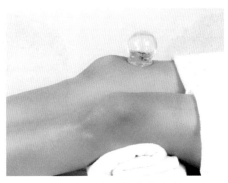

图 5-2-21　血海穴操作的分步图示

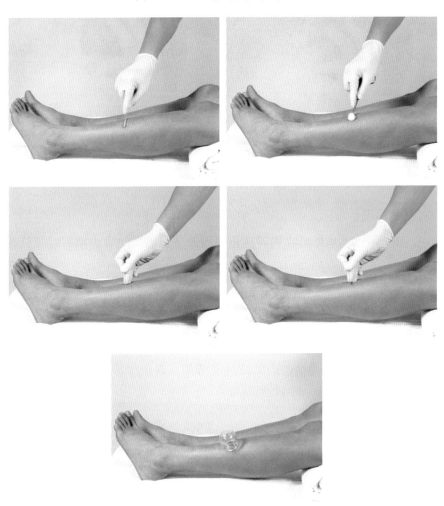

图 5-2-22　丰隆穴操作的分步图示

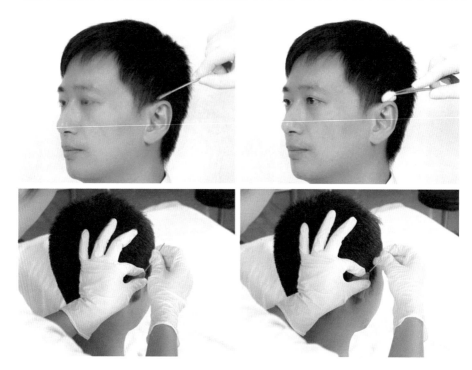

图 5-2-23　耳尖穴操作的分步图示

【注意事项】

1. 针灸治疗本病虽可收到即刻止痛的效果，但需注意经期后继续针治，一般需要 2~4 个月经周期的针灸治疗方可彻底治愈。

2. 经期腹痛剧烈难忍，有昏厥之象者，要注意及时救治。

3. 妇女平时要注意身体锻炼，增强体质，生活规律，劳逸适度，保持乐观的精神状态。

4. 经行期间避免剧烈运动以及过度劳累，避免生冷辛辣，避免冒雨涉水，忌冷水洗浴。

小 儿 遗 尿

【概述】

小儿遗尿是指年满 5 周岁以上的儿童夜间不自主地排尿，多见于 10 岁以下的儿童。主要表现为夜间没有自主控制的排尿，膀胱一次排空，不同于滴沥。常发生于上半夜熟睡中。患儿多数睡眠过沉，不易被唤醒。遗尿次数，轻者几天一次，重者每夜 1~2 次或更多。遗尿可以是一时性的，也可以连续数月，有时消失，有时再现，还有持续到性成熟前而自然消失，也有直到成年而未痊愈。有的患儿表现敏感、精神紧张、白天尿频。严重患儿亦有影响发育和智力的。小便常规检查无异常。

如小儿遗尿由尿路感染或隐性脊柱裂等原因所致，则不属功能性遗尿。

【病因病机】

中医亦称本病为遗尿。中医认为尿液的正常排泄，主要依赖于肾的气化和膀胱的制约功能。肾的气化功能正常，可以使水液的潴留、分布、排泄正常。膀胱是贮藏津液、排泄尿液的重要器官，其贮藏与排泄功能失常，则发生遗尿。遗尿的原因主要有不良习惯、禀赋不足、病后体弱，导致肾气不足，下元虚冷，膀胱约束无力，或病后脾肺气虚，水道制约无权，因而发生遗尿。病变部位主要在肾，病变性质以虚证为主。此外，邪热客肾，或湿热下注，膀胱为热邪所扰，气化失常，亦能导致遗尿。

现代医学认为随意排尿是一个复杂的生理过程，受大脑皮质的控制，其反射中枢位于骶脊髓。未满 5 周岁的儿童，其排尿主要是由于脊髓的反射作用，随着大脑皮质逐渐发育完善，膀胱排尿就由大脑皮质控制，成为随意动作。因此，满 5 岁的儿童大多可以控制排尿，偶因疲劳或饮水过多而遗尿者，不作病态。小儿遗尿多属功能性，其原因一部分是因尚未建立起排尿反射，功能发育不够成熟，如膀胱肌肉控制排尿功能差，膀胱容量较小。另一部分由于情绪或体质上的影响如紧张受惊、病后体虚、白天疲劳过度、睡眠过深等。如小儿遗尿由尿路感染或隐性脊柱裂等原因所致，则不属功能性遗尿。

【辨证分型】

1. 下元虚寒型　睡中小便自遗，兼见面色㿠白，形神疲乏，腰腿酸软，肢冷畏寒，智力迟钝，小便清长，舌质淡红苔白，脉沉迟无力。

2. 脾肺气虚型　睡中小便自遗，兼见面白神疲，气短自汗，食欲不振，大便溏薄，舌质淡，舌体胖嫩，苔薄白，脉沉细无力。

3. 肝经湿热型　睡中小便自遗，兼见性情急躁，或夜间磨牙，面赤唇红，口渴饮水，舌质红苔黄或苔腻，脉弦数有力。

【治疗方法】

1. 常用腧穴

主穴：中极、三阴交、肾纹穴（位于手掌面，小指第 2 指间关节横纹处）。

肾气不足型：加关元、肾俞；脾肺气虚型：加脾俞、肺俞；下焦湿热型：加曲骨、阴陵泉。

2. 操作方法（图 5-2-24 ~ 图 5-2-32）

选针：高压蒸汽消毒后针具。

消毒：先用碘酊，再用 75% 酒精进行穴位消毒；医者的手进行消毒。

针刺：中极、三阴交、肾纹、关元、肾俞、脾俞、肺俞、曲骨、阴陵泉用点刺法。

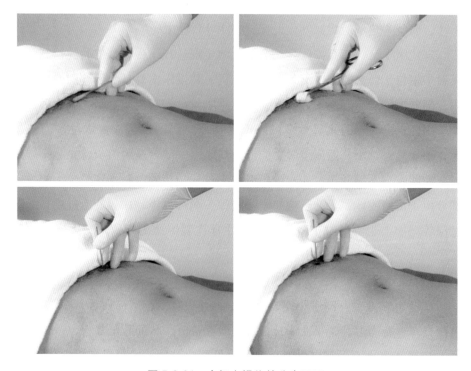

图 5-2-24　中极穴操作的分步图示

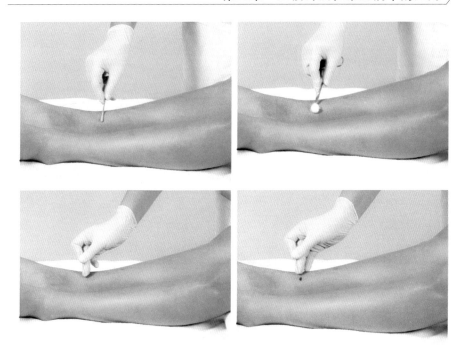

图 5-2-25　三阴交穴操作的分步图示

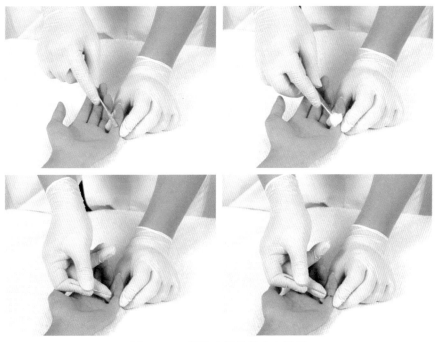

图 5-2-26　肾纹穴操作的分步图示

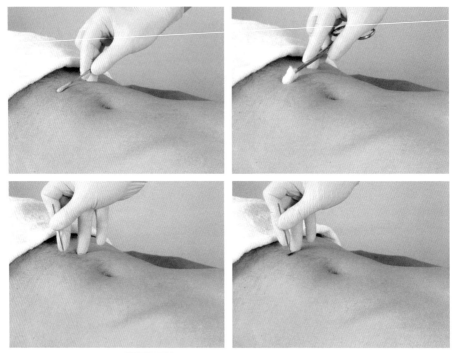

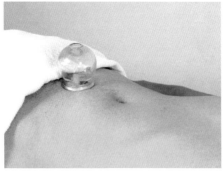

图 5-2-27　关元穴操作的分步图示

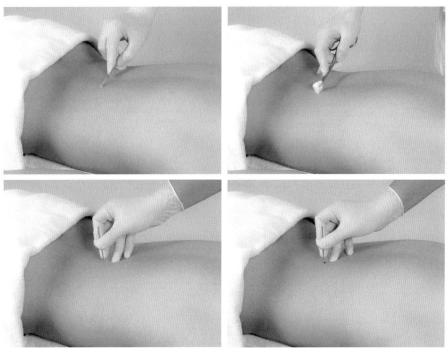

图 5-2-28　肾俞穴操作的分布图示

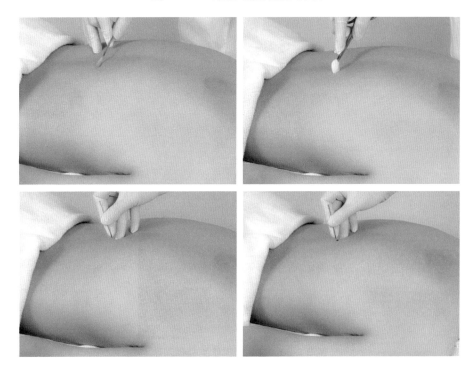

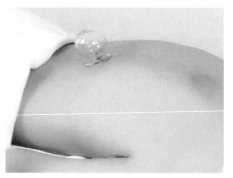

图 5-2-29　脾俞穴操作的分布图示

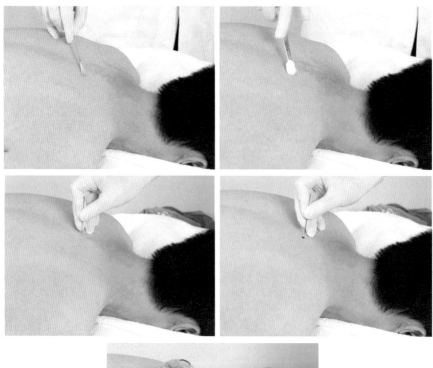

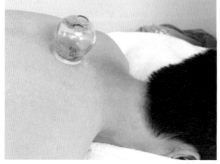

图 5-2-30　肺俞穴操作的分步图示

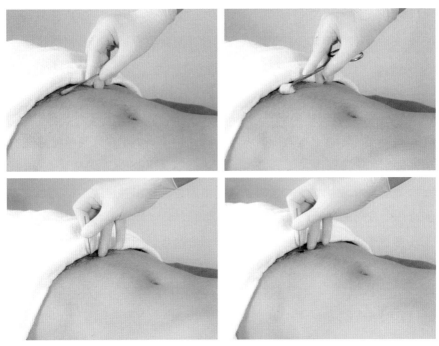

图 5-2-31　曲骨穴操作的分步图示

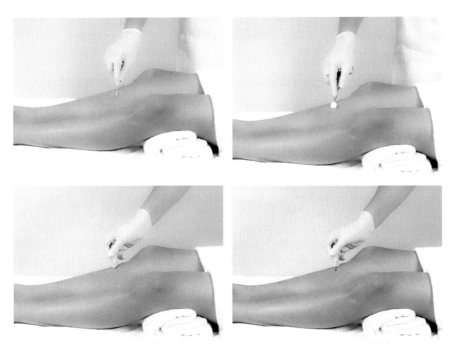

图 5-2-32　阴陵泉穴操作的分步图示

【注意事项】

1. 在治疗期间，饮食宜规律，勿过食，勿食生冷，否则易损伤脾阳，耗伤元气。

2. 忌惊恐，小儿脏腑娇嫩，五志不全，若受惊吓，易致"惊则气乱，恐则气下"，家长对患儿要安慰，鼓励他们的进步。

3. 适寒温，小儿衣着宜随时调整，若调护不当，出现寒热咳嗽等证，易伤肺气进而加重遗尿。

4. 家长应正确认识小儿遗尿，及时帮助患儿找出并排除不良诱因，为患儿创造一个宽松的环境，减轻患儿的心理压力。

5. 根据患儿特点，家长为患儿安排适宜的生活制度，坚持排尿练习。

小 儿 发 热

【概述】

体温异常升高称为发热。小儿正常腋温是 36~37℃，若腋温在 37.5~38℃者，称为低热；在 39℃以上者，称为高热。小儿年龄愈小，体温的调节愈差，故发热是小儿临床常见的症状。

【病因病机】

中医学将小儿发热分为外感和内伤两类。外感发热的原因为外感六淫或疫疠之邪。邪气虽有阴阳之异，寒热之别，但小儿为"纯阳"之体，邪气多从热化，故外感邪气不论其在表在里，均易化热而引起发热。内伤发热多因人体内部阴阳失调，脏腑失和以及内生邪气所致，其病机或为阳盛生热，或为阴虚阳亢，或阳气浮越生热，或阻滞不通，阳气怫郁生热。

现代医学认为引起发热的原因可分为感染性和非感染性两类，前者如感染病毒、细菌、螺旋体等，后者如组织破坏或坏死、大量失血、失水、肌肉运动过剧、体温调节障碍、异体蛋白侵入、内分泌功能异常以及散热障碍等。

【辨证分型】

1. 表证发热　风寒者，发热突起，常伴有鼻塞，流涕，咳嗽，哭闹，年长儿可诉恶寒，头身疼痛，咽部充血，舌苔薄白；风热者，多有汗出，口渴，咽红明显，甚则咽部血肿，咽痛。

2. 湿热蕴结　发热不扬，缠绵难愈，多汗，汗出热不退，困倦食少，呕吐，腹胀，腹泻，舌苔厚腻而黄。

3. 热在气分　发热较高，口渴，尿黄少，多汗，烦躁不安，脉大而数，唇舌红，苔黄或伴有咳喘，渴欲冷饮，或伴午后热甚，腹胀满，便秘，烦躁不安，时有谵语。

4. 热入营血　发热入暮尤甚，烦躁，神昏谵语，斑疹色暗，或兼有各种出血，或伴惊厥。

5. 食积发热　发热多不甚，以手足心、胸腹较重，昼轻夜重，腹胀，嗳气酸腐，不思乳食，夜卧不安，大便酸臭伴食物残渣，或便秘或腹泻，小便浑浊不清，或有呕吐，口角糜烂，舌苔厚腻，指纹紫滞。

6. 阴虚发热　低热，多于午后或夜间发生，五心烦热，盗汗，夜寐不安，形体消瘦，颧红，口燥咽干，舌红少苔，脉细数无力。

【治疗方法】

1. 常用腧穴

主穴：大椎、合谷、曲池。

表证发热风寒者加风池，风门；风热者加尺泽，鱼际，少商；气分热盛者加内庭，十二井穴；热入营血者加曲泽，委中，中冲；食积发热者加内庭，四缝；阴虚发热者加血海，复溜，三阴交。

2. 操作方法（图 5-2-33～图 5-2-49）

选针：高压蒸汽消毒后针具。

消毒：先用碘酊，再用 75% 酒精进行穴位消毒；医者的手进行消毒。

针刺：大椎、合谷、外关、曲池、风池、风门、尺泽、鱼际、少商、十二井穴、支沟、曲泽、委中、神门、中冲、内庭、四缝、血海、复溜、三阴交均用点刺法。

拔罐：出血停止后，加拔火罐，一般采用闪火法，3～5 分钟起罐。

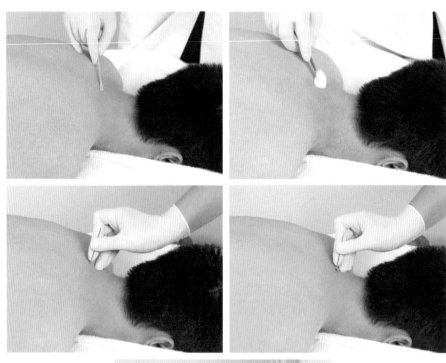

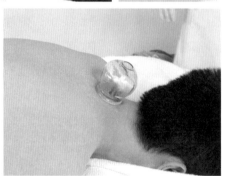

图 5-2-33 大椎穴操作的分步图示

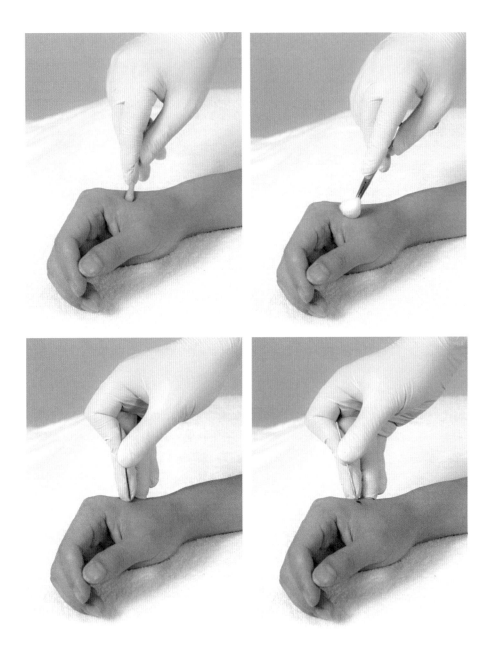

图 5-2-34　合谷穴操作的分步图示

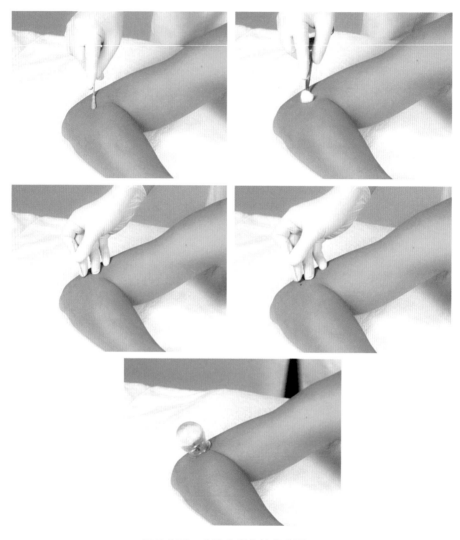

图 5-2-35　曲池穴操作的分步图示

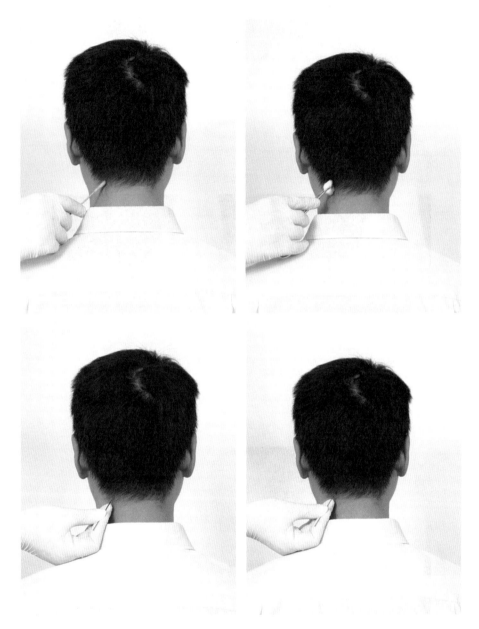

图 5-2-36 风池穴操作的分步图示

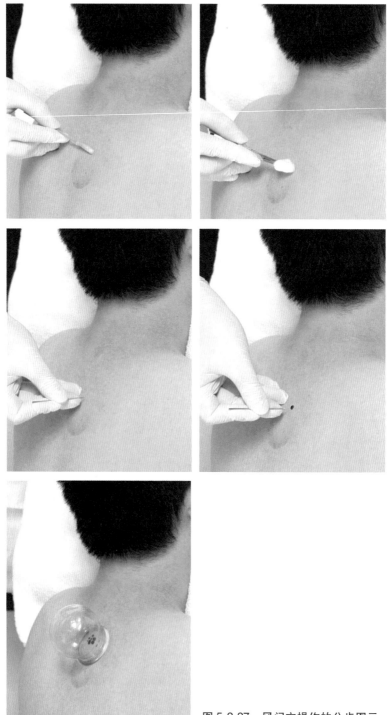

图 5-2-37 风门穴操作的分步图示

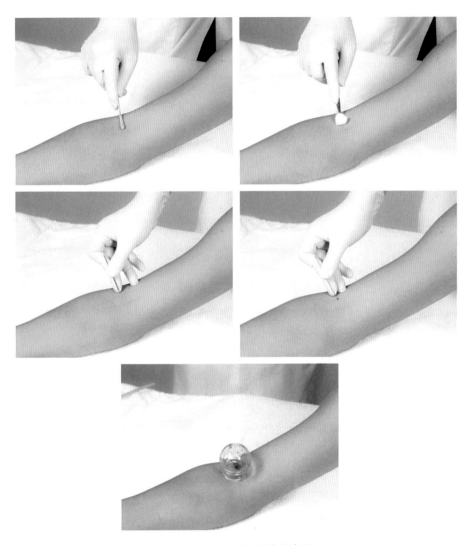

图 5-2-38　尺泽穴操作的分步图示

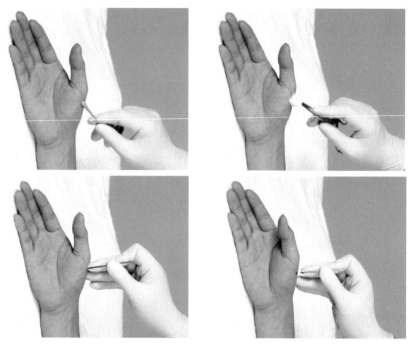

图 5-2-39 鱼际穴操作的分步图示

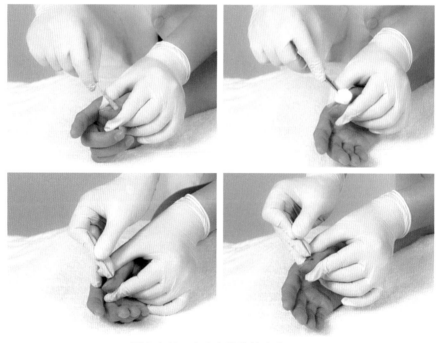

图 5-2-40 少商穴操作的分步图示

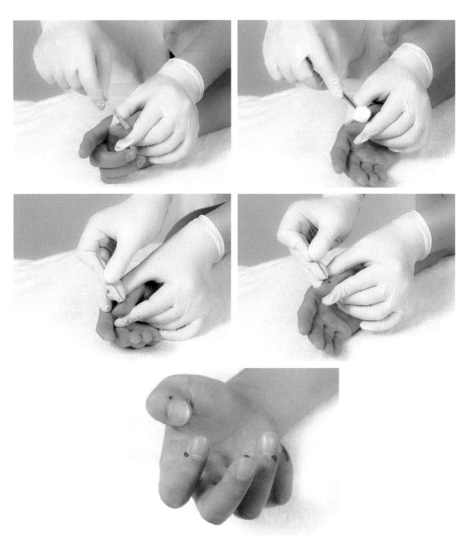

图 5-2-41　十二井穴操作的分步图示

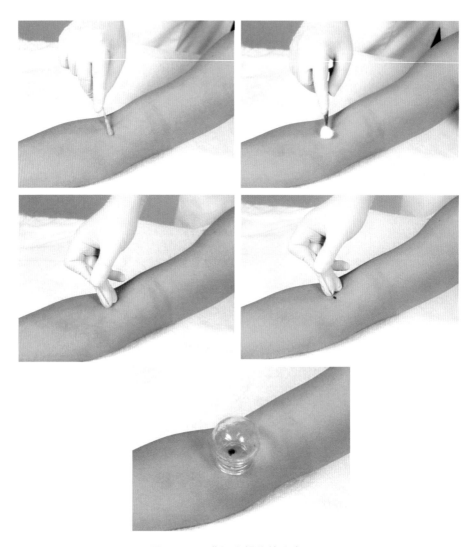

图 5-2-42 曲泽穴操作的分步图示

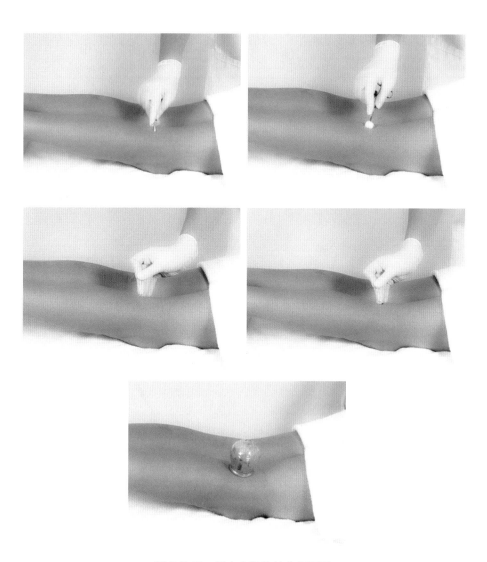

图 5-2-43　委中穴操作的分步图示

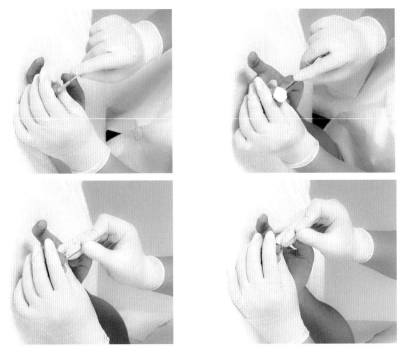

图 5-2-44　中冲穴操作的分步图示

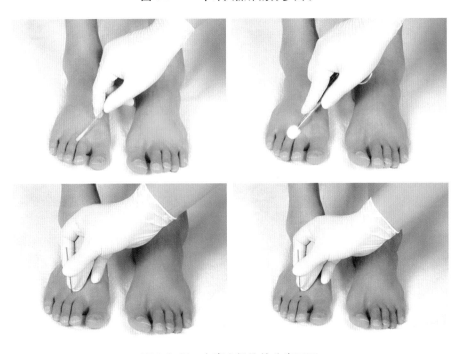

图 5-2-45　内庭穴操作的分步图示

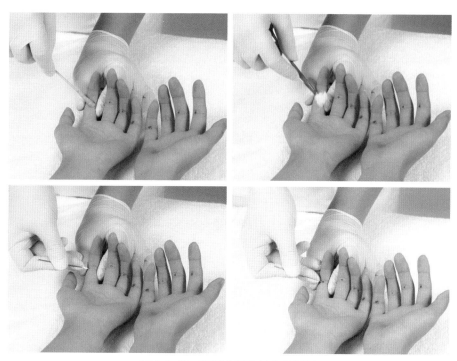

图 5-2-46 四缝穴操作的分步图示

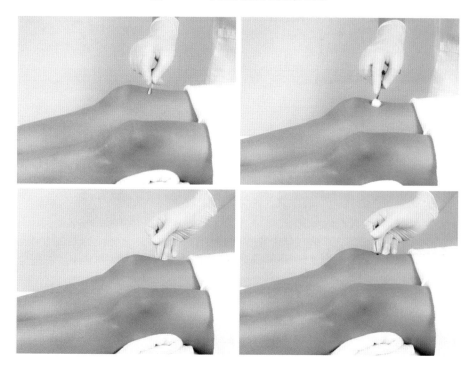

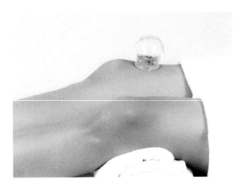

图 5-2-47　血海穴操作的分步图示

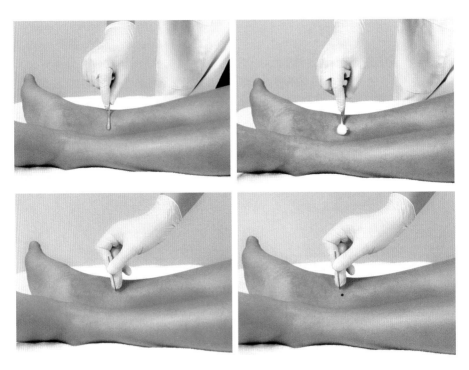

图 5-2-48　复溜穴操作的分步图示

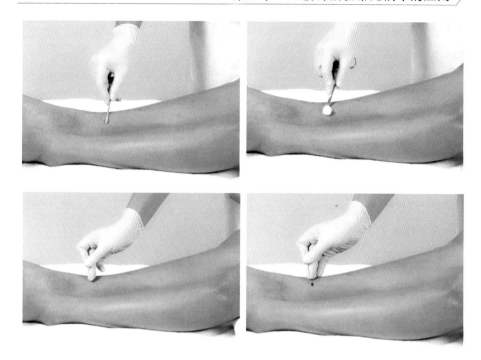

图 5-2-49 三阴交穴操作的分步图示

【注意事项】

1. 治疗期间，患儿应卧床休息，保证充足的水分摄入，饮食选清淡易消化的软性食物，如菜汤、果汁、牛奶等。

2. 若体温低于38℃，则无须做其他处理，应多饮温水；若高于38.5℃，可给予物理降温，如头枕冰袋，冷湿敷，或用酒精擦拭身体（2岁以下小儿不用）。

3. 小儿发热易"食复"，热愈后，注意饮食起居，以防止发热再起。

小 儿 食 积

【概述】

小儿食积是小儿伤于饮食，停聚中脘，积而不化，气滞不行所致的一种脾胃病证。临床以不思乳食，食而不化，脘腹胀满，睡卧不宁，大便不调等为主要特征。食积又称"积滞"，"积"指聚集，"滞"指停滞。食积是儿科常见病，多见于婴幼儿，容易反复发病。

【病因病机】

饮食不节，饮食过饱是形成食积的直接原因；伤乳伤食是否形成食积还与小儿的脾胃功能有关，故脾胃不足是造成食积的内在因素。另外，调护不周，胃脘受凉，中阳损伤，水谷失运，食而不消，可导致积滞的发生。总之，小儿脾胃不足，若乳食内伤或调护失宜，则积滞易生。

现代医学认为本病是小儿功能性消化不良，是一种消化系统自主神经功能紊乱的综合征。如果小儿饮食不规律，饮食长期偏嗜，则可导致胃肠疲劳，自主神经调节紊乱，消化液分泌失调，食欲不振，影响消化吸收。

【辨证分型】

1. 乳食内积　面黄少华，烦躁多啼，夜卧不安，食欲不振，腹部胀满，大便溏，酸臭或便秘，小便短黄或如米泔，伴有低热，舌红苔腻，脉滑数，指纹紫滞。

2. 脾虚夹积　面色萎黄，形体较瘦，困倦无力，夜寐不安，不思乳食，腹满，喜伏卧，大便稀糊，唇舌淡红，苔白腻，脉细而滑，指纹淡滞。

【治疗方法】

1. 常用腧穴

主穴：足三里、中脘、胃俞、内关。

乳食内积者加天枢，内庭，四缝；脾虚者加脾俞，阴陵泉；腹胀者加气海；腹泻者加上巨虚，下巨虚。

2. 操作方法（图 5-2-50～图 5-2-61）

选针：高压蒸汽消毒后针具。

消毒：先用碘酊，再用 75% 酒精进行穴位消毒；医者的手进行消毒。

针刺：足三里、中脘、胃俞、内关、天枢、内庭、四缝、脾俞、阴陵泉、气海、上巨虚、下巨虚用点刺法。

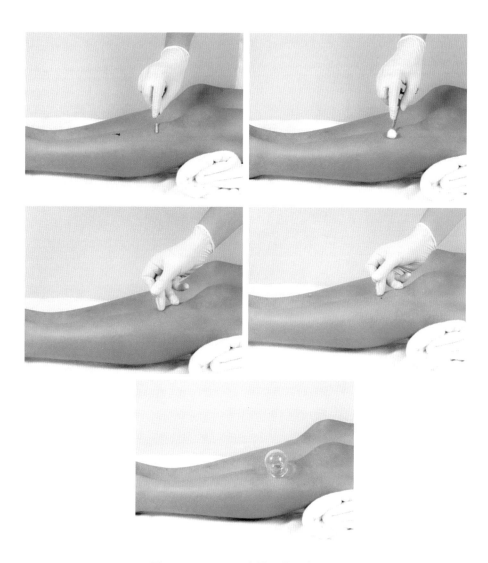

图 5-2-50　足三里穴操作的分步图示

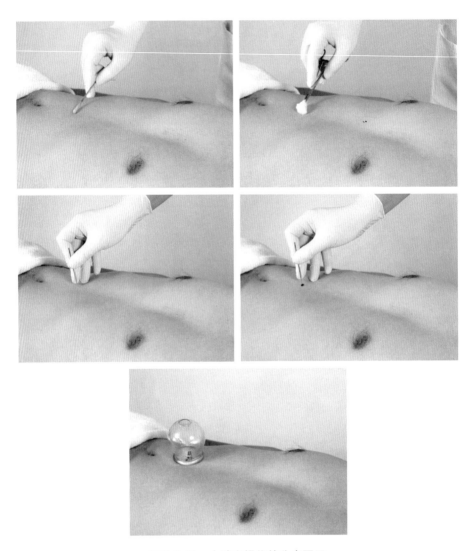

图 5-2-51　中脘穴操作的分步图示

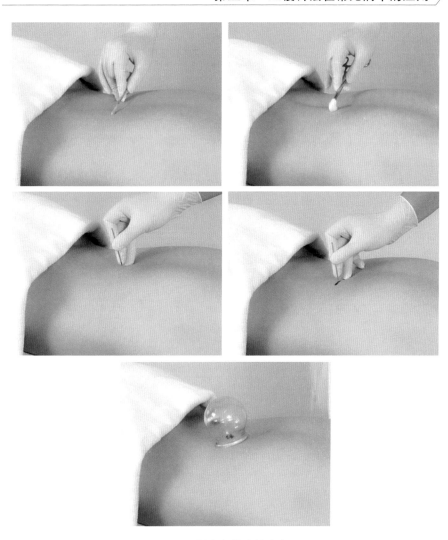

图 5-2-52　胃俞穴操作的分步图示

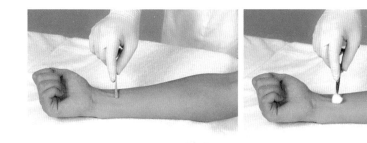

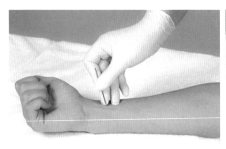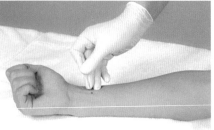

图 5-2-53　内关穴操作的分步图示

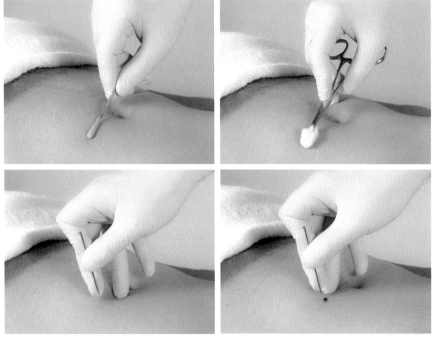

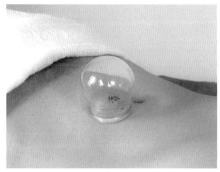

图 5-2-54　天枢穴操作的分步图示

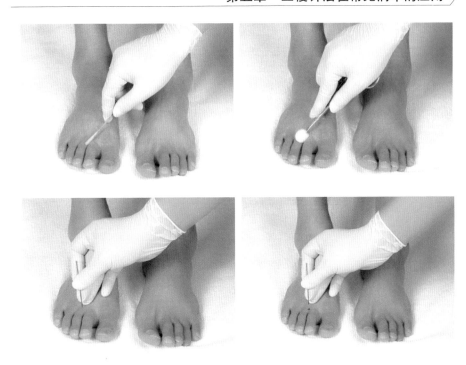

图 5-2-55 内庭穴操作的分步图示

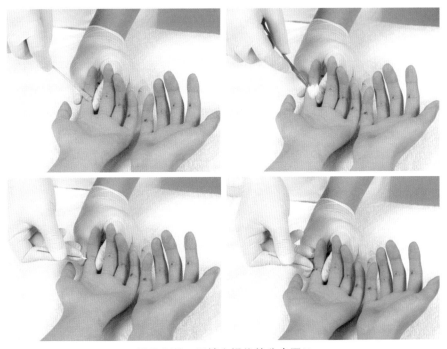

图 5-2-56 四缝穴操作的分步图示

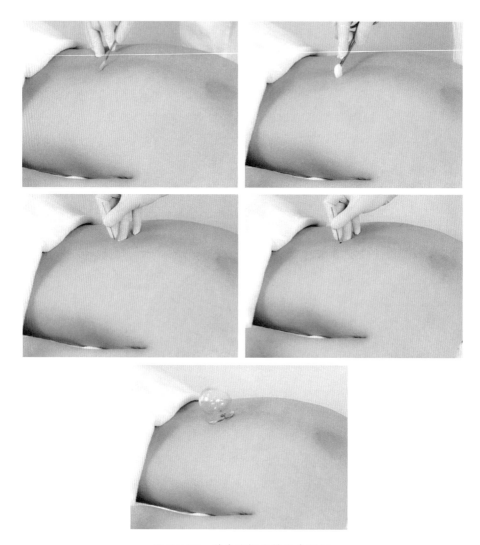

图 5-2-57　脾俞穴操作的分步图示

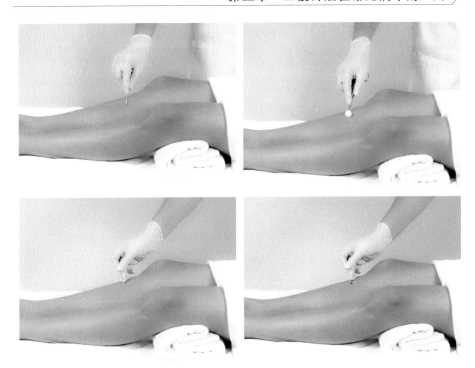

图 5-2-58　阴陵泉穴操作的分步图示

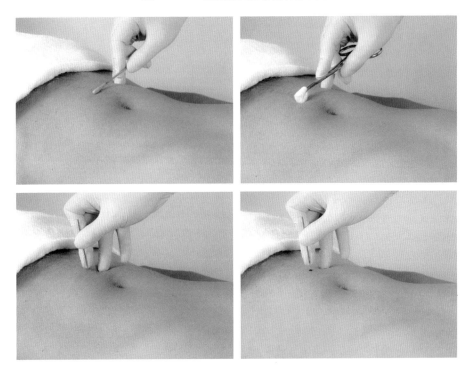

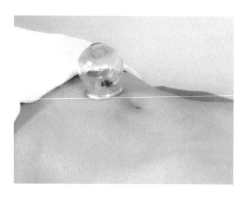

图 5-2-59 气海穴操作的分步图示

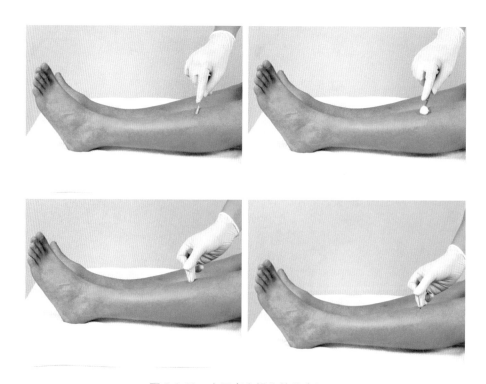

图 5-2-60 上巨虚穴操作的分步图示

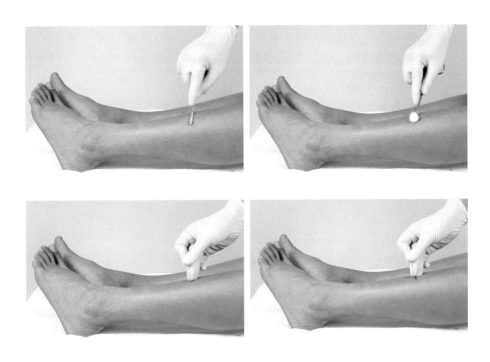

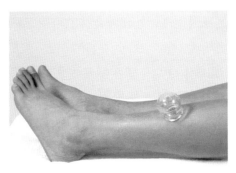

图 5-2-61 下巨虚穴操作的分步图示

【注意事项】

1. 严格控制饮食，禁食肥甘厚味，定时定量进食，饮食应该易消化并富含营养。

2. 注意小儿腹部保暖，防止胃腹受凉。

3. 保持大便通畅，便秘者给予蜂蜜 10~20ml 冲服，3 日以上未解大便者，用甘油栓或开塞露通便。

4. 有呕吐者，给予生姜汁数滴，加少许糖水饮服，腹胀时，轻揉腹部。

5. 小儿食积可以是一种病，也可以是其他疾病的一个症状表现。如果是其他疾病的一个症状，则要积极治疗原发病。

小 儿 咳 嗽

【概述】

咳嗽是指肺失宣肃，肺气上逆引起的以发出咳声，或咳吐痰液的一种肺系病证。历代医家将有声无痰称为咳，有痰无声称为嗽，有痰有声称为咳嗽。本证一年四季皆可发生，以冬春季多见，婴幼儿发病率较高，但愈后较好。

【病因病机】

引起小儿咳嗽的原因很多，外邪侵袭肺脏可引起咳嗽，其他脏腑有病也可以累及于肺，以生咳嗽，故《素问·咳论》说："五脏六腑皆令人咳，非独肺也。"一般将小儿咳嗽分为外感咳嗽和内伤咳嗽两大类。外感咳嗽主要是病起于肺，小儿脏腑娇嫩，卫外不周，易外感风邪，风邪致病，首犯肺卫，邪气侵肺，壅遏气机，肺之宣降失司，气上逆而致咳嗽。风为百病之长，多夹邪而病。夹寒则鼻塞声重，流清涕，咳声重浊；夹热则鼻孔干燥，或流浊涕；夹燥则干燥少痰，咽干唇焦。可见外界气候冷热的变化常能直接影响小儿肺气宣肃，导致咳嗽，因而小儿咳嗽以外感咳嗽多见。内伤咳嗽则是因为脾、心、肝等脏先病，进而累及于肺所致。其病理环节有二：一是痰浊内生。小儿脾常不足，易为饮食生冷所伤，致脾失健运，水谷不能化生，精微酿为痰浊，上贮于肺，阻塞气道致使肺气上逆，而引起咳嗽，此即"脾为生痰之源，肺为贮痰之器"之理。再如小儿肝气亢盛，木火上炎，或心经蕴热，日久化火，炼液为痰，阻碍肺气肃降，也能发生咳嗽；二是气血两虚。小儿禀赋不足，素体虚弱，若外感咳嗽，日久不愈，可损伤气阴，发展为内伤咳嗽，出现肺阴损伤或脾肺气虚之证。

现代医学认为咳嗽是一种保护性反射动作，通过咳嗽能将呼吸道内的分泌物或异物排至体外。小儿因为鼻腔短小，黏膜、血管丰富，没有鼻毛，因而最易感染而患咳嗽，并且由于气管细小，富含淋巴和血管，受感染后易产生喉头水肿而致呼吸困难。小儿咳嗽常由于呼吸道感染并蔓延至下呼吸道所致，因此小儿感冒常能诱发或并发咳嗽。

【辨证分型】

1. 风寒侵肺　恶寒发热，或寒热不显，喷嚏、流清涕，咳嗽声浊，面苍唇淡，舌淡苔薄白，脉浮，指纹淡滞。

2. 风热犯肺　发热咳嗽，咳声亢扬，鼻流浊涕，面色红，唇色赤，舌尖红苔薄黄，脉浮数，指纹浮紫。

3. 痰热阻肺　痰稠难咳，面赤唇红，或伴有发热，口渴，咽喉痛，舌质红，苔黄腻，脉滑数，指纹紫滞。

4. 痰湿蕴肺　咳嗽，痰多色白如泡沫，咳时喉中有痰声，或呼吸气粗，多不发热，苔白腻，脉滑，指纹青紫而隐。

5. 肺气亏虚　咳嗽声无力，痰白清稀，面色淡白，体弱多汗，易于感冒，舌淡，脉无力，指纹淡红。

6. 肺阴亏虚　干咳无痰，或痰少而黏，不易咳出，口渴咽干，咳声嘶哑，手足心热，舌红苔少，脉细数，指纹细而色紫。

【治疗方法】

1. 常用腧穴

主穴：定喘，风门，风池，膻中。

风寒侵肺者加合谷；风热犯肺者加尺泽，曲池，大椎，少商；痰热阻肺者加丰隆，合谷；痰湿蕴肺者加丰隆；肺气亏虚者加肺俞，脾俞；肺阴亏虚者加照海，肺俞。

2. 操作方法（图 5-2-62 ~ 图 5-2-73）

选针：高压蒸汽消毒后针具。

消毒：先用碘酊，再用75%酒精进行穴位消毒；医者的手进行消毒。

针刺：定喘、风门、风池、膻中、合谷、尺泽、曲池、大椎、少商、丰隆、肺俞、脾俞、照海均用点刺法。

拔罐：出血停止后，加拔火罐，一般采用闪火法，3~5分钟起罐。

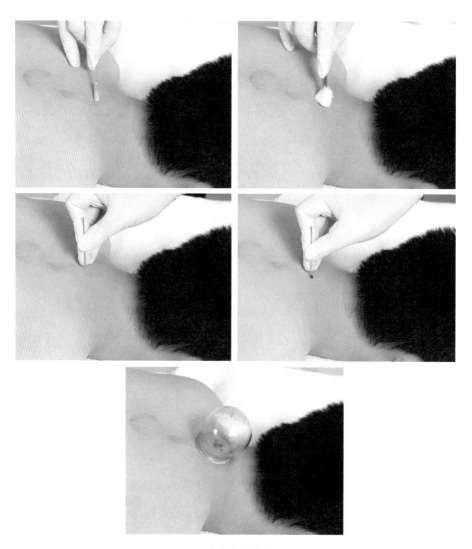

图 5-2-62　定喘穴操作的分步图示

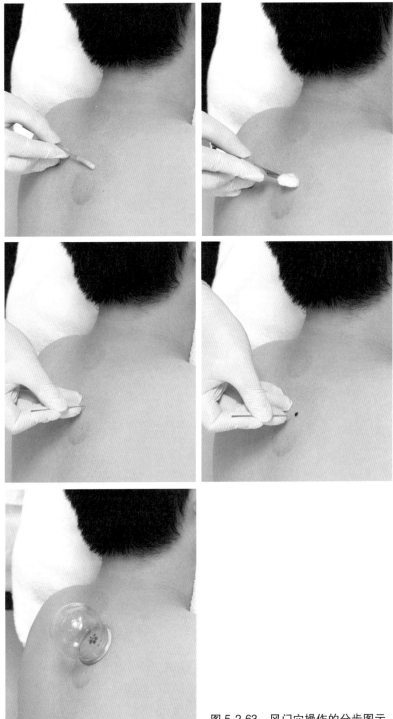

图 5-2-63　风门穴操作的分步图示

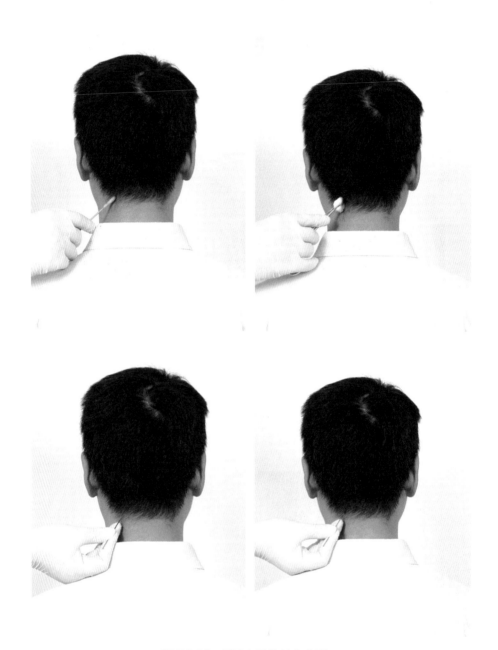

图 5-2-64 风池穴操作的分步图示

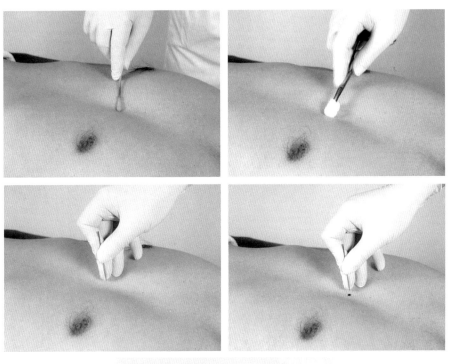

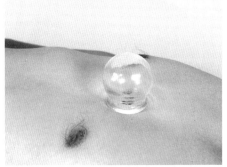

图 5-2-65 膻中穴操作的分步图示

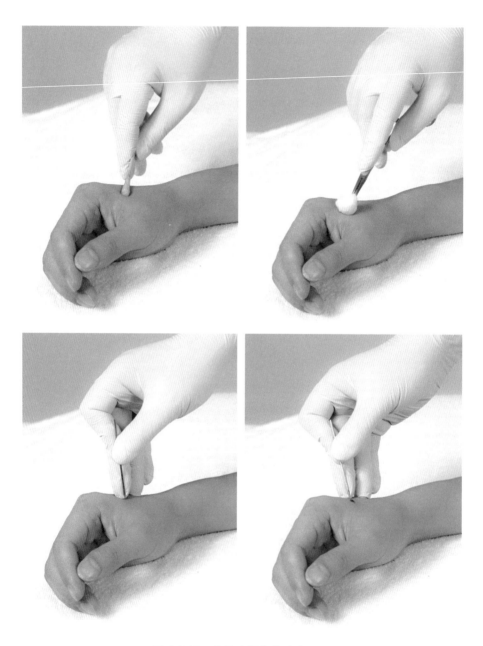

图 5-2-66　合谷穴操作的分步图示

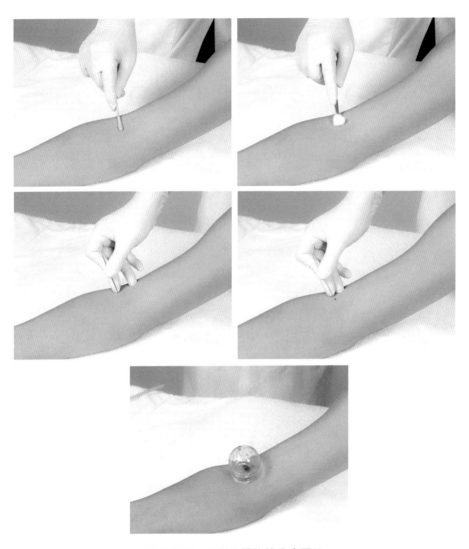

图 5-2-67 尺泽穴操作的分步图示

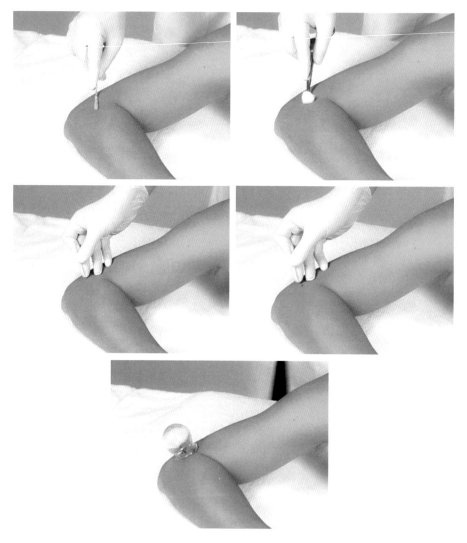

图 5-2-68　曲池穴操作的分步图示

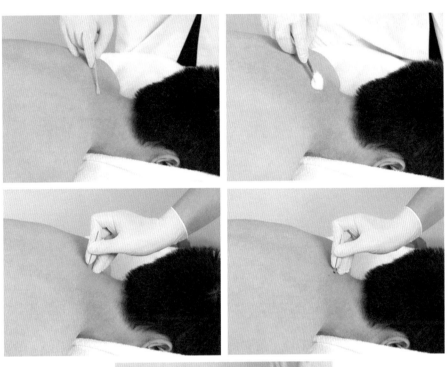

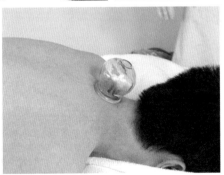

图 5-2-69　大椎穴操作的分步图示

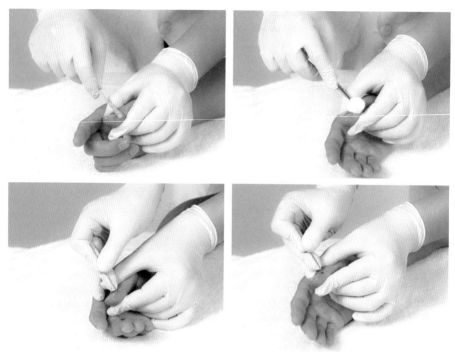

图 5-2-70 少商穴操作的分步图示

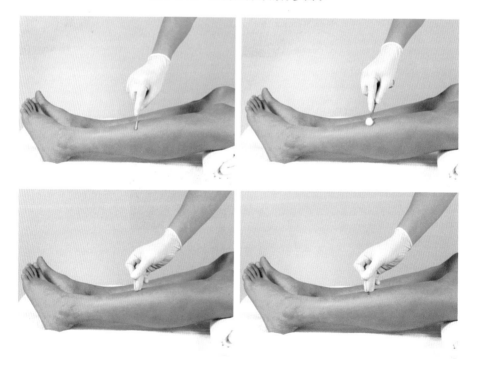

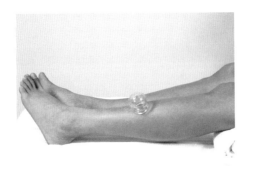

图 5-2-71　丰隆穴操作的分步图示

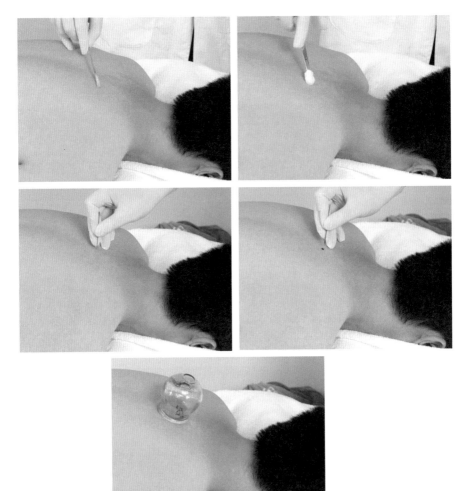

图 5-2-72　肺俞穴操作的分步图示

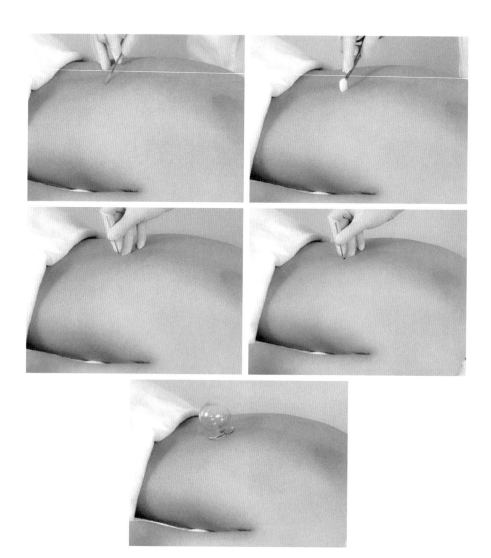

图 5-2-73 脾俞穴操作的分步图示

【注意事项】

1. 内伤咳嗽病程较长，易反复发作，应坚持治疗。

2. 患儿在治疗期间若出现高热、咯吐脓痰或胸闷、喘促、气短等重症时，应当采取综合措施。

3. 平时注意锻炼身体，增强体质，提高机体防御疾病及适应寒冷环境的能力。

第三节　五官科病症

过敏性鼻炎

【概述】

过敏性鼻炎系中医"鼻鼽"范畴，又称鼽嚏，是指以突然或反复发作的鼻痒、喷嚏、流清涕、鼻塞等为特征的病症，是临床较为常见、多发的鼻病。

《内经》中多次论及本病，如《素问·脉解篇》说："所谓客孙脉则头痛、鼻鼽、腹肿者，阳明并于上，上者则其孙络太阴也，故头痛、鼻鼽、腹肿也。"《素问·气交变大论篇》也说："岁金不及……鼽嚏……"后世历代医家对本病的论述也较多，如《素问玄机原病式》说："鼽者，鼻出清涕也"，"嚏，鼻中因痒而气喷作于声也"。

【病因病机】

本病主要由于肺气虚，卫表不固，腠理疏松，风寒乘虚而入，犯及鼻窍，邪正相搏，肺气不得通调，津液停聚，鼻窍壅塞，遂致喷嚏、流清涕。《证治要诀》说："清涕者，脑冷肺寒所致。"

肺气的充实，有赖于脾气的输布，脾气虚则化源不足，土不生金，导致肺气虚。而气之根在肾，肾虚则摄纳无权，气不归元，阳气易于耗散，风邪得以内侵致病。《素问·宣明五气篇》说："五气所病……肾为欠、为嚏。"故本病的表现在肺，但其病理变化与脾肾有一定关系。

【辨证分型】

本病症状发作突然，先有鼻腔发痒、酸胀不适，继则喷嚏频作，鼻塞不通，流涕清稀，量多，嗅觉暂时减退。检查见鼻内黏膜肿胀湿润，其色淡白或灰白，鼻涕清稀。此外，全身还可能出现头痛、耳鸣、听力障碍等症状。诸症来去迅速，症状消失后，则如常态。

证属肺气虚，全身辨证可见倦怠懒言，气短，音低，或有自汗，面色苍白，舌淡苔薄白，脉虚弱。

若兼脾虚，则纳呆，腹胀，肢困，便溏，舌质淡有齿印，苔白，脉濡弱。

若兼肾虚，则腰膝酸软，遗精早泄，形寒怕冷，夜尿多，舌质淡嫩，苔白润，脉沉细。

【治疗方法】

1. 常用腧穴

主穴：大椎、耳尖、少商、曲池。

肺气虚：加针刺肺俞；兼脾虚：加针刺脾俞、足三里；兼肾虚：加针刺肾俞、太溪。

2. 操作方法（图5-3-1~图5-3-4）

选针：高压蒸汽消毒后针具。

消毒：先用碘酊，再用75%酒精进行穴位消毒；医者的手进行消毒。

针刺：耳尖、少商用点刺法，大椎、曲池用刺络法。

拔罐：出血停止后，加拔火罐，一般采用闪火法，3~5分钟起罐。

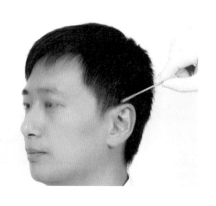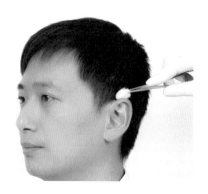

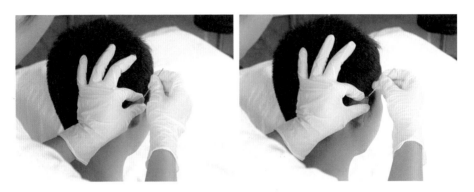

图 5-3-1　耳尖穴操作的分步图示

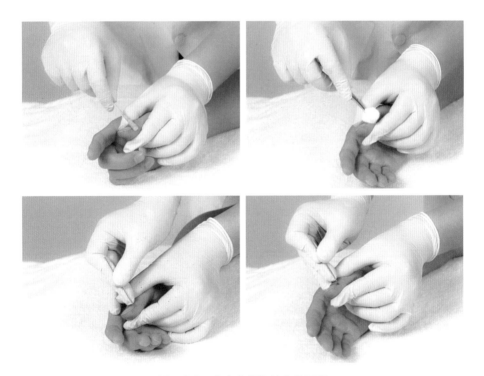

图 5-3-2　少商穴操作的分步图示

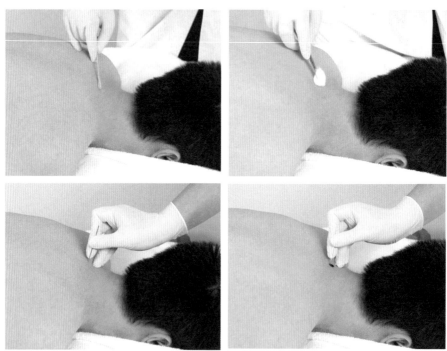

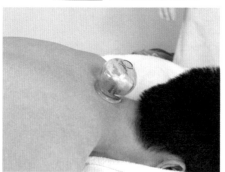

图 5-3-3 大椎穴操作的分步图示

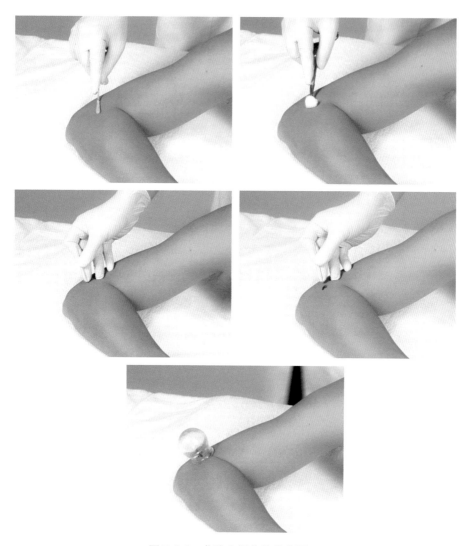

图 5-3-4 曲池穴操作的分步图示

【注意事项】

1. 严格消毒，以免感染。

2. 熟练掌握解剖部位，避免刺中动脉血管；避免引起气胸。

3. 锻炼身体，增强体质，防止受凉。加强劳动保护及个人防护，避免或减少尘埃、花粉等刺激。

4. 避免过食生冷、油腻、鱼虾等腥荤之物。

5. 注意观察，寻找诱因，发现易发因素，应尽量去除或避免之。

咽　炎

【概述】

咽炎是咽部黏膜、黏膜下组织的炎症，常为上呼吸道感染的一部分。依据病程的长短和病理改变性质的不同，分为急性咽炎和慢性咽炎两大类。相当于中医学的喉痹。

喉痹一名，最早见于《素问·阴阳别论篇》："一阴一阳结，谓之喉痹。"痹者，闭塞不通也。如《杂病源流犀烛·卷二十四》说："喉痹，痹者，闭也，必肿甚，咽喉闭塞。"因为咽喉疾病的形成，都具有不同程度的气滞血瘀、经脉痹阻的病理变化，又多出现咽喉红肿疼痛，阻塞等现象，故古人所称喉痹，实为多种疾病的总称，包括喉痈、乳蛾、白喉，以及部分口腔疾病在内，范围广泛，界线混淆不清，不易辨识。后世医家对疾病的分类渐趋详细，将喉痹作为一种独立疾病，而与喉痈、喉风、乳蛾等分开来，如《医林绳墨·卷七》说："近于上者，谓之乳蛾、飞蛾；近于下者，谓之喉痹、喉闭；近于咽者，谓之喉风、缠喉风。"《喉科心法·单蛾双蛾》又说："凡红肿无形为痹，有形是蛾。"因此，本节把喉痹范围缩小，专指咽部红肿痛，或微红咽痒不适等为主要症状的咽部急性实证或慢性虚证的咽病。由于本病的病因病理有风热与阴虚之不同，故将风热邪毒引起的喉痹，称为风热喉痹，由脏腑亏损、虚火上炎而致的喉痹，称为虚火喉痹。

【病因病机】

风热喉痹，常因气候急剧变化，起居不慎，肺卫失固，而为风热邪毒乘虚侵犯，从口鼻直袭咽喉，内伤于肺，相搏不去，致咽喉肿痛而为喉痹。此时邪在卫表，故病情较轻，若由误治失治，或肺胃邪热壅盛传里，则出现胃经热盛之证候，病情转重。

虚火喉痹，多因肺肾亏损，津液不足、虚火上炎，循经上蒸、熏蒸咽喉而造成者为多见。但也往往与职业因素有关，如长期受化学气体，粉尘等刺激，以及嗜食烟酒辛辣，也是造成虚性喉痹的诱因之一。若久病不愈，反复为患，或用药失当，或因患者体质不同，亦可表现有阳虚、气虚、血虚等不同类型之喉痹。

【辨证分型】

1. 风热外侵，肺经有热　初起时，咽部干燥灼热，微痛，吞咽感觉不利，其后疼痛逐渐加重，有异物阻塞感。检查见咽部微红，微肿，随症状加重，悬雍垂色红、肿胀，喉底红肿，或有颗粒突起。全身有发热，恶寒，头痛，咳嗽痰黄，苔薄白或微黄，脉浮数等症状。

2. 邪毒传里，肺胃热盛　咽部疼痛逐渐加剧，痰涎多，吞咽困难，言语謇涩，咽喉梗塞感。检查见咽部及喉核红肿，喉底滤泡肿大，颌下有淋巴结压痛。全身症状表现为高热，口干喜饮，头痛剧，痰黄而黏稠，大便秘结，小便黄，舌赤苔黄，脉数有力等。

3. 肺肾亏损，虚火上炎　本证症状较轻，病情较缓，自觉咽中不适，微痛，干痒，灼热感，异物感，常有咯痰的动作，因咽痒而引起咳嗽，易受刺激而引起恶心、干呕，且多于早晨较轻，午后及入夜加重。检查时，咽部敏感，易引起恶心、咽部微暗红，喉底处血络扩张，有散在颗粒，或互相连合成片状如帘珠。少数病人局部肥厚增长。亦有喉底黏膜干燥，萎缩或有痂皮附着。

【治疗方法】

1. 常用腧穴

主穴：少商、商阳、耳尖。

风热感冒：加大椎；暑湿感冒：加曲池。

2. 操作方法（图 5-3-5~图 5-3-9）

选针：高压蒸汽消毒后针具。

消毒：先用碘酊，再用 75% 酒精进行穴位消毒；医者的手进行消毒。

针刺：少商、商阳、耳尖用点刺法，大椎、曲池用刺络法。

拔罐：刺络后，加拔火罐，一般采用闪火法，3~5 分钟起罐。

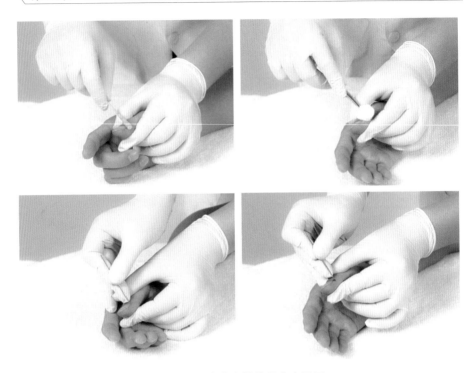

图 5-3-5 少商穴操作的分步图示

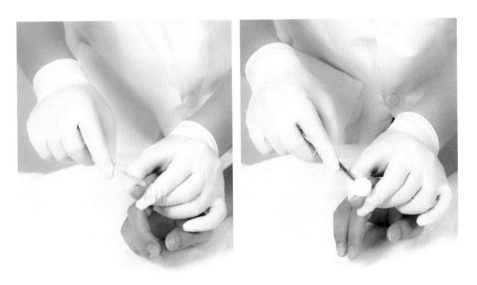

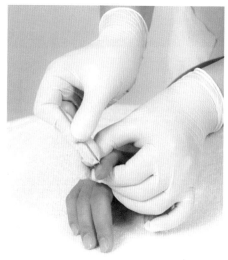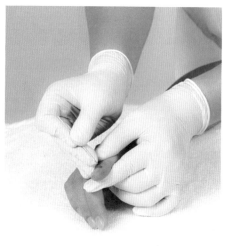

图 5-3-6 商阳穴操作的分步图示

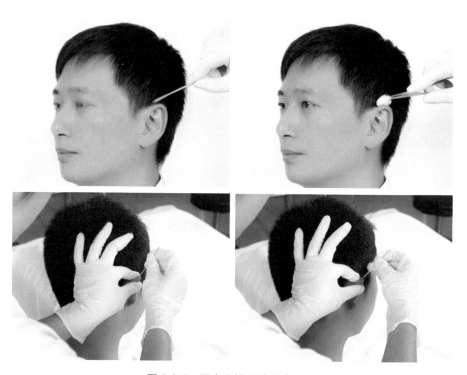

图 5-3-7 耳尖穴操作的分步图示

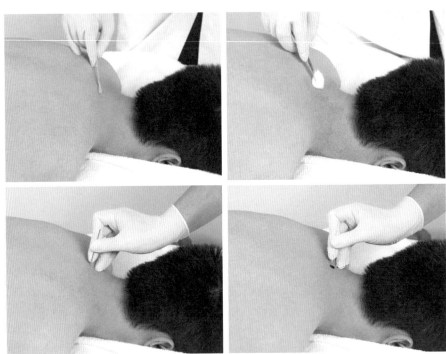

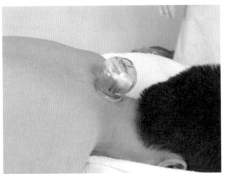

图 5-3-8　大椎穴操作的分步图示

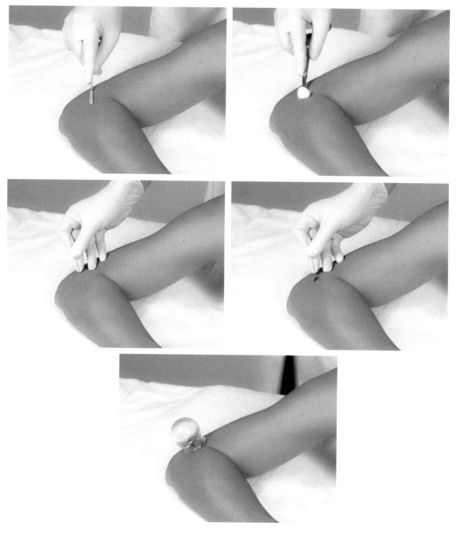

图 5-3-9　曲池穴操作的分步图示

【注意事项】

1. 严格消毒，以免感染。

2. 熟练掌握解剖部位，避免刺中动脉血管；避免引起气胸。

3. 少食煎炒的和刺激性的食物。

4. 注意休息，减少操劳，以免引起虚火上炎；减少或避免过度发音讲话等。

5. 减少烟酒及其他粉尘刺激。

急性结膜炎

【概述】

急性结膜炎俗称"红眼病"。多发于春季，为季节性传染病，其传播途径主要是通过接触传染。往往通过接触患者眼分泌物或与红眼病患者握手或用脏手揉眼睛等被传染。本病相当于中医的暴风客热。

中医对本病的认识较早，如《秘传眼科龙木论》有诗曰："白睛胀起盖乌睛，睑肿还应痒痛生，此是暴风兼客热，来侵肺脏不安宁。"《眼科普华录》亦有诗云："暴风客热忽然猖，胞胀头疼泪如汤，寒热往来兼鼻塞，目中沙擦最难当。"据上所述，本病与西医眼科学中某些急性卡他性结膜炎相类似，此类结膜炎是细菌感染所致的一种常见的传染性眼病，多由肺炎双球菌、葡萄球菌、流行性感冒杆菌等感染引起。尤其与流行性感冒杆菌感染所致的结膜炎近似。

【病因病机】

多因风热毒邪、由外而袭，客于内热阳盛之人，内外合邪，风热相搏，客留肺经，上犯白睛而猝然发病。

【辨证分型】

1. 风重于热证 痒涩刺痛，羞明多泪，生眵且稀，胞睑肿胀，白睛红赤。全身多伴有头痛鼻塞，恶风发热，舌苔薄白或微黄，脉浮数等症。

2. 热重于风证 眵多胶结，热泪如汤，怕热畏光，胞睑红肿，白睛肿胀，赤痛较甚。全身可兼见口渴溺黄，舌质红，苔黄脉数等。甚则可有大便秘结，烦躁不宁。

3. 风热并重证 眼部焮热疼痛，刺痒交作，羞明怕热，泪热眵稠，胞睑赤肿，白睛赤壅高起。全身可兼见头痛鼻塞，恶寒发热，便秘溲赤，口渴思饮，舌红苔黄，脉数有力等。

【治疗方法】

1. 常用腧穴

主穴：耳尖、太阳、瞳子髎。

风重于热者：加风门、角孙、尺泽，以祛风清热；热重于风者：加大椎、曲池、少商，以清热泻火；风热并重者：加角孙、大椎、上星、曲池，以清热解毒，消肿止痛，祛风止痒。

2. 操作方法（图 5-3-10 ~ 图 5-3-19）

选针：高压蒸汽消毒后针具。

消毒：先用碘酊，再用 75% 酒精进行穴位消毒；医者的手进行消毒。

针刺：耳尖、太阳、瞳子髎、角孙、上星、少商用点刺法，风门、大椎、尺泽、曲池用刺络法。

拔罐：出血停止后，加拔火罐，一般采用闪火法，3 ~ 5 分钟起罐。

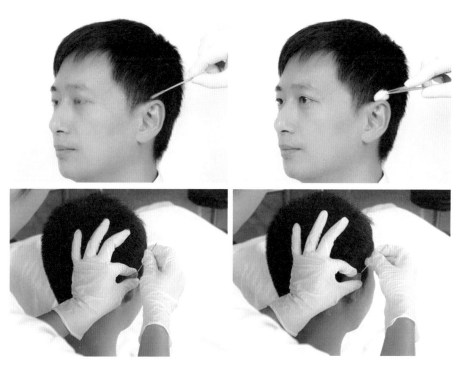

图 5-3-10　耳尖穴操作的分步图示

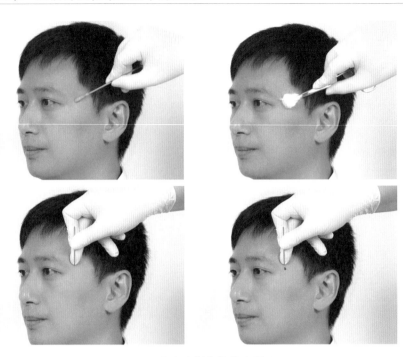

图 5-3-11　太阳穴操作的分步图示

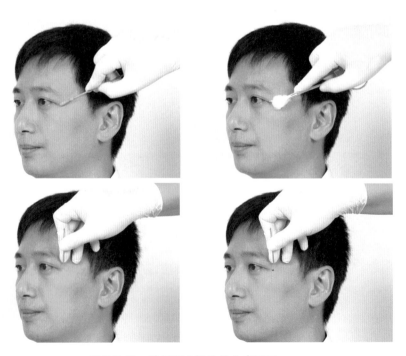

图 5-3-12　瞳子髎穴操作的分步图示

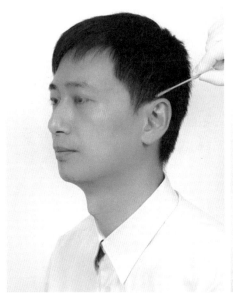
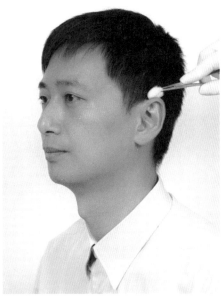
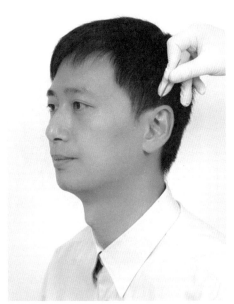

图 5-3-13　角孙穴操作的分步图示

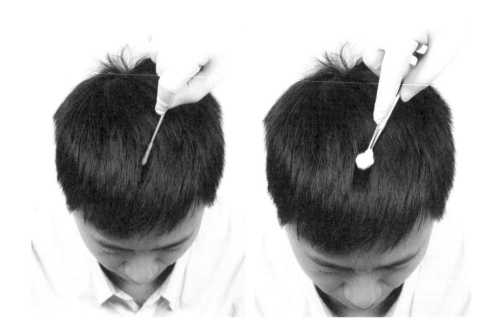

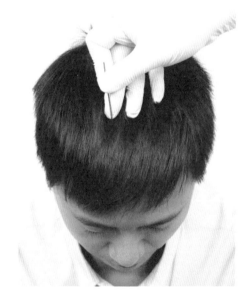

图 5-3-14 上星穴操作的分步图示

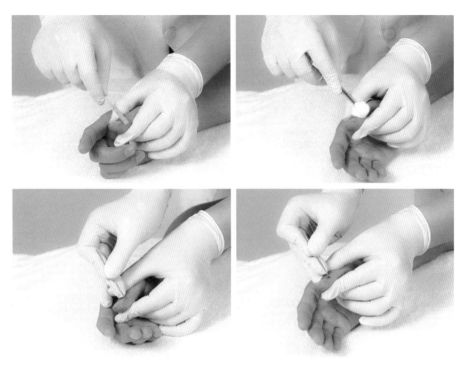

图 5-3-15　少商穴操作的分步图示

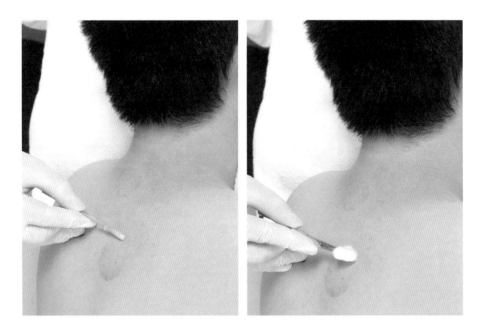

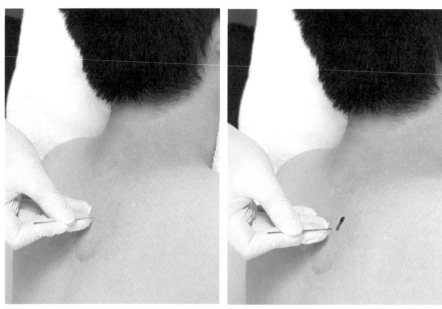

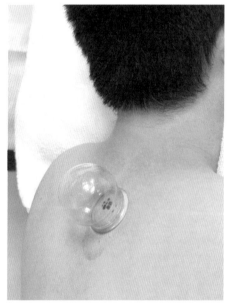

图 5-3-16 风门穴操作的分步图示

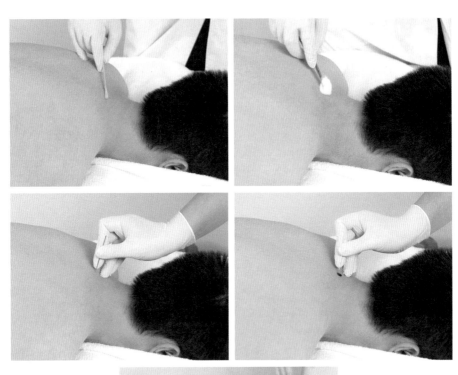

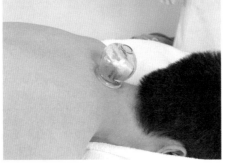

图 5-3-17　大椎穴操作的分步图示

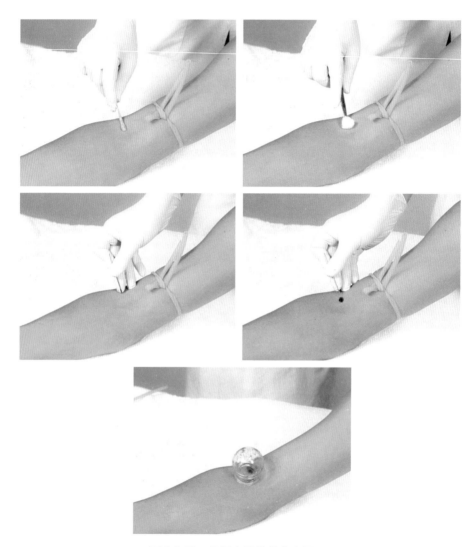

图 5-3-18　尺泽穴操作的分步图示

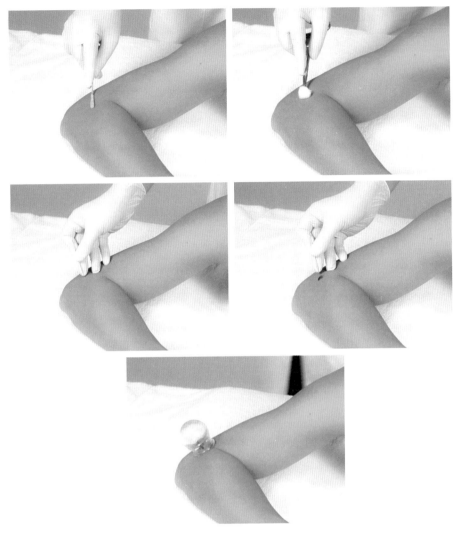

图 5-3-19 曲池穴操作的分步图示

【注意事项】

1. 严格消毒，以免感染。

2. 熟练掌握解剖部位，避免刺中动脉血管；避免引起气胸。皮肤有感染、溃疡、瘢痕者，不要直接针刺患处，可在周围选取刺血部位。

3. 患者的手帕、洗脸用具、枕套等物品均须隔离和消毒；临床诊治时，医务人员双手及接触过患眼分泌物的医疗器械、污物等均须严加消毒处理，以防通过医务人员传染他人。

4. 本病流行季节或患病以后，一定要让眼睛得到充分的休息，避免熬夜或长时间用眼工作。

5. 饮食上，不要吃辛辣、香燥等助火的食物，戒烟酒。

角　膜　炎

【概述】

角膜炎是指因角膜外伤，细菌、真菌及病毒侵入角膜引起的炎症。患眼有异物感，刺痛甚至烧灼感。球结膜表面混合性充血，伴有怕光、流泪、视力障碍和分泌物增加等症状。分为溃疡性角膜炎和非溃疡性角膜炎两类。本病相当于中医的聚星障、凝脂翳、湿翳等病。

【病因病机】

1. 风热或风寒之邪外侵，上犯于目。

2. 外邪入里化热，或因肝经伏火，复受风邪，风火相搏，上攻黑睛。

3. 过食煎炒五辛，致脾胃蕴积湿热，熏蒸黑睛。

4. 肝肾阴虚，或热病后阴津亏耗，虚火上炎。

【辨证分型】

1. 风热上犯　自觉眼涩、羞明、流泪，白睛抱轮红赤。全身可兼见发热，微恶风寒，眉骨酸痛，头痛鼻塞，咽痛溲黄，舌苔薄黄，脉浮数。

2. 风寒犯目　自觉羞明、流泪，查眼部白睛抱轮微红，黑睛生星翳，全身可兼见恶寒发热，寒重热轻，苔薄白，脉浮紧。

3. 肝火炽盛　自觉眼胀痛，羞明泪热，查视眼部胞睑红肿，白睛混赤，黑睛星翳渐次扩大加深，全身可兼见头痛、口苦，苔黄，脉弦数。

4. 湿热蕴积　流泪、羞明，生眵，热泪，眵黏，查视眼部白睛抱轮红赤，黑睛生翳，反复发作，缠绵不愈。可兼见食欲不振，头重胸闷，溲黄，便溏，口黏，舌红，苔黄腻，脉濡。

5. 阴虚邪留　病情日久，迁延不愈，眼羞明较轻，眼内干涩不适，查视眼部白睛抱轮微红，星翳疏散，全身可无不适，舌红少津，脉细或数，或兼见妇女经前眼胀，口中酸涩。

【治疗方法】

1. 常用腧穴

主穴：风池、商阳、身柱、上星、曲池、太阳。

风热上犯：加大椎；风寒犯目：加列缺；肝火炽盛：加太冲；湿热蕴积：加阴陵泉、阳陵泉；阴虚邪留：加太溪、肾俞。

2. 操作方法（图 5-3-20~图 5-3-28）

选针：高压蒸汽消毒后针具。

消毒：先用碘酊，再用 75% 酒精进行穴位消毒；医者的手进行消毒。

针刺：耳尖、曲池、太阳、内庭、丝竹空、风池用点刺法，大椎、肺俞、足三里用刺络法。

拔罐：刺络后，加拔火罐，一般采用闪火法，3~5 分钟起罐。

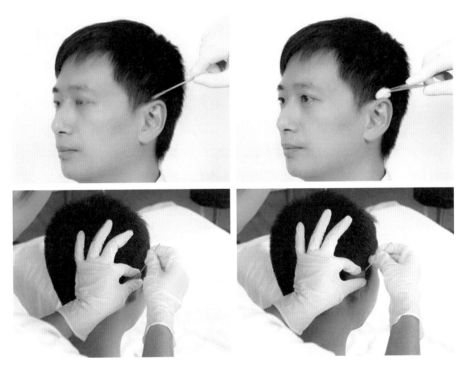

图 5-3-20　耳尖穴操作的分步图示

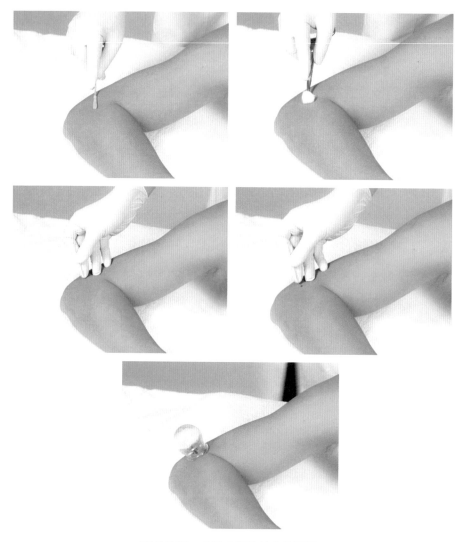

图 5-3-21 曲池穴操作的分步图示

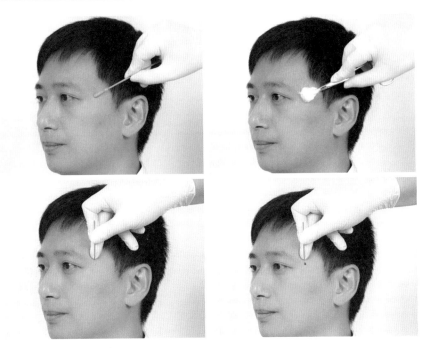

图 5-3-22　太阳穴操作的分步图示

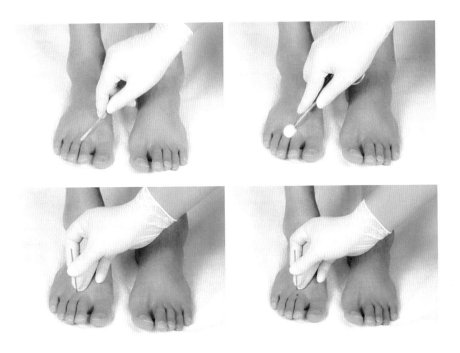

图 5-3-23　内庭穴操作的分步图示

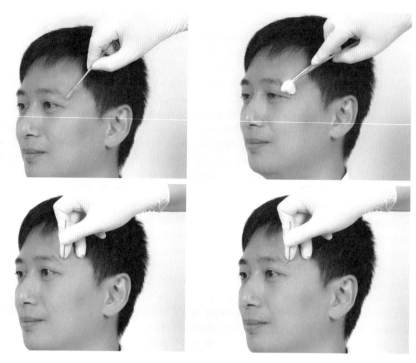

图 5-3-24 丝竹空穴操作的分布图示

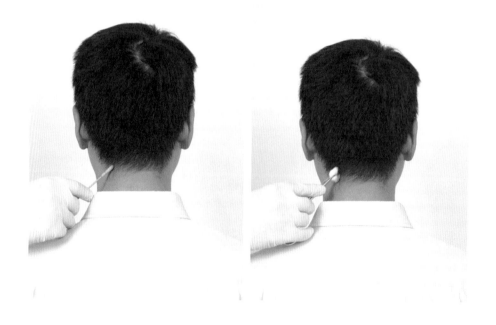

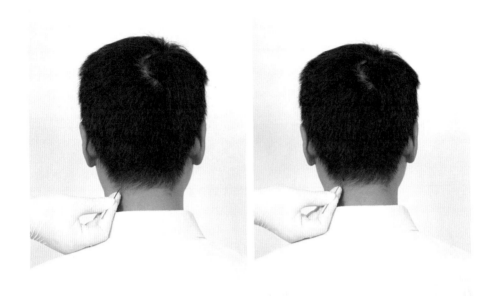

图 5-3-25　风池穴操作的分布图示

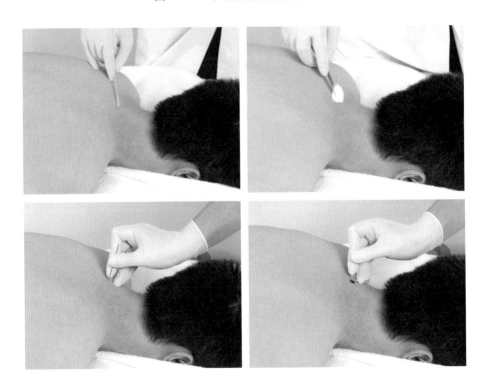

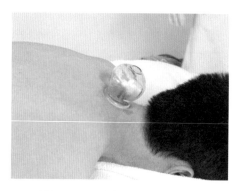

图 5-3-26　大椎穴操作的分步图示

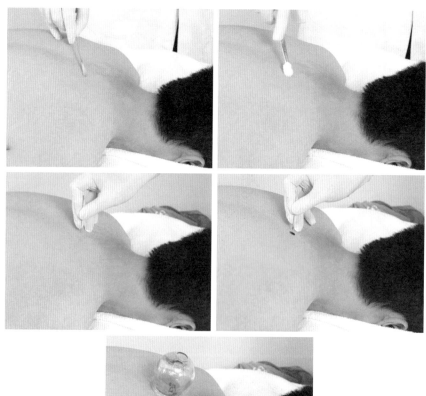

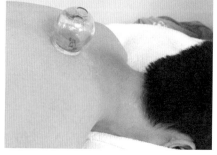

图 5-3-27　肺俞穴操作的分步图示

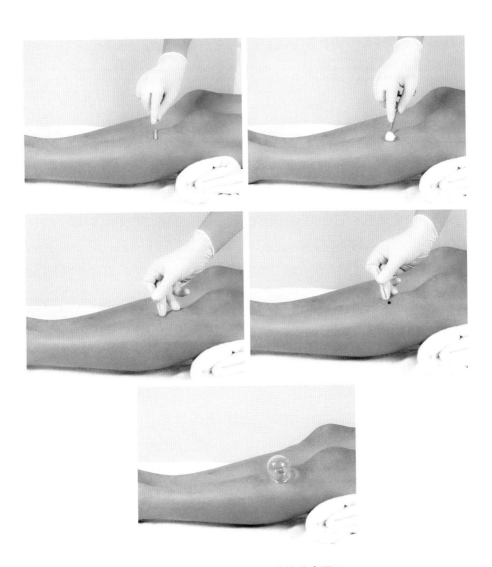

图 5-3-28　足三里穴操作的分步图示

【注意事项】

1. 严格消毒，以免感染。

2. 熟练掌握解剖部位，避免刺中动脉血管；避免引起气胸。

3. 饮食宜清淡，多食蔬菜、水果，少吃辛辣、油腻类食物。

4. 忌热敷眼睛、包扎眼睛、闭目低头，这些动作均能加重病情。

5. 皮肤有感染、溃疡、瘢痕者，不要直接针刺患处，可在周围选取刺血部位。

睑　腺　炎

【概述】

睑腺炎是指胞睑生小疖肿，形似麦粒，易于溃脓之眼病。《诸病源候论》称之为针眼，又名偷针、土疳、土疡。

本病为常见多发病，患者以青少年较多见。素体虚弱，或有近视、远视及不良卫生习惯者，常易罹患。

【病因病机】

1. 风邪外袭，客于胞睑而化热，风热煎灼津液，变生疮疖。

2. 过食辛辣炙煿，脾胃积热，循经上攻胞睑，致营卫失调，气血凝滞，局部酿脓。

3. 余邪未清，热毒蕴伏，或素体虚弱，卫外不固而易感风邪者，常反复发作。

【辨证分型】

本病的治疗，原则上对未成脓者，应退赤消肿，促其消散；已成脓者，促其溃脓或切开排脓，使其早愈。本病酿脓之后，切忌压挤，以免脓毒扩散，变生他症。平时应注意眼部卫生，增强体质，预防发病，或避免反复发作。

1. 风热外袭　病初起，局部微有红肿痒痛，并伴有头痛、发热、全身不适等症，舌苔薄白，脉浮数。

2. 热毒上攻　胞睑局部红肿，硬结较大，灼热疼痛，伴有口渴喜饮，便秘溲赤，苔黄脉数等。

3. 脾胃虚弱兼伏热　睑腺炎反复发作，但诸症不重。

【治疗方法】

1. 常用腧穴

主穴：大椎、肺俞、耳尖。

风热外袭：加曲池、太阳；热毒上攻：加内庭、丝竹空；脾胃虚弱兼伏热：加足三里。

2. 操作方法（图 5-3-29 ~ 图 5-3-37）

选针：高压蒸汽消毒后针具。

消毒：先用碘酊，再用 75% 酒精进行穴位消毒；医者的手进行消毒。

针刺：耳尖、太阳、内庭、丝竹空、风池用点刺法，大椎、曲池、肺俞、足三里用刺络法。

拔罐：刺络后，加拔火罐，一般采用闪火法，3~5 分钟起罐。

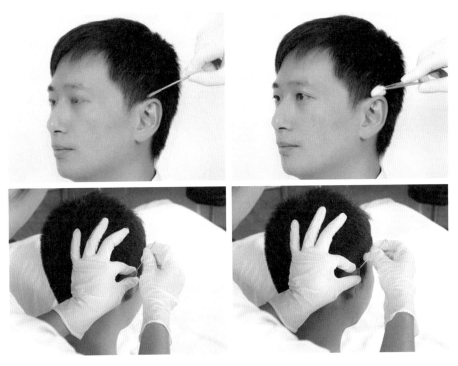

图 5-3-29　耳尖穴操作的分步图示

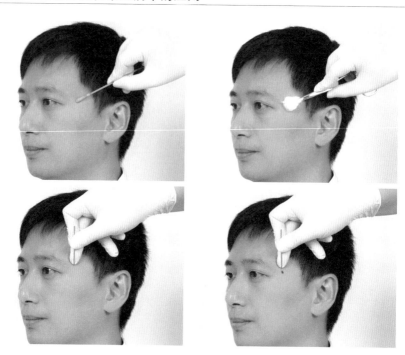

图 5-3-30　太阳穴操作的分步图示

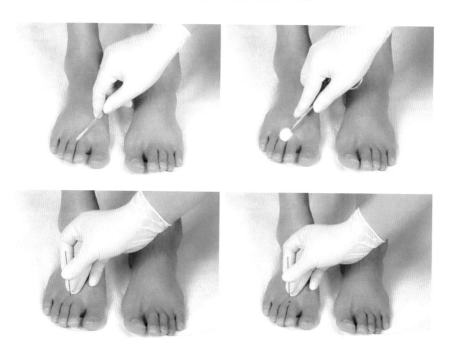

图 5-3-31　内庭穴操作的分步图示

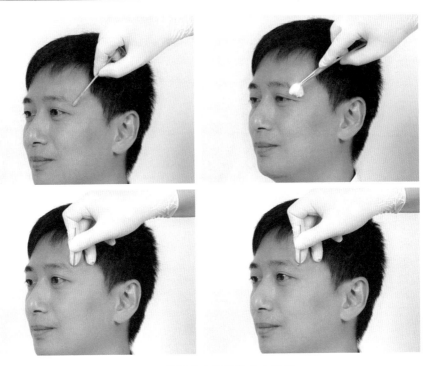

图 5-3-32 丝竹空穴操作的分布图示

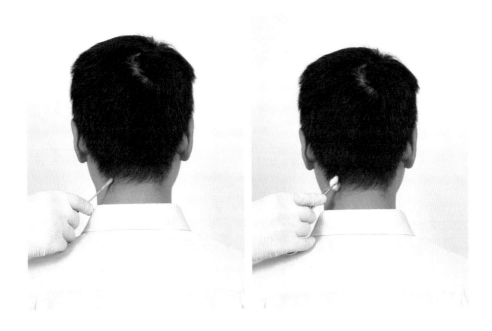

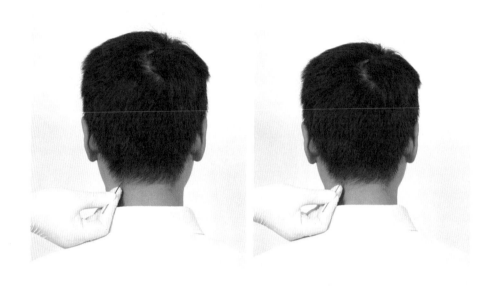

图 5-3-33　风池穴操作的分布图示

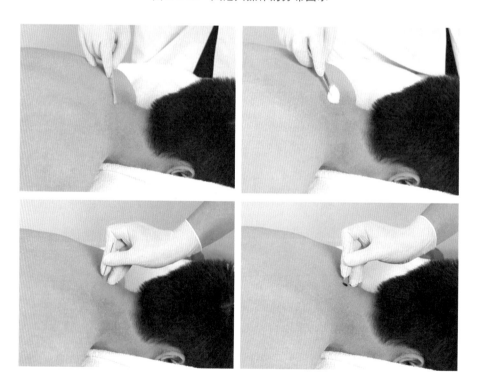

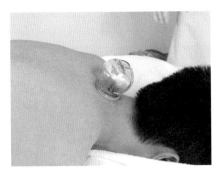

图 5-3-34 大椎穴操作的分步图示

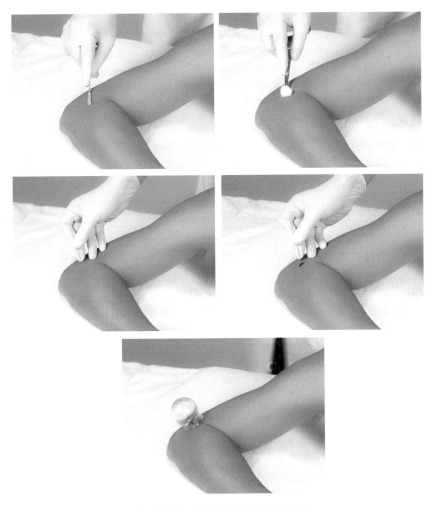

图 5-3-35 曲池穴操作的分步图示

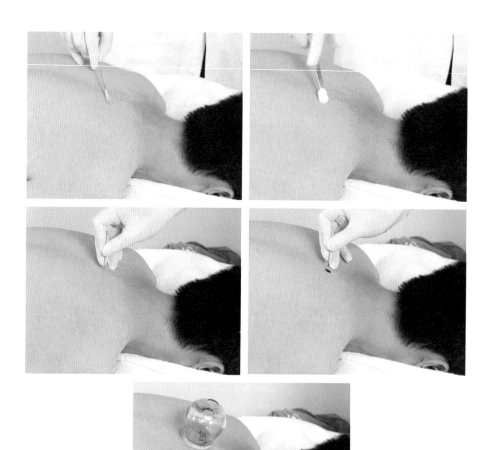

图 5-3-36 肺俞穴操作的分步图示

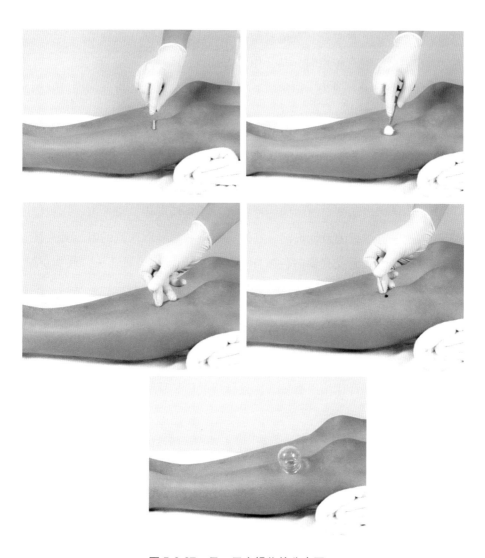

图 5-3-37 足三里穴操作的分步图示

【注意事项】

1. 严格消毒，以免感染。

2. 熟练掌握解剖部位，避免刺中动脉血管；避免引起气胸。

3. 患病治疗期间饮食宜清淡，避免烟酒及羊肉、油炸等湿热辛燥、辛辣刺激性食物。

4. 注意用眼卫生，不用脏手或脏物揉擦眼睛。

5. 注意休息，看电视、玩电脑游戏等不宜太长，防止眼疲劳。

6. 在眼睑红肿有脓点时，禁止用手去挤。

7. 皮肤有感染、溃疡、瘢痕者，不要直接针刺患处，可在周围选取刺血部位。

急性扁桃体炎

【概述】

急性扁桃体炎是腭扁桃体的一种非特异性急性炎症，常伴有一定程度的咽黏膜及咽淋巴组织的急性炎症。其发病部位在咽喉部两侧的喉核处，证见喉核红肿疼痛，表面或有黄白色脓样分泌物。因其形状如乳头，或如蚕蛾，故中医称为"乳蛾""喉蛾"或"莲房蛾"。是临床常见病、多发病，常发生于儿童及青少年。发于春秋二季者尤多。

【病因病机】

1. 风热外侵，肺经有热　咽喉为肺胃所属，风热邪毒循口鼻入侵肺系，咽喉首当其冲，邪毒搏结于喉核，以致脉络受阻，肌膜受灼，喉核红肿胀痛而成风热乳蛾。

2. 邪热传里，肺胃热盛　外邪壅盛，火热上蒸，搏于喉核，灼腐肌膜。喉核肿大，或有腐物脓液。亦有多食辛辣，过饮热酒，脾胃蕴热，热毒上攻，搏于喉核而为病。

【辨证分型】

1. 风热外侵，肺经有热　证见咽部疼痛逐渐加剧，吞咽不便，当吞咽或咳嗽时疼痛加剧，喉核红肿，连及周围咽部。并见发热恶寒，头痛、鼻塞，肢体倦怠、咳嗽有痰；或微黄，脉浮数等全身症状。咽喉干燥灼热感，舌边尖红，苔薄白。

2. 邪热传里，肺胃热盛　证见咽部疼痛剧烈，痛连耳根及颌下，吞咽困难，有堵塞感，或有声嘶。检查时见喉核红肿，表面或有黄白色脓点，逐渐连成伪膜；甚者，咽峡红肿，颌下有核，压痛明显。全身证见高热，口渴引饮，咳嗽痰稠黄，口臭，腹胀，大便秘结，小便黄，舌质红赤，苔黄厚，脉洪大而数。

【治疗方法】

1. 常用腧穴

主穴：少商、耳尖、肺俞。

风热外侵，肺经有热：加曲池、大椎；邪热传里，肺胃热盛：加内庭、曲池、大椎。

2. 操作方法（图 5-3-38～图 5-3-43）

选针：高压蒸汽消毒后针具。

消毒：先用碘酊，再用 75% 酒精进行穴位消毒；医者的手进行消毒。

针刺：耳尖、曲池、内庭、少商用点刺法，大椎、肺俞用刺络法。

拔罐：刺络后，加拔火罐，一般采用闪火法，3~5 分钟起罐。

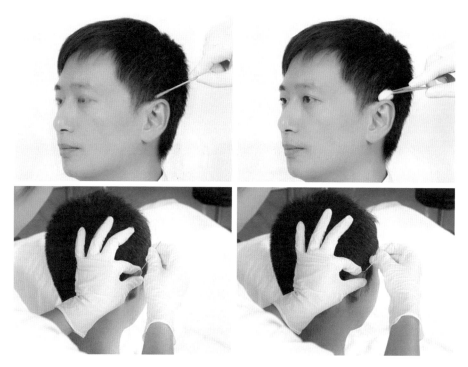

图 5-3-38　耳尖穴操作的分步图示

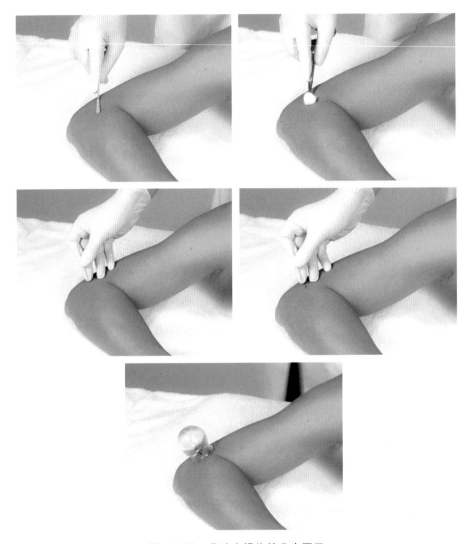

图 5-3-39　曲池穴操作的分步图示

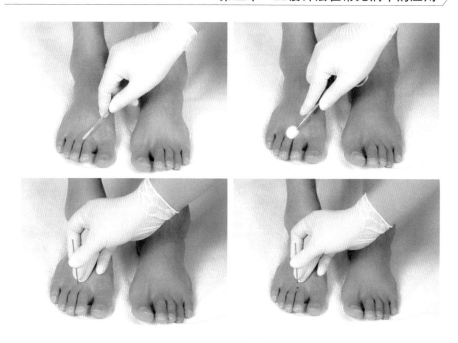

图 5-3-40　内庭穴操作的分步图示

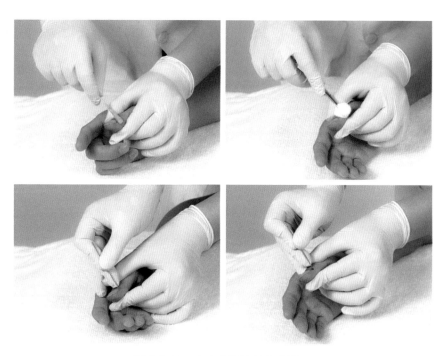

图 5-3-41　少商穴操作的分步图示

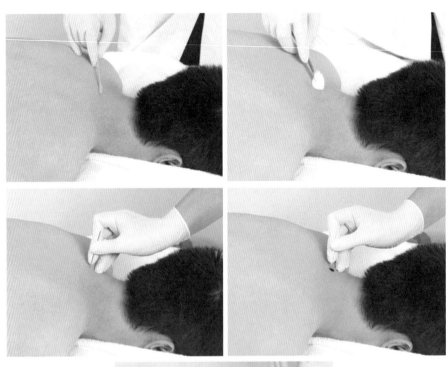

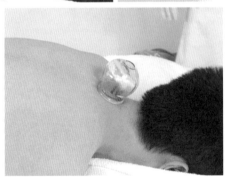

图 5-3-42 大椎穴操作的分步图示

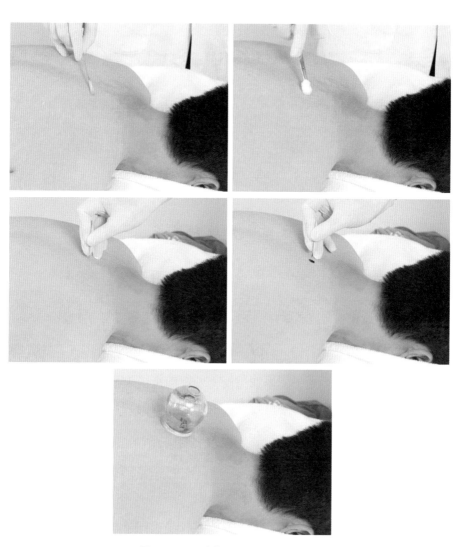

图 5-3-43　肺俞穴操作的分步图示

【注意事项】

1. 扁桃体一般3~10岁时最大，10岁以后逐渐萎缩，因此儿童时期的扁桃体炎是防治的重点。

2. 保持口腔清洁，吃东西后要漱口。

3. 注意多休息，还养成多喝水的习惯；在饮食上需吃一些流食或是半流食食物，以便保持肠胃通畅。

4. 加强锻炼，特别是冬季，要多参与户外活动，使身体对寒冷的适应能力增强，减少扁桃体发炎的机会。

5. 在平常的生活中，如果出现咽痛现象的话，一定要及时采取有效的治疗措施，以便感染向四周扩散。

第四节　皮肤科病症

痤　疮

【概述】

痤疮，又称"粉刺""青春痘"，是青春期男女常见的一种毛囊及皮脂腺的慢性炎症。本病多见于青春期男女，发育期过后大都自然痊愈或减轻，少数病人终生留有瘢痕。病变多发生在皮脂腺丰富的部位，如面部、胸部、背部等。初期为粉刺（即针头大小的毛囊性丘疹），多为黑头粉刺，表现为毛孔中出现小黑点，用手指挤压，有小米或米粒大黄白色脂栓排出；有的呈白头粉刺，无黑头，不易挤出脂栓，色红，疼痛或触痛，顶部发生小脓疱，破溃后痊愈，轻者遗留暂时性色素沉着或轻度凹陷性瘢痕，严重者破溃后可形成多个窦道和瘢痕。

【病因病机】

1. 素体阳盛加之青春期生机旺盛，营血日渐偏盛，血热外壅，复感风热，致使肺经血热，风热与血热搏结，循经上于颜面、胸背，蕴阻肌肤所致。

2. 平素恣食膏粱厚味辛辣之品，导致脾胃运化失常，湿热内生，蕴于肠胃，不能下达，循经上蒸，血随热行，壅于头面胸背肌肤而成。

3. 久病伤脾，脾虚不运，聚湿成痰，痰邪阻滞经络，留滞于肌肤所致；或湿郁化热，湿热夹痰邪，阻滞经络留滞肌肤所致。

4. 情志失调，冲任失调，肌肤疏泄失畅而致。

中医学认为肺主皮毛，属太阴；阳明历于面，多气多血，足阳明胃经下行过胸；太阳主表，督脉主阳主表，督脉与膀胱经布于背部。本病总因肺经风热、湿热蕴结、痰湿凝滞，阻于颜面、胸背肌肤，或因冲任不调，肌肤疏泄失畅而成。

【辨证分型】

1. 肺经风热　颜面潮红，粉刺灼热，疼痛或有脓疱，丘疹色红，或有痒痛，多发于颜面、胸背的上部，舌红，苔薄黄，脉浮数。

2. 湿热蕴结　多有颜面皮肤油腻不适，皮疹红肿疼痛，或有丘疱疹、脓疱，伴脘腹胀满，口臭、便秘、尿黄，舌红，苔黄腻，脉滑数或濡数。

3. 痰湿凝滞　丘疹以脓疱、结节、囊肿、瘢痕等多种损害为主，或伴有纳呆、便溏，舌淡、苔腻，脉滑等。

4. 冲任不调　皮疹呈周期性变化，与经期变化关系较为密切，经前、经期皮疹增多或加重，经后减轻。并伴有月经不调或痛经，舌质暗红，苔薄黄，脉弦细数。

【治疗方法】

1. 常用腧穴

主穴：肩胛区反应点、大椎、耳尖。

肺经风热：加肺俞、尺泽；湿热蕴结：加大肠俞；痰湿凝滞：加脾俞；冲任不调：加膈俞。

2. 操作方法（图 5-4-1~图 5-4-8）

选针：高压蒸汽消毒后针具。

消毒：先用碘酊，再用75%酒精进行穴位消毒；医者的手进行消毒。

针刺：肩胛区反应点、大椎、耳尖、肺俞、大肠俞、脾俞、膈俞用点刺法，尺泽用刺络法。

拔罐：出血停止后，加拔火罐，一般采用闪火法，3~5分钟起罐。

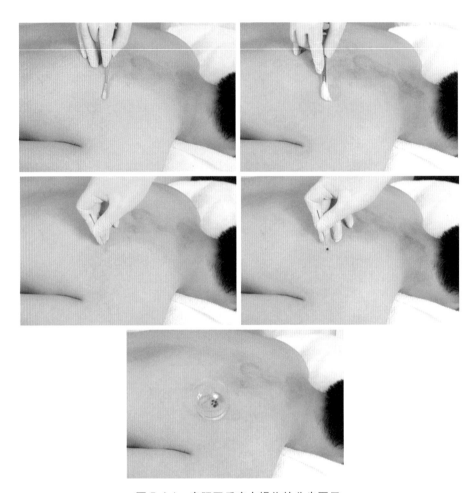

图 5-4-1 肩胛区反应点操作的分步图示

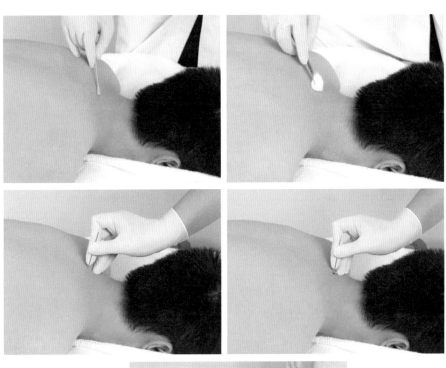

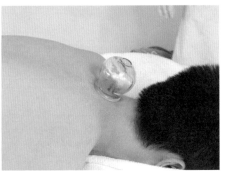

图 5-4-2 大椎穴操作的分步图示

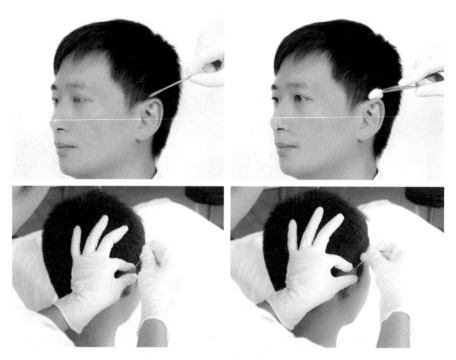

图 5-4-3　耳尖穴操作的分步图示

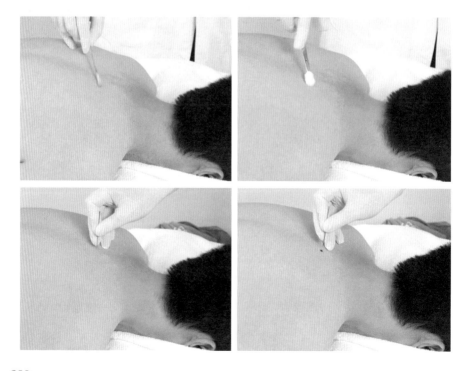

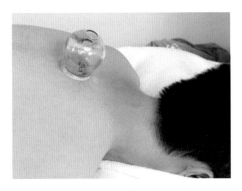

图 5-4-4 肺俞穴操作的分步图示

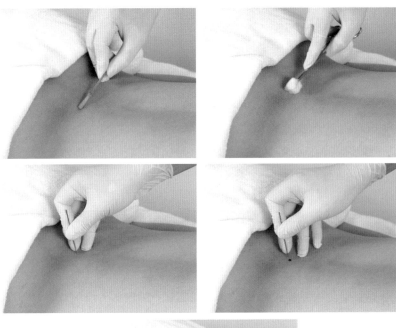

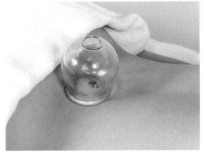

图 5-4-5 大肠俞穴操作的分步图示

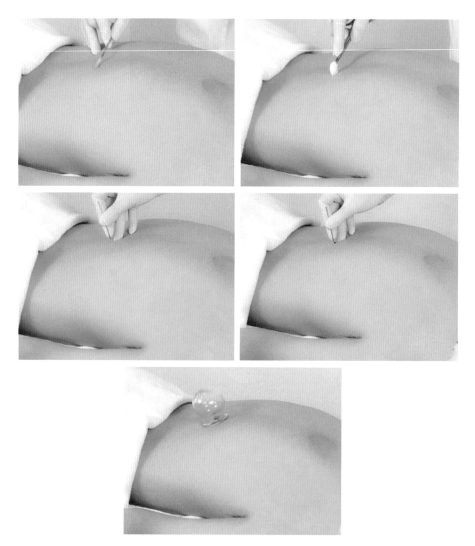

图 5-4-6 脾俞穴操作的分步图示

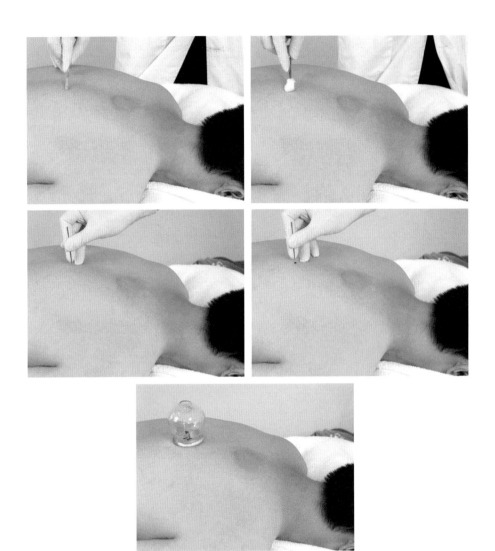

图 5-4-7　膈俞穴操作的分步图示

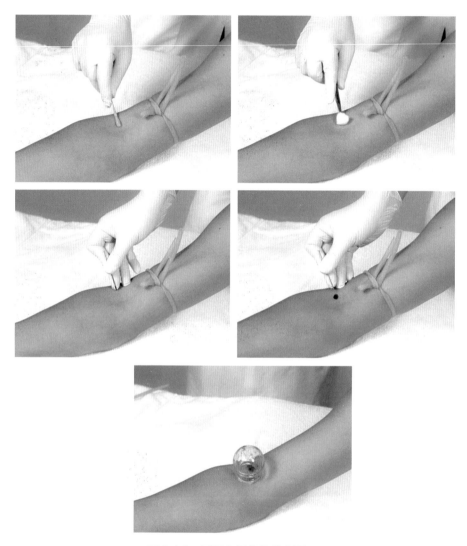

图 5-4-8　尺泽穴操作的分步图示

【注意事项】

1. 注意保持面部清洁卫生，平时洗脸水温要适宜，避免冷、热水及不洁物等刺激。

2. 严禁用手挤压皮疹，以免引起继发感染，遗留瘢痕。

3. 治疗期间忌食辛辣、油腻食物，多饮水，宜清淡饮食，多食蔬菜、水果。

4. 本病以脂溢性为多，避免外擦化妆品，宜用温水硫磺皂洗面，以减少油脂附着面部，阻塞毛孔。

神经性皮炎

【概述】

神经性皮炎，又称"牛皮癣""顽癣""摄领疮"，是一种皮肤神经功能障碍性疾病，以皮肤肥厚、皮沟加深呈苔藓样改变和阵发性剧烈瘙痒为特征。本病多见于成年人，好发于颈后两侧、肘、膝部位，但亦可发于眼周和尾骶等处，病程缓慢，常数年不愈，反复发作。临床表现皮损常呈对称性分布，亦可沿皮神经呈线状分布。初起为正常皮色或淡红色扁平丘疹，呈圆形或多角形，密集成片，边缘清楚，日久局部皮肤增厚，干燥粗糙，纹理加深，形成苔藓样变，表面有少许鳞屑。自觉阵发性剧烈瘙痒，尤以夜间及安静时为重。

【病因病机】

1. 本病可由外感风湿热之邪，阻滞肌肤，或颈项多汗，硬领摩擦等所致。

2. 若情志不遂，肝气郁结，郁而化火，日久耗血伤阴，或病久耗伤阴液，营血不足，血虚化燥生风，肌肤失去濡养而发病。

总之，情志不遂、风湿热邪侵袭是本病发病的诱发因素，营血失和、经脉失疏、气血凝滞，肌肤失濡则为其病机。

【辨证分型】

1. 肝郁化火　皮损色红，伴心烦易怒或精神抑郁，失眠多梦，眩晕心悸，口苦咽干，舌边尖红，脉弦数。

2. 风湿蕴肤　皮损呈淡褐色片状，粗糙肥厚，阵发性剧痒，夜间尤甚，舌苔薄白或白腻，脉濡缓。

3. 血虚风燥　皮损色淡或灰白，表面干燥，抓如枯木，皮纹加深，肥厚粗糙似牛皮，瘙痒剧烈，入夜尤甚，伴心悸怔忡，失眠健忘，女子月经不调；舌淡，脉沉细。

【治疗方法】

1. 常用腧穴

主穴：患处阿是穴、曲泽、委中。

肝郁化火：加行间；风湿蕴肤：加三阴交；血虚风燥：加膈俞。

2. 操作方法（图 5-4-9~图 5-4-14）

选针：高压蒸汽消毒后针具。

消毒：先用碘酊，再用 75% 酒精进行穴位消毒；医者的手进行消毒。

针刺：行间、三阴交、膈俞用点刺法，患处阿是穴用散刺法，曲泽、委中用刺络法。

拔罐：出血停止后，加拔火罐，一般采用闪火法，3~5 分钟起罐。

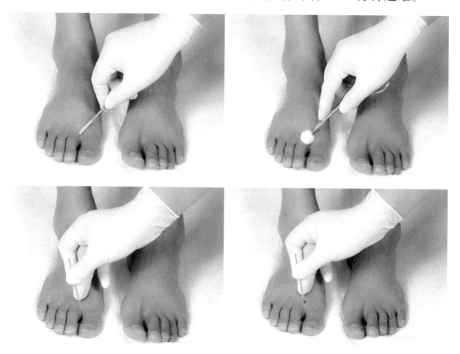

图 5-4-9　行间穴操作的分步图示

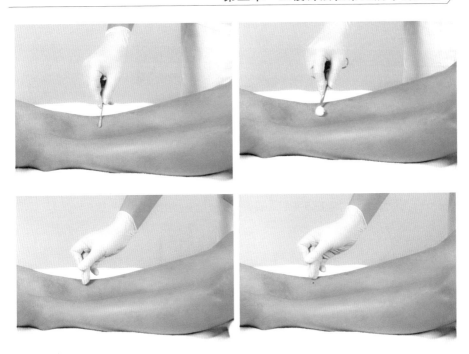

图 5-4-10　三阴交穴操作的分步图示

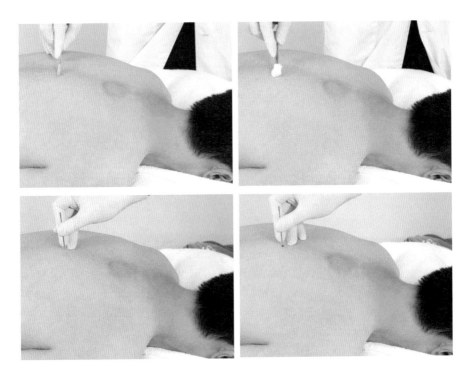

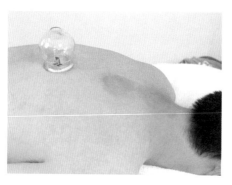

图 5-4-11   膈俞穴操作的分步图示

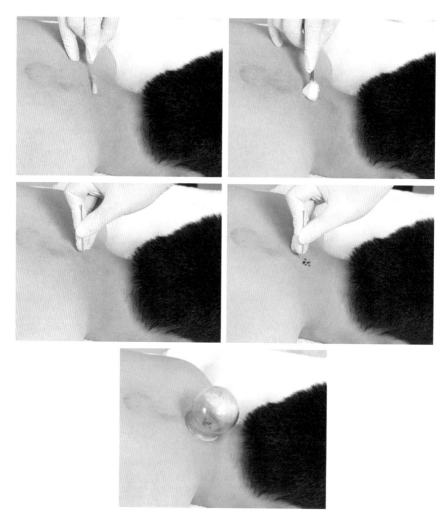

图 5-4-12   患处阿是穴操作的分步图示

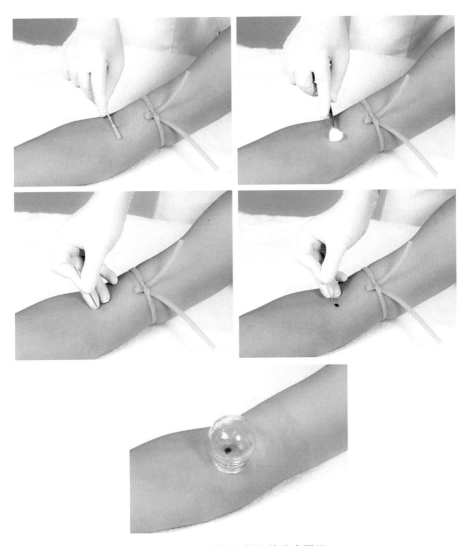

图 5-4-13 曲泽穴操作的分步图示

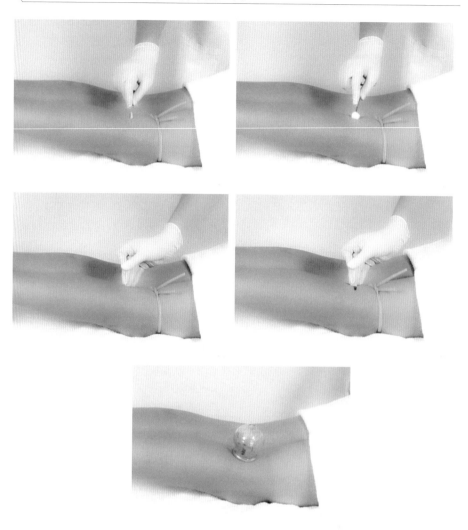

图 5-4-14 委中穴操作的分步图示

【注意事项】

1. 皮损处避免搔抓，忌热水洗烫和用刺激性药物外擦。

2. 患者应保持心情舒畅，避免精神刺激，保持大便通畅。

3. 治疗期间忌食辛辣、酒类、咖啡、浓茶、葱蒜辛辣等刺激性食物，多饮水，宜清淡饮食，多食蔬菜、水果。

荨　麻　疹

【概述】

荨麻疹，是以异常瘙痒、皮肤出现成块、成片状风团为主症的疾病。因其时隐时起，遇风易发，故名"瘾疹"，又称为"风疹""风疹块"。单纯发生在眼睑、口唇等组织疏松部位，水肿特别明显者，称"游风"或"赤白游风"。一年四季均可发生，尤以春季为发病高峰。任何年龄、男女皆可发病。临床表现为皮肤突起红色或苍白色的风团，瘙痒异常，发无定时，时隐时现，退后不留痕迹。临床根据病程长短，一般把起病急、病程在 3 个月以内者称为"急性荨麻疹"；风团反复发作、病程超过 3 个月以上者称为"慢性荨麻疹"。

【病因病机】

中医学认为，本病的发生，内因为禀赋不足，外因则是风邪为患。

1. 由于腠理不固，风寒或风热之邪侵袭，遏于肌肤，营卫不和；或过食鱼虾荤腥等物导致素有胃肠积热，复感风邪，均可使病邪内不得疏泄，外不得透达，郁于腠理而发为本病。

2. 慢性荨麻疹多由情志不遂，肝郁不疏，郁久化火，耗伤阴血，或脾胃虚弱，气血亏虚，或久病反复发作耗伤气血，或因冲任失调，经血过多，均可致使营血不足，血虚则生风化燥，肌肤失养而发。

【辨证分型】

1. 风邪侵袭　发病急骤，疹块多发于露出部位，如头面、手足，遇风加重，舌淡，苔薄，脉浮。

2. 肠胃实热　风团色红，成块成片，发病与饮食有明显相关性。伴脘腹疼痛、恶心呕吐、便秘或腹泻，小便黄赤，舌红，苔黄腻，脉滑数。

3. 血虚风燥　风疹反复发作，迁延日久，午后或夜间加剧，遇劳更甚。伴神疲乏力，眩晕，心烦少寐、口干，舌红，少苔，脉细无力。

4. 冲任不调　经前数日发疹，疹块色红，经后疹消，以少腹、腰骶、大腿内侧多见。常伴有痛经或月经不调。舌紫暗，苔薄白，脉弦细。

【治疗方法】

1. 常用腧穴

主穴：大椎、曲泽。

风邪侵袭：加肺俞；肠胃实热：加内庭；血虚风燥：加三阴交；冲任不调：加膈俞。

2. 操作方法（图 5-4-15～图 5-4-20）

选针：高压蒸汽消毒后针具。

消毒：先用碘酊，再用75%酒精进行穴位消毒；医者的手进行消毒。

针刺：大椎、肺俞、内庭、三阴交、膈俞用点刺法，曲池用刺络法。

拔罐：出血停止后，加拔火罐，一般采用闪火法，3～5分钟起罐。

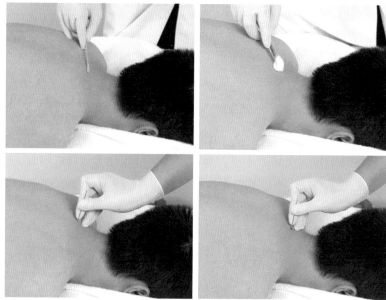

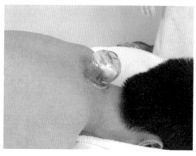

图 5-4-15　大椎穴操作的分步图示

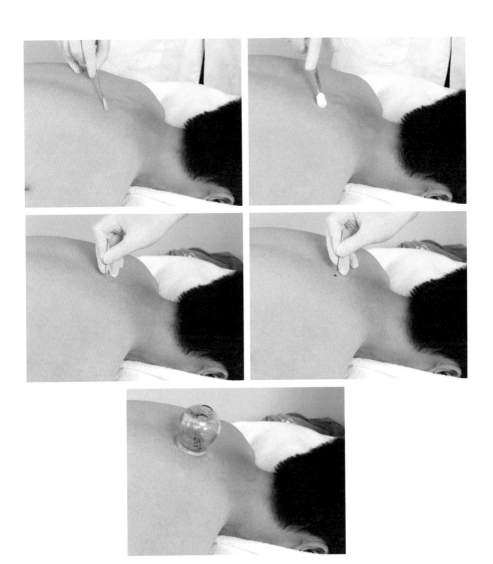

图 5-4-16　肺俞穴操作的分步图示

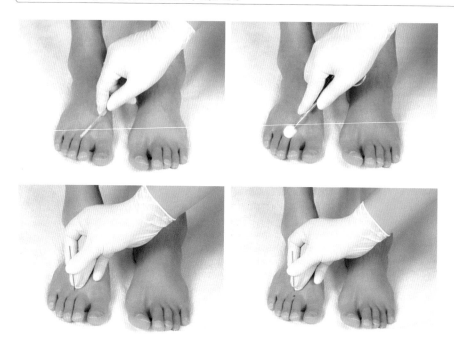

图 5-4-17　内庭穴操作的分步图示

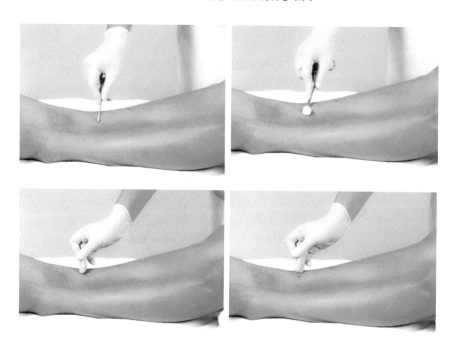

图 5-4-18　三阴交穴操作的分步图示

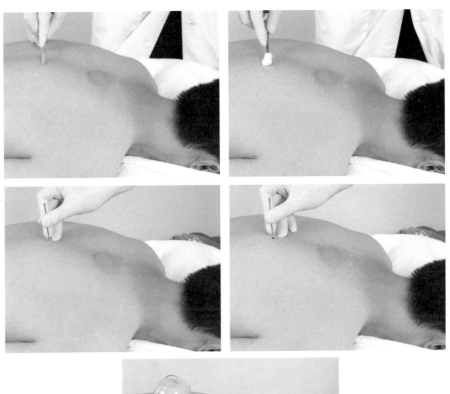

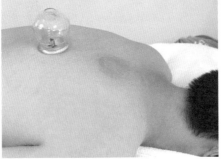

图 5-4-19　膈俞穴操作的分步图示

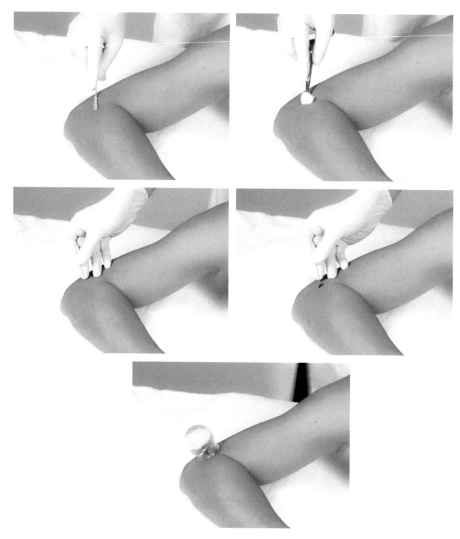

图 5-4-20　曲池穴操作的分步图示

【注意事项】

1. 避风寒，调情志，慎起居；加强身体锻炼，避免过度劳累。

2. 患病期间忌食鱼腥、虾蟹、酒类、咖啡、葱蒜辛辣等刺激性食物，多饮水，宜清淡饮食，多食蔬菜。

3. 在治疗期间应避免接触过敏性物品及药物。

4. 若患者出现胸闷、呼吸困难等症状，应积极采取综合治疗。

第五节 外科病症

疮疡疖肿

【概述】

疖肿，是由金黄色葡萄球菌和表皮葡萄球菌等引起的一种化脓性毛囊及毛囊深部周围组织的感染。全身各部位均可发生，好发于头面、颈项、臀部等处，小儿、青年多见。中医学则根据本病发病部位的不同而有不同的名称，发于颈项后发际间的称为"发际疮"；发于臀部的称为"坐板疮"；发于胡须处的称为"羊须疮"。本病四季均可发生，但多发于夏秋季节。临床症状可见局部色红、灼热、疼痛，肿势局限，范围多在 3~6cm 之间，脓出即愈。

【病因病机】

1. 患者平素嗜食辛辣炙煿之品，或素体阳盛，火热内生，复外感风邪，内外合邪，两相搏结，蕴阻肌肤而成。

2. 在夏秋季节感受暑湿，蕴蒸于肌肤，化为热毒而生。

【辨证分型】

1. 热毒蕴结 轻者疖肿只有 1~2 个，重者可散发全身，或簇集一处，或此愈彼起，伴发热，口渴，小便短赤，便秘，舌红苔黄，脉数。

2. 暑湿蕴结 疖肿呈单个或多个成片，红、热、胀、痛，抓破流脓水，伴心烦，胸闷，口苦咽干，便秘，溲赤等；舌红苔黄腻，脉濡数。

【治疗方法】

1. 常用腧穴

主穴：大椎、委中、灵台。

热毒蕴结：加曲池；暑湿蕴结：加曲泽。

2. 操作方法（图 5-5-1～图 5-5-5）

选针：高压蒸汽消毒后针具。

消毒：先用碘酊，再用 75% 酒精进行穴位消毒；医者的手进行消毒。

针刺：大椎、灵台用点刺，委中、曲池、曲泽用刺络法。

拔罐：出血停止后，加拔火罐，一般采用闪火法，3～5 分钟起罐。

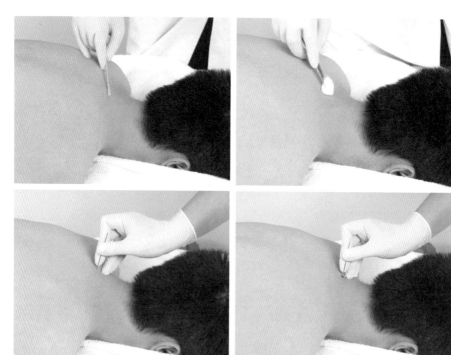

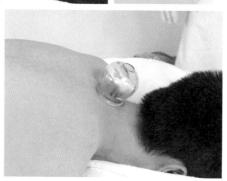

图 5-5-1 大椎操作的分步图示

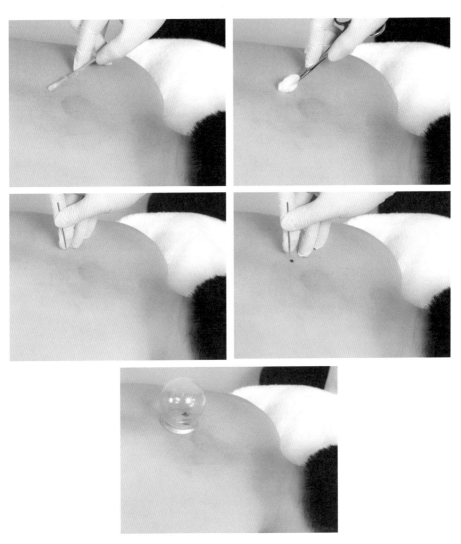

图 5-5-2　灵台操作的分步图示

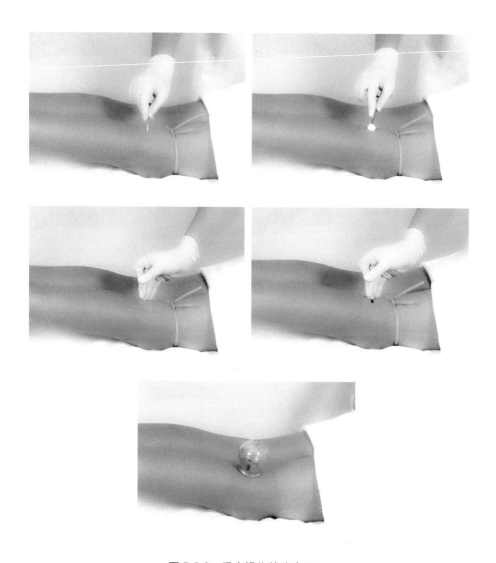

图 5-5-3 委中操作的分步图示

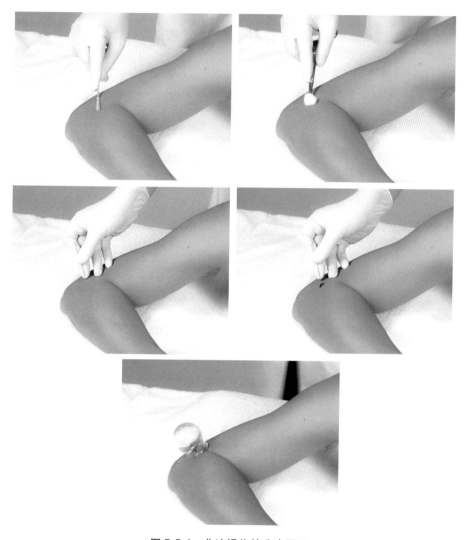

图 5-5-4　曲池操作的分步图示

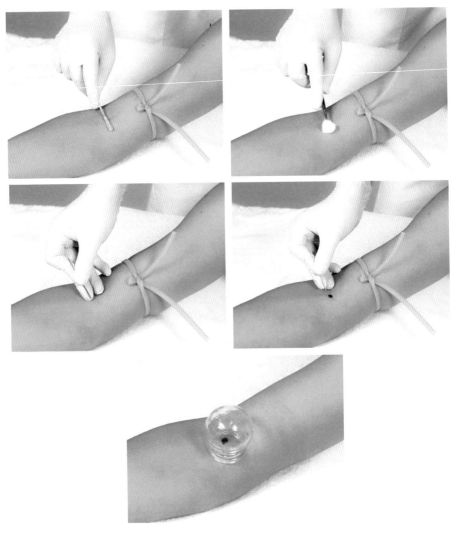

图 5-5-5　曲泽操作的分步图示

【注意事项】

1. 注意饮食清淡，多食蔬菜、水果，忌食肥甘辛辣炙煿、酒类、鱼腥发物等刺激性食物。

2. 注意个人卫生，勤洗澡，勤理发，勤换衣，保持局部皮肤清洁。

乳 痈

【概述】

乳痈，是以乳房红肿疼痛、排乳不畅，以致结脓成痈为主症的病证。发于妊娠期者称为内吹乳痈，发于哺乳期者称为外吹乳痈。以初产妇为多见，好发于产后 3~4 周，故又有"产后乳痈"之称。相当于西医学的急性乳腺炎，多因乳头发育不良，妨碍哺乳，或乳汁过多不能及时完全排空，或乳管欠通畅，影响排乳，致使乳汁瘀积，利于入侵细菌的繁殖而致病。临床症状以乳房结块，红肿热痛为主要表现，患侧乳房压痛，可触及硬块，患侧腋下淋巴结肿大。

【病因病机】

因足阳明胃经直接经过乳房，足厥阴肝经至乳下胃经贯乳房，所以本病多与足阳明胃经和足厥阴肝经关系密切。

1. 乳头属足厥阴肝经，肝主疏泄，能调节乳汁的分泌。若情志不遂，忧思恼怒，肝气不疏，厥阴之气失于疏泄，使乳汁发生壅滞而结块；郁久化热，热胜肉腐则成脓。

2. 乳房属足阳明胃经，乳汁为气血所生化，产后如恣食辛辣厚味，可致阳明积热，胃热壅盛，导致气血凝滞，乳络阻塞，肉腐而发生痈肿。

3. 若乳房不洁，乳头破损或凹陷影响哺乳，致乳汁排出不畅，致使乳络闭阻，乳汁瘀滞，日久败乳蓄积，化热而成痈肿。

【辨证分型】

1. 气滞热壅（郁乳期）　患部乳汁瘀积结块，皮色不变或微红，肿胀热痛，排乳不畅，伴有恶寒发热、头痛、周身酸楚、口渴、纳差、便秘，苔黄，脉数。

2. 热毒炽盛（成脓期）　乳房内肿块逐渐增大，皮肤焮红灼热，触痛明显，持续性、搏动性疼痛加剧，伴壮热烦躁、口渴喜饮、小便短赤、大便秘结，舌红、苔黄腻，脉洪数。

3. 毒盛肉腐（溃脓期）　约经 10 天左右，脓肿形成，肿块变软，触之有波动感，经切开或自行破溃出脓后热退肿消痛减，疮口渐愈合；若破溃后脓流不畅、肿势和疼痛不减，病灶可能波及其他乳络，形成"传囊乳痈"；或脓肿破溃后形成瘘管。伴有全身乏力、面色少华、纳差。舌淡、苔薄，脉弱无力。

【治疗方法】

1. 常用腧穴

主穴：肩井、乳根、肩胛下部及脊柱两侧丘疹样反应点。

郁乳期：加膻中；成脓期：加曲池；溃脓期：加膏肓。

2. 操作方法（图 5-5-6~图 5-5-11）

选针：高压蒸汽消毒后针具。

消毒：先用碘酊，再用 75% 酒精进行穴位消毒；医者的手进行消毒。

针刺：肩井、乳根、反应点、膻中、膏肓用点刺法，曲池用刺络法。

拔罐：出血停止后，加拔火罐，一般采用闪火法，3~5 分钟起罐。

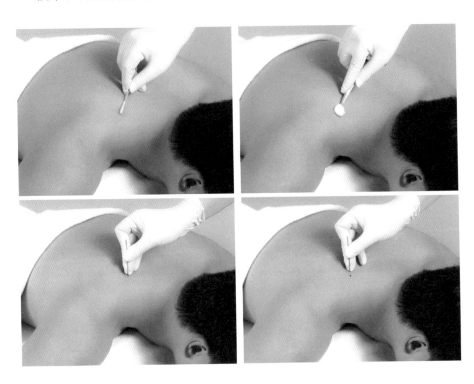

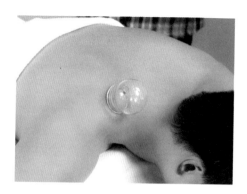

图 5-5-6　肩井操作的分步图示

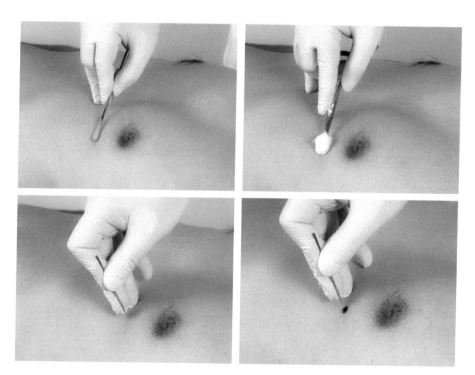

图 5-5-7　乳根操作的分步图示

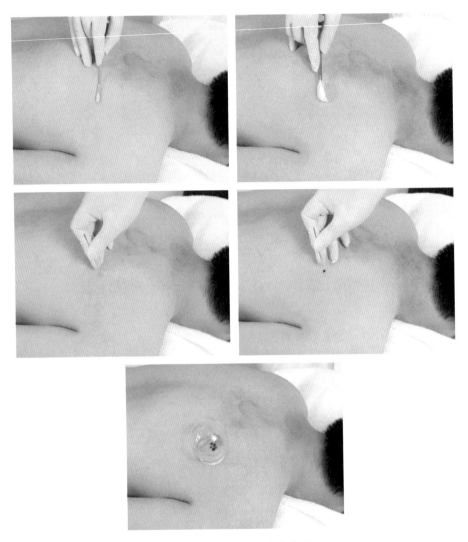

图 5-5-8　反应点操作的分步图示

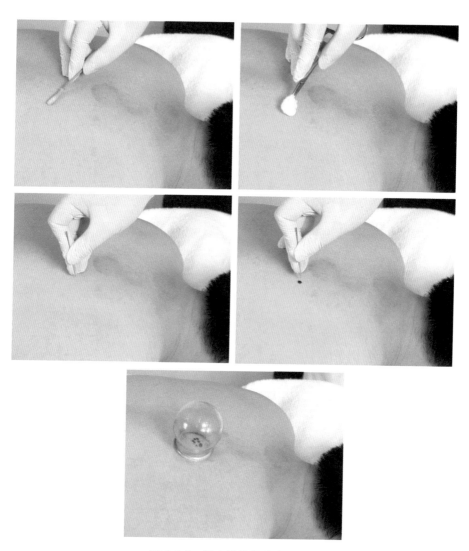

图 5-5-9　膏肓操作的分步图示

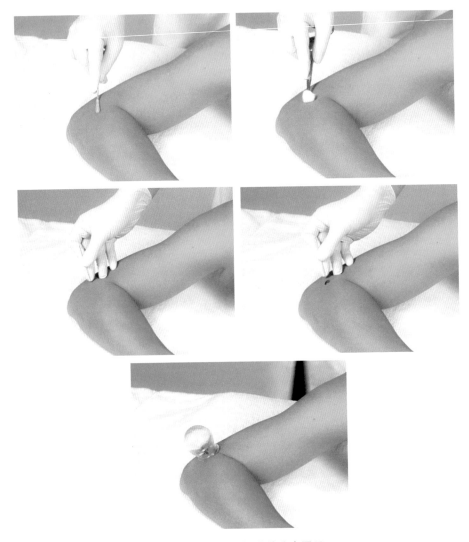

图 5-5-10 曲池操作的分步图示

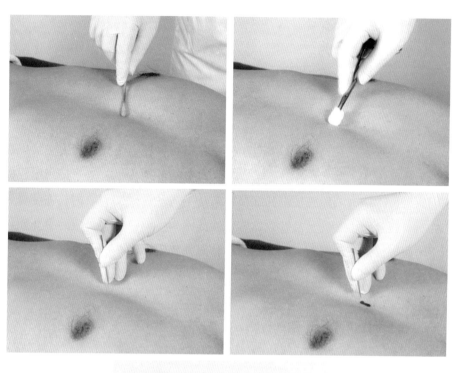

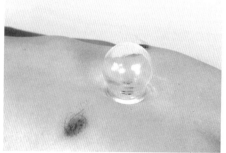

图 5-5-11 膻中操作的分步图示

【注意事项】

1. 注意饮食清淡，忌食肥甘辛辣炙煿之品。

2. 哺乳前后须清洗乳头，保持清洁。

3. 注意调情志，保持心情舒畅，避免情绪激动。

4. 乳痈初期配合热敷、按摩以提高疗效，若已化脓者需做外科治疗。

肠　痈

【概述】

肠痈是临床上常见的外科急腹症之一，以转移性右下腹疼痛为主症。可发生于任何年龄，多见于青壮年，老年人及婴幼儿则少见。本病相当于西医学的阑尾炎，认为阑尾腔梗阻和细菌感染是本病的主要发病原因。临床以转移性右下腹疼痛，疼痛呈持续性、阵发性加剧为主要症状。典型的腹痛发作始于上腹，逐渐移向脐部，6~8 小时后移向并局限在右下腹，可见右下腹麦氏点压痛及反跳痛。

【病因病机】

1. 由于饮食失节，暴饮暴食，或过食油腻、生冷、不洁之物，以致脾胃受损，胃肠传化功能不利，气机壅塞而成，湿热内蕴于肠间，热胜肉腐成痈。

2. 饱食后剧烈运动，或跌仆损伤，导致肠腑血络损伤，气滞血瘀，肠腑传导功能失职，肠腑化热，瘀热互结，导致血败肉腐而成痈脓。

【辨证分型】

1. 气滞血瘀　转移性右下腹疼痛，逐渐加剧、固定且拒按，伴轻度发热恶寒、恶心呕吐，舌苔薄白或白腻，脉弦紧。

2. 瘀滞化热　右下腹跳痛或刺痛，固定不移，可触及包块，有明显反跳痛和压痛，伴发热口干，脘腹胀满，小便黄，大便秘，舌质红苔黄腻，脉弦滑数。

3. 热盛酿脓　疼痛剧烈，痛处固定且压痛、反跳痛明显，可触及包块，伴壮热，恶心、呕吐，小便短赤，大便秘结或腹泻，舌红绛而干，脉洪数。

【治疗方法】

1. 常用腧穴

主穴：阑尾、天枢。

气滞血瘀：加内庭；瘀滞化热：加曲池；热盛酿脓：加委中。

2. 操作方法（图 5-5-12~图 5-5-16）

选针：高压蒸汽消毒后针具。

消毒：先用碘酊，再用 75% 酒精进行穴位消毒；医者的手进行消毒。

针刺：阑尾、天枢、内庭用点刺法，曲池、委中用刺络法。

拔罐：出血停止后，加拔火罐，一般采用闪火法，3~5 分钟起罐。

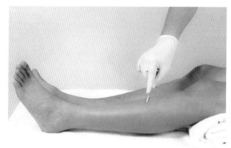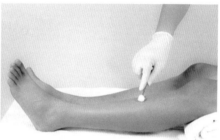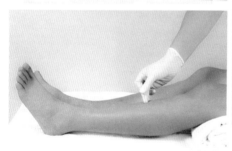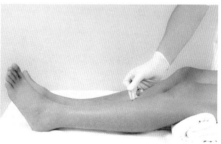

图 5-5-12 阑尾操作的分步图示

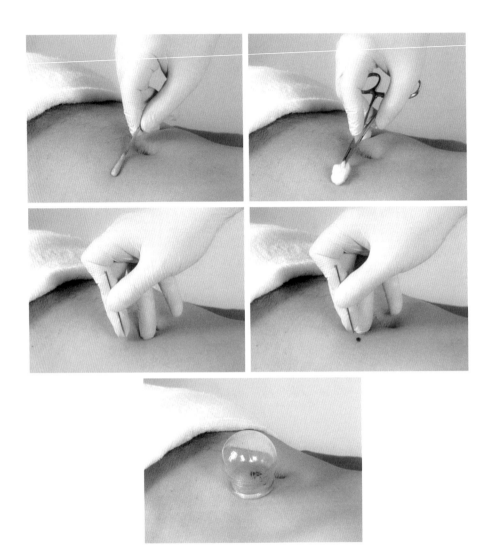

图 5-5-13 天枢操作的分步图示

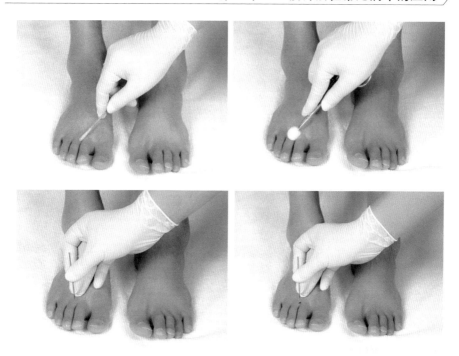

图 5-5-14　内庭操作的分步图示

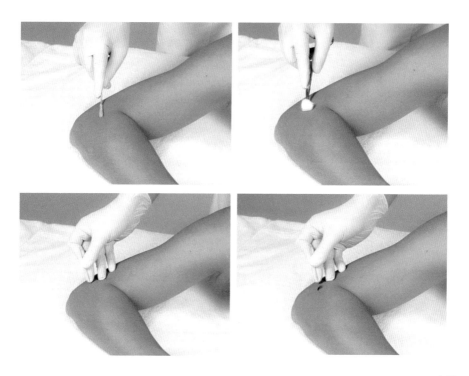

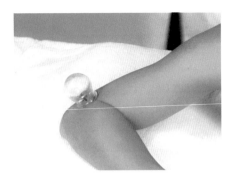

图 5-5-15　曲池操作的分步图示

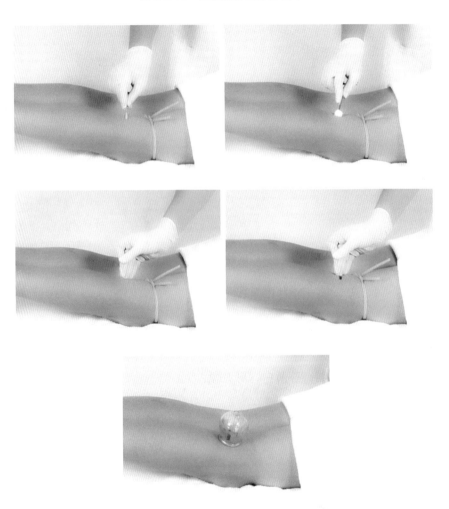

图 5-5-16　委中操作的分步图示

【注意事项】

1. 三棱针放血疗法适用于急性单纯性或轻度化脓性阑尾炎，对症状较重的可作为辅助治疗。

2. 对已化脓有穿孔或坏死倾向者，宜及时转外科治疗。

3. 治疗期间注意饮食清淡，忌食肥甘辛辣刺激之品。

第六节　躯体疼痛病症

颈 椎 病

【概述】

颈椎病是指颈椎间盘退行性变、颈椎肥厚增生以及颈部损伤等引起颈椎骨质增生，或椎间盘脱出、韧带增厚，刺激或压迫颈脊髓、颈部神经、血管而产生一系列症状的临床综合征。主要表现为颈肩痛、头晕、上肢麻木，严重者双下肢乏力、行走困难，甚至四肢麻痹，大小便障碍，出现瘫痪。中医属于痹症、痿症、项强、眩晕等范畴。

【病因病机】

风寒湿邪侵袭经络，或劳损筋肉、耗气，或急性扭挫损伤等导致局部瘀血停滞，出现经脉痹阻不通，不通则痛。年老体衰，肝肾亏虚，气血不足，筋脉失养，不荣则痛。

【辨证分型】

1. 风寒湿阻　颈、肩、上肢窜痛麻木，头有沉重感，颈部僵硬，活动不利，恶寒畏风，舌淡红，苔薄白，脉弦紧。

2. 气滞血瘀　颈肩部、上肢刺痛，痛处固定，伴有肢体麻木，舌质暗，脉弦。

3. 痰湿阻络　头目眩晕，头重如裹，纳呆，舌暗红，苔厚腻，脉弦滑。

4. 肝肾不足　颈部疼痛，眩晕，耳聋，耳鸣，失眠多梦，肢体麻木，面红目赤，舌红少津，脉弦。

5. 气血亏虚　颈部疼痛，头目眩晕，面色苍白，心悸气短，上肢麻木，倦怠乏力，舌淡苔少，脉细弱。

【治疗方法】

1. 常用腧穴

主穴：大椎、阿是穴。

2. 操作方法（图 5-6-1、图 5-6-2）

选针：高压蒸汽消毒后针具。

消毒：先用碘酊，再用 75％ 酒精进行穴位消毒。

针刺：大椎用点刺法，阿是穴用刺络法。

拔罐：加拔火罐，一般采用闪火法，3~5 分钟起罐。

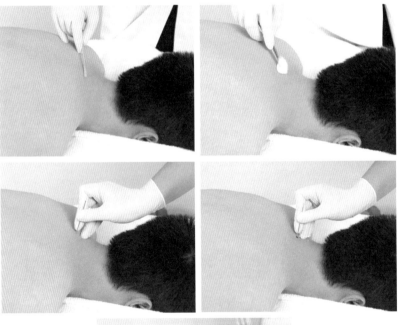

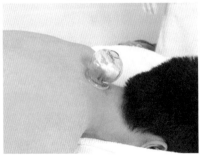

图 5-6-1　大椎操作的分步图示

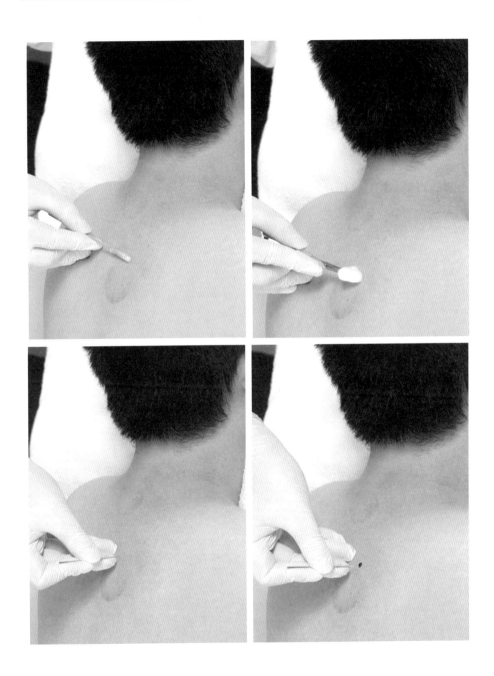

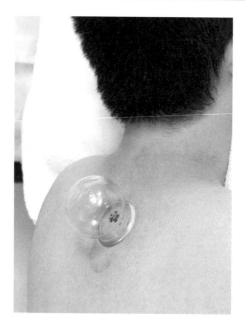

图 5-6-2　风门操作的分步图示

【注意事项】

1. 气血亏虚者不宜用三棱针放血疗法。

2. 严格消毒，以免感染。

3. 皮肤有感染、溃疡、瘢痕者，不要直接针刺患处，可在周围选取刺血部位。

4. 加强颈肩部肌肉的锻炼，注意颈肩部保暖。

5. 纠正不良姿势和习惯，避免高枕睡眠。

腰　　痛

【概述】

腰痛又称"腰脊痛"，是指因外感、内伤或挫闪导致腰部气血运行不畅，或失于濡养，引起腰脊或脊旁部位疼痛为主要症状的一种病证。

【病因病机】

先天禀赋不足，或久病体虚，或年老体弱，或房事不节，以致肾之精气虚亏，腰府失养；风、寒、湿、热之邪乘虚侵入，阻滞经脉；举重抬举，暴力扭转，坠堕跌打，导致腰部经络气血运行不畅，气血阻滞不通，瘀血留着而发生疼痛。

【辨证分型】

1. 寒湿腰痛 腰部冷痛重着，转侧不利，逐渐加重，静卧病痛不减，寒冷和阴雨天加重。舌质淡，苔白腻，脉沉而迟缓。

2. 湿热腰痛 腰部疼痛，重着而热，暑湿阴雨天气加重，活动后可减轻，身体困重，小便短赤。苔黄腻，脉濡数或弦数。

3. 瘀血腰痛 腰痛如刺，痛有定处，痛处拒按，日轻夜重，轻者俯卧不便，重则不能转侧。舌质暗紫，或有瘀斑，脉涩。

【治疗方法】

1. 常用腧穴

主穴：阿是穴，委中，委阳。

2. 操作方法（图 5-6-3、图 5-6-4）

选针：高压蒸汽消毒后针具。

消毒：先用碘酊，再用 75% 酒精进行穴位消毒。

针刺：委中、委阳用点刺法，阿是穴用刺络法。

拔罐：加拔火罐，一般采用闪火法，3~5 分钟起罐。

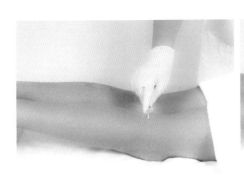
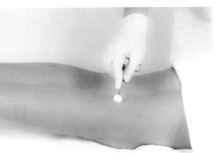

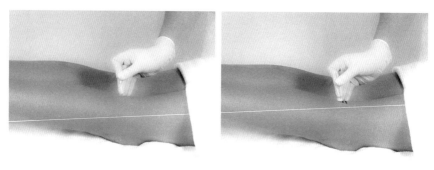

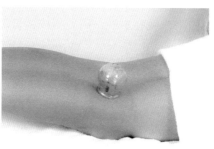

图 5-6-3　委中操作的分步图示

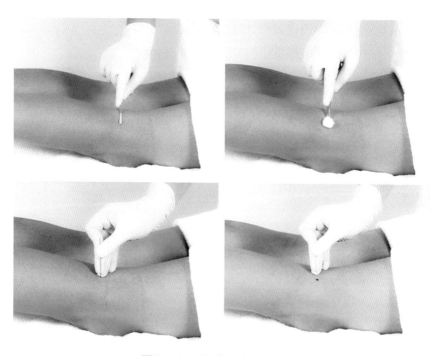

图 5-6-4　委阳操作的分步图示

【注意事项】

1. 严格消毒，以免感染。

2. 皮肤有感染、溃疡、瘢痕者，不要直接针刺患处，可在周围选取刺血部位。

3. 保持良好的生活习惯，防止腰腿受凉，防止过度劳累。

4. 工作中注意劳逸结合，姿势正确，不宜久坐久站，剧烈体力活动前应先做好准备运动。

5. 卧床休息，宜选用硬板床，保持脊柱生理弯曲。

关 节 痛

【概述】

关节痛泛指风寒湿等邪气杂合，侵袭人体关节，经络闭阻，出现关节疼痛、酸楚、麻木重着、屈伸不利，甚则关节变形，肌肉萎缩等病证。

【病因病机】

素体虚弱，肝肾不足，风寒湿之邪侵袭，经络闭阻，气血瘀滞，不通则痛，出现关节痛，屈伸不利。

【辨证分型】

1. 风重型 全身各关节、肌肉游走窜痛（酸痛），时见恶风发热，脉多浮缓或弦缓，舌质淡，苔薄白。

2. 湿重型 患病局部沉重，酸楚或麻木不仁，关节屈伸不利，活动时多有骨擦音。脉多缓或濡，舌质淡，苔白腻或微黄腻。

3. 寒重型 关节、皮肤发凉，固定性剧痛或挛缩拘急，脉弦紧或沉紧，舌质淡，苔白或白滑。

【治疗方法】

1. 常用腧穴

主穴：阿是穴、尺泽、委中。

2. 操作方法（图 5-6-5、图 5-6-6）

选针：高压蒸汽消毒后针具。

消毒：先用碘酊，再用 75% 酒精进行穴位消毒。

针刺：尺泽、委中用点刺法，阿是穴用刺络法。

拔罐：加拔火罐，一般采用闪火法，3~5 分钟起罐。

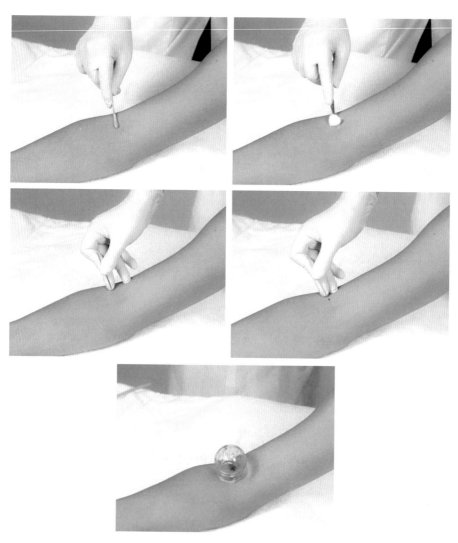

图 5-6-5 尺泽操作的分步图示

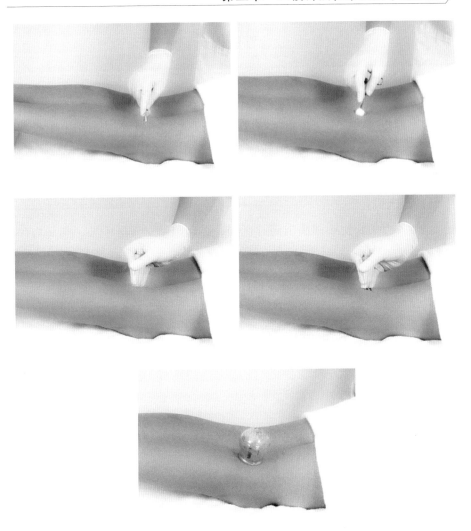

图 5-6-6　委中操作的分步图示

【注意事项】

1. 严格消毒，以免感染。

2. 皮肤有感染、溃疡、瘢痕者，不要直接针刺患处，可在周围选取刺血部位。

3. 加强体育锻炼，如保健体操、太极拳、散步等。

急性腰扭伤

【概述】

急性腰扭伤，中医称为"腰痛"，是指搬抬重物、姿势突然改变等情况下引起腰部肌肉、韧带、筋膜等软组织突然遭受外力过度牵拉而引起的急性撕裂伤。常表现为腰部不适感或持续性剧痛，呈被动体位，行走和翻身困难，咳嗽、呼吸时疼痛加重。

【病因病机】

急性外力损伤使腰部肌肉筋脉受损，经络阻塞，气血不通，气滞血瘀，不通则痛。

【辨证分型】

气滞血瘀：急性闪挫及强力负重后，腰部出现剧烈疼痛，腰肌痉挛，俯仰屈伸转侧困难。舌暗红或有斑点，苔薄，脉弦紧。

【治疗方法】

1. 常用腧穴

委中、阿是穴、腰眼。

2. 操作方法（图 5-6-7、图 5-6-8）

选针：高压蒸汽消毒后针具。

消毒：先用碘酊，再用75%酒精进行穴位消毒。

针刺：腰眼用点刺法，委中用刺络法。

拔罐：委中刺络出血后，加拔火罐，一般采用闪火法，3~5分钟起罐。

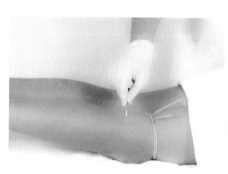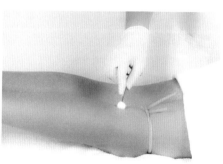

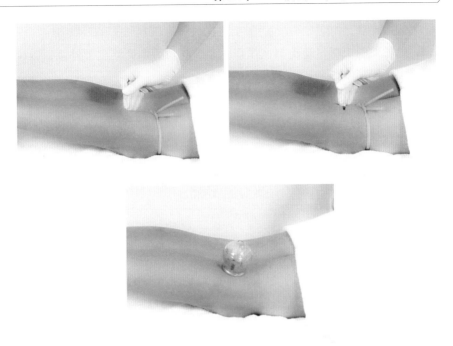

图 5-6-7　委中操作的分步图示

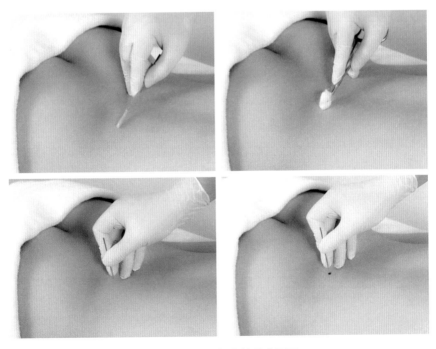

图 5-6-8　腰眼操作的分步图示

【注意事项】

1. 患病期间应尽量避免再次扭伤，必要时可采取阔腰皮带外束，以保护腰部，避免过度劳累。

2. 严格消毒，以免感染。

3. 皮肤有感染、溃疡、瘢痕者，不要直接针刺患处，可在周围选取刺血部位。

坐骨神经痛

【概述】

坐骨神经痛属于中医痹证范畴，多因感受风、寒、湿等邪气闭阻经络，气血瘀滞，不通则痛，从而引起沿坐骨神经走向分布的下肢持续性钝痛或发作性烧灼痛。

【病因病机】

风寒湿邪侵袭，闭阻经络，气血瘀滞，久而成痹，不通则痛。或素体虚弱、年老体衰，肝肾不足，不荣则痛。

【辨证分型】

1. 行痹　肢体关节、肌肉疼痛酸楚，屈伸不利，疼痛呈游走性，舌苔薄白，脉浮或浮缓。

2. 痛痹　肢体关节疼痛剧烈，部位固定，遇寒则痛甚，局部皮肤或有寒冷感。舌淡，苔薄白，脉弦紧。

3. 着痹　肢体关节肌肉酸楚、重着，关节活动不利，肌肤麻木不仁，舌淡，苔白腻，脉濡缓。

4. 肝肾两虚　痹症日久不愈，关节屈伸不利，肌肉瘦削，腰膝酸软，或骨蒸劳热，舌质淡红，苔薄白少津，脉沉细弱或细数。

【治疗方法】

1. 常用腧穴

委中、委阳、至阴。

2. 操作方法（图 5-6-9 ~ 图 5-6-11）

选针：高压蒸汽消毒后针具。

消毒：先用碘酊，再用 75% 酒精进行穴位消毒；医者的手进行消毒。

针刺：至阴用点刺法，委中用刺络法。

拔罐：委中用刺络后加拔火罐，一般采用闪火法，3~5 分钟起罐。

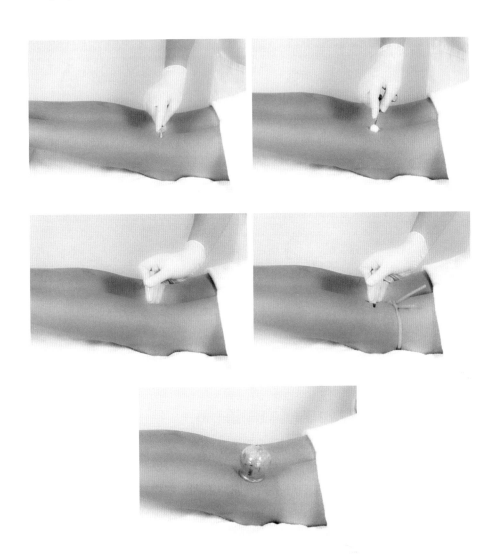

图 5-6-9　委中操作的分步图示

437

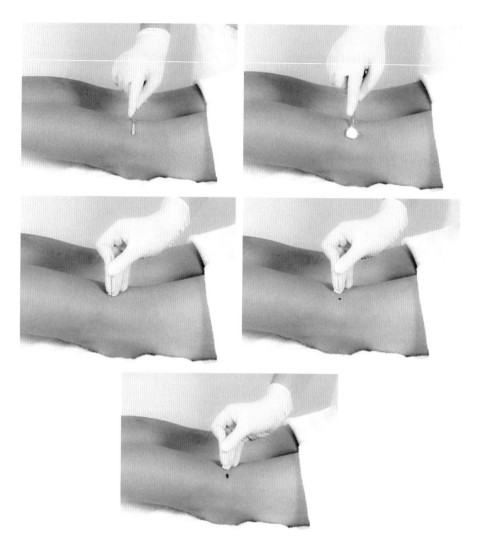

图 5-6-10　委阳操作的分步图示

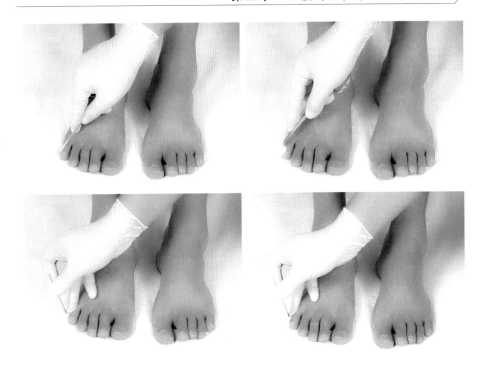

图 5-6-11　至阴操作的分步图示

【注意事项】

1. 患病期间注意避风寒，卧硬板床。

2. 加强患肢的适度功能锻炼，按摩，防止肌肉萎缩。

3. 严格消毒，避免点刺穴位局部感染。

4. 皮肤有感染、溃疡、瘢痕者，不要直接针刺患处，可在周围选取刺血部位。

肩　周　炎

【概述】

肩周炎又称"漏肩风""冻结肩"，中医称为肩痹，多发生在 50 岁前后，故又称"五十肩"，由于年老体衰，卫外不固，风寒湿等外邪乘虚而入，邪侵经络使肩部气血运行不畅，引起肩部疼痛或伴肩关节活动功能障碍。

【病因病机】

年老体弱，肝肾亏虚，劳累损伤，经脉失于濡养，腠理空虚；风寒湿邪侵犯，引起气血闭阻，运行不畅，出现肩关节酸痛、活动受限。

【辨证分型】

1. 手太阳经型　肩臂后外侧及肩中牵掣痛，上连及肩胛部，下连肘臂后外侧，肩关节活动受限。

2. 手阳明经型　肩峰及上臂前偏外侧疼痛，连及肘部。

3. 手少阳经型　肩关节外侧疼痛，连及前臂。

【治疗方法】

1. 常用腧穴

阿是穴、尺泽、天宗。

2. 操作方法（图 5-6-12～图 5-6-14）

选针：高压蒸汽消毒后针具。

消毒：先用碘酊，再用75%酒精进行穴位消毒。

针刺：尺泽、天宗用点刺法，阿是穴用刺络法。

拔罐：尺泽点刺后加拔火罐，一般采用闪火法，3～5分钟起罐。

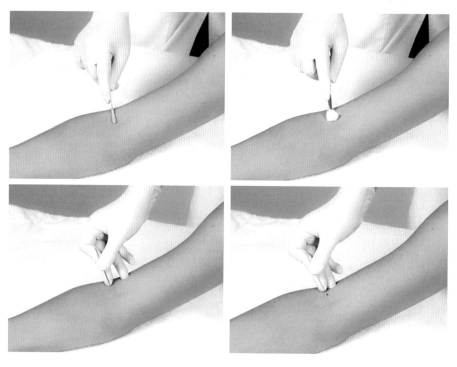

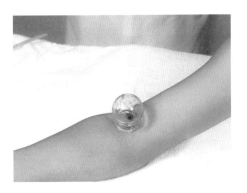

图 5-6-12　尺泽操作的分步图示

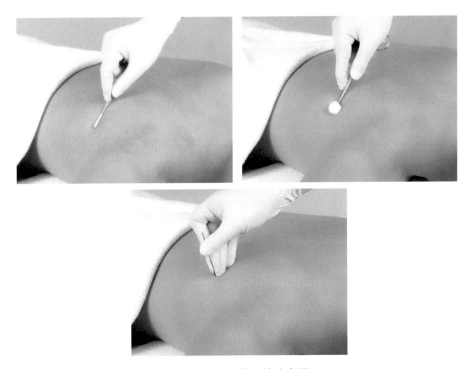

图 5-6-13　天宗操作的分步图示

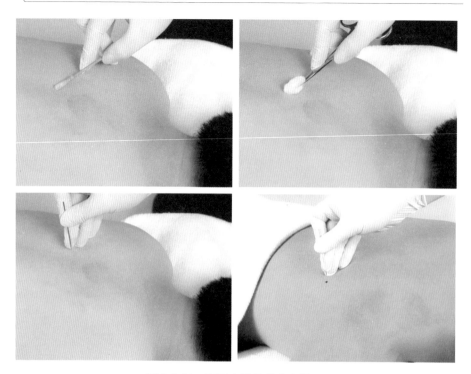

图 5-6-14　阿是穴操作的分步图示

【注意事项】

1. 严格消毒，以免感染。

2. 皮肤有感染、溃疡、瘢痕者，不要直接针刺患处，可在周围选取刺血部位。

3. 加强患肩的功能锻炼，避免受凉。